ZETA

Título original: *The GenoType Diet*
Traducción: Marc Barrobés
1.ª edición: febrero 2010
1.ª reimpresión: marzo 2011

© 2007 by Epigenetic Archetypes, LLC
® The Genotipe Diet es Marca Registrada de Hoop-A-Joop, LLC.
© Ediciones B, S. A., 2010
    para el sello Zeta Bolsillo
    Consell de Cent, 425-427 - 08009 Barcelona (España)
    www.edicionesb.com

El autor y el editor declinan toda responsabilidad en caso de lesiones, daños o perjuicios resultantes de la aplicación de la información, procedimientos o consejos contenidos en este libro. Se recomienda expresamente que todo tratamiento, procedimiento, dieta o medicación se realice bajo la supervisión de un médico especialista en la materia.

Printed in Spain
ISBN: 978-84-9872-357-1
Depósito legal: B. 14.526-2011

Impreso por LIBERDÚPLEX, S.L.U.
Ctra. BV 2249 Km 7,4 Polígono Torrentfondo
08791 - Sant Llorenç d'Hortons (Barcelona)

La dieta del genotipo

PETER J. D'ADAMO

Dedicado a Martha,
que me ha dado fuerzas durante el viaje

La anatomía es el destino.

SIGMUND FREUD

Contenido

TERCERA PARTE
Los seis arquetipos genéticos: los perfiles de los GenoTipos

CUARTA PARTE
Las dietas del GenoTipo: seis caminos individuales hacia la salud

Agradecimientos

Cualquier obra de esta naturaleza conlleva la participación de numerosas personas, que han contribuido con tiempo, talento, conocimientos, un oído atento o paciencia durante el proceso. Mi viaje desde los grupos sanguíneos a los genotipos ha supuesto una investigación extraordinaria, y me siento en deuda con los muchos investigadores que han colaborado en este proceso.

Ante todo, quiero mostrar mi reconocimiento y agradecimiento a Martha Mosko D'Adamo, quien me ha proporcionado sabios consejos sobre el diseño de esta obra, además de ejercer como confesora y como caja de resonancia durante todo el proyecto. Martha también tomó el mando durante la fase de corrección del libro, lo que me dio la posibilidad de agregar material nuevo hasta casi el último minuto.

Mi más sincero agradecimiento a Catherine Whitney, quien proporcionó espacio intelectual y comprensión durante las primeras fases, cuando este material todavía no había tomado su forma definitiva; a Rachel Kranz, quien ayudó con el diseño de capítulos y programó el flujo de material; a Chris Fortunato y su equipo por su atención al detalle; a Paul y Laura Mittman, del Institute for Human Individuality (IfHI), por su generoso apoyo a mi obra, amistad y buena voluntad; al doctor Tom Greenfield por poner a prueba muchas de mis ideas más incipientes; a Natalie Colicci-Favretto, médico en plantilla de la clínica D'Adamo; a Ani Hawkinson, extraordinaria correctora de pruebas; a todos los amigos de North American Pharmacal, Inc., especialmente Javier Caceres, German Ramirez, Carol Agostino, Keith McBride, Jon Humberstone y Ann Quasarano; a los moderadores y almas serviciales de *www.dadamo.com*; a mis coeditores en *The Individualist*; a todos los pacientes de la clínica D'Adamo; a Beena Kamlani, Susan Petersen-Kennedy, Denise Silvestro, y todos mis amigos en Penguin Putnam; a Amy Hertz, que fue la primera en ver el potencial de este material; a Steve Rubin, presidente y editor de Doubleday Broadway, por su tremendo apoyo a mi trabajo; a Bill Thomas, redactor jefe de Doubleday Broadway; a Stacy Creamer, mi editor en Broadway Books; a David Drake, Catherine Pollock, Anne Watters y todo el personal de *marketing* de Broadway Books; a Ben Wolin, Mike Keriakos, Karim Farag, Roseann Henry y el equipo del GenoTipo de Waterfront Media; a mi superagente y amiga Janis Vallely, quien impidió en incontables ocasiones que se revelase todo este proyecto.

Gracias también a mis padres, Christl y James D'Adamo, por animarme a pensar diferente; a mi hermano, James D'Adamo, y a mi mejor amigo, Robert Messineo, por haber sido tan buenos consejeros a lo largo de los años.

Finalmente, les mando un ramo de amor puro a Claudia y Emily, quienes aportaron té, pastas y un rayo de sol a todas esas mañanas grises y espesas.

Prefacio

Por Tom Greenfield, diplomado en naturopatía y osteopatía y maestro del Institute for Human Individuality

La mayor parte de los médicos que llevan tiempo utilizando los grupos sanguíneos como parte del enfoque de sus tratamientos ha aprendido a reconocer las características que se derivan del grupo sanguíneo de un paciente: es posible conjeturar el grupo sanguíneo de alguien incluso sin hacer ningún análisis. Hay algo en el aspecto y el comportamiento individuales que podemos reconocer como perteneciente a una categoría de personas que tienen ciertas similitudes y que responden al entorno de un modo particular. Quienes utilizan el concepto de Dieta del Grupo Sanguíneo del doctor Peter D'Adamo en su práctica médica holística han visto cómo sus pacientes experimentaban grandes mejoras con una simple elección bien informada de la alimentación y el estilo de vida. La simplicidad del enfoque también ha capacitado a la gente para que pueda ayudarse a sí misma, no utilizando una fórmula de dieta-única-apta-para-todos que sólo funciona para unos pocos, sino teniendo en cuenta consejos realistas que cambian según los principios naturopáticos profundos relacionados con las necesidades específicas de cada individuo.

Han pasado once años desde la publicación de *Los grupos sanguíneos y la alimentación*, y han ocurrido muchas cosas desde aquel entonces: el estudio de la historia de la humanidad ha tomado una nueva dirección con el trabajo del Proyecto Genoma Humano y sus investigaciones sobre el funcionamiento interno de nuestros genes. Esta revolución científica prometía la individualización del tratamiento médico y al mismo tiempo abría la puerta a seguir la pista de nuestros antiguos ancestros a través de nuestro genotipo. Sin embargo, las pruebas genéticas siguen siendo complejas, caras e inalcanzables para el consumidor medio. Aunque la teoría está ahí, pasará mucho tiempo antes de que se utilice en la práctica la información genotípica para prescribir productos farmacéuticos ortodoxos, o de que la genealogía genética se vuelva asequible.

Existe abundante investigación médica sobre cómo diferimos unos de otros, basada en la observación clínica y en métodos de comprobación científica fácilmente accesibles. Con la llegada de los análisis de ADN, gran parte de esta información del pasado ha quedado relegada de golpe: la corrección política y los acontecimientos históricos han hecho que no esté de moda centrarse en las evidentes diferencias entre las personas. El concepto de raza se ha vuelto impopular y ha sido tachado de falto de base científica. Se han desviado recursos con que se medían los signos externos que distinguen a los grupos de personas para dejar paso a nuevas técnicas analíticas que implican pruebas genéticas, una ciencia que sigue en su más tierna infancia. Los datos de las investigaciones sobre variación humana que se reunieron antes de que supiésemos cómo analizar el ADN incluyen diversos grupos sanguíneos, forma del cuerpo y la cabeza, patrones de huellas dactilares, longitud de piernas y muchos otros signos externos. Estas investigaciones siguen teniendo la misma validez actualmente que cuando fueron realizadas por primera vez. Combinados, estos signos externos nos dicen más acerca de nosotros mismos de lo que podemos saber mediante una prueba genética individual, porque algunos genes tienden a mantenerse unidos en grupos o racimos, que tienen múltiples efectos sobre nuestra salud. A todo ello hay que añadirle nuestro entorno, que cambia la manera de funcionar de los genes. Todos tenemos manifestaciones externas visibles de estos genes, algo que la medicina antigua lleva generaciones diciendo de un modo diferente.

Peter D'Adamo conduce ahora a los lectores un paso más allá: el concepto de comer según el grupo sanguíneo ha sufrido también su propia revolución. Lo que era poco más que una nota a pie de página en *Los grupos sanguíneos y la alimentación* sobre antropología de los grupos sanguíneos es ahora un libro hecho y derecho, que nos cuenta aún más sobre nosotros mismos como individuos. Más allá de responder a la pregunta fundamental «¿De dónde venimos?», *La dieta del GenoTipo* también nos informa sobre qué significa pertenecer a un GenoTipo particular y cómo este conocimiento puede ayudarnos personalmente a gozar de una buena salud. El resultado de la investigación de este tipo de ciencia compleja suele reservarse a los especialistas. Sin embargo, el análisis de Peter se presenta al público en la forma de un sencillo manual de autoconocimiento. La ciencia que se esconde tras el concepto está a disposición de los médicos para que la estudien y la enseñen, pero el libro contiene las bases para que las pueda utilizar cualquiera.

No ha sido un recorrido fácil, sin embargo: la alimentación es un tema emotivo en el mejor de los casos, y decirle a la gente qué puede y qué no puede comer según sus genes significa que cualquier cambio de dieta no es una medida que pueda tomarse a corto plazo. Esto ha causado controversia sobre *Los grupos sanguíneos y la alimentación*, generada principalmente por aquellos que no han entendido los conceptos subyacentes o que han objetado sobre el principio.

Peter D'Adamo ha perseverado, permitiendo a la gente un conocimiento único de la evolución de su concepto vía Internet y a través de los programas educativos del Institute for Human Individuality. Hemos observado el funcionamiento de una mente analítica que pertenece a ese tipo raro de persona que entiende tanto a la gente como los programas informáticos. Ha sido una nueva búsqueda para descubrir por qué algunos respondemos de modo distinto a los tratamientos o nos comportamos de cierto modo mientras seguimos fieles al concepto original basado en los grupos sanguíneos. El resultado es una fusión de saber antiguo, técnicas antropométricas del siglo pasado y ciencia genética moderna de vanguardia, augurando una nueva era en la medicina naturopática.

En nombre de los millones de personas cuya vida ya ha cambiado para siempre, y de aquellos cuya vida cambiará para mejor tras leer este libro, me gustaría darle las gracias a Peter por aportar este concepto al mundo.

Junio de 2007
Canterbury, Kent,
Reino Unido

Prólogo:
Posibilidades para alterar la vida

Como médico e investigador naturópata, siempre he tenido una profunda fe en nuestra capacidad para controlar nuestro cuerpo y nuestra vida. Todos los días he tratado a pacientes que han descubierto una salud, una vitalidad y una alegría de vivir que nunca habrían creído posibles, simplemente alterando lo que comían, los suplementos que tomaban y el tipo de ejercicio que hacían. Desde que se publicó mi primer libro, *Los grupos sanguíneos y la alimentación*, hace ya once años, he tenido el privilegio de oír historias muy alentadoras sobre personas cuya vida se había transformado al encontrar la dieta y el plan de ejercicio que mejor se adaptaban a ellas.

Aun así, debo confesar que tenía un talón de Aquiles que imagino que muchos de vosotros compartíais. Siempre había dado por supuesto que la parte genética de nuestra historia ya estaba escrita. Creía que los genes que heredamos de nuestros padres son las cartas que se nos reparten. Sabía que tenemos mucha libertad de acción respecto a cómo jugar estas cartas, y me dediqué a escribir numerosos libros que ayudasen a la gente a jugarlas lo mejor posible. Pero estaba bastante seguro de que las cartas que recibimos en el momento de la concepción eran las que teníamos para toda la vida.

Imaginad mi placer, pues, cuando empecé a descubrir que tenemos un poder enorme para mejorar nuestra vida, incluso en lo referente a los genes. Ciertamente, no podemos hacer nada respecto a los cromosomas que recibimos de nuestros padres; *no podemos añadir nuevos genes a la mezcla ni eliminar los viejos*. Pero los genes que recibimos en la concepción sólo son el principio de la historia. Ya en el útero y a lo largo de la infancia, la juventud y la vida adulta, tenemos la capacidad para aumentar el volumen de algunos genes y silenciar otros, con lo que mejoraremos enormemente nuestra capacidad para estar sanos y felices. Podemos comprender la trayectoria de nuestra vida y nuestra salud —qué problemas físicos es probable que se nos planteen, a qué trastornos somos más propensos— y responder a ella eficazmente. Y lo mejor de todo es que no necesitamos pruebas de laboratorio, medicamentos, cirugía ni intervención médica alguna para lograr esta milagrosa proeza. Sólo hace falta comprender cuáles son la dieta y el plan de ejercicio adecuados para nuestro GenoTipo concreto: la forma única en que interactúan nuestros genes y nuestras células.

Aunque en la práctica científica tradicional la palabra *genotipo* se utiliza únicamente para describir la variedad de genes de una persona, he optado por utilizar el término de un modo original, porque creo que estamos un poco vendidos con esta definición tan limitada y lineal. La definición estándar se refiere únicamente a los cromosomas, pero mi utilización particular de la palabra *genotipo* incluye la relación con el entorno, la influencia de la historia familiar desde tiempos muy recientes, y los efectos de la historia fetal o prenatal.

Un arquetipo es un modelo idealizado de persona o concepto. Los arquetipos son eternos y los hay en todas partes. Por ejemplo, si tuviéramos que pensar en el arquetipo del «compañero del héroe», tal vez nos vendrían a la cabeza el amigo de Robin Hood, Little John, o el copiloto de Han Solo, Chewbacca. Los dos personajes han surgido en un momento concreto de la historia, pero ambos encajan en el arquetipo eterno.

De modo que, en nuestro pequeño universo, palabras y concepto se unen para formar algo nuevo y totalmente distinto: un Arquetipo Genético: un **GenoTipo**.

He desarrollado el concepto del GenoTipo y he identificado seis GenoTipos distintos mediante análisis estadísticos de cómo se agrupan genes, trastornos y rasgos físicos. He basado mi trabajo en las asociaciones ya conocidas entre rasgos como, por ejemplo, forma de las huellas dactilares y trastornos concretos, longitud de pierna y riesgo de cáncer de próstata, incisivos en pala y dieta ancestral. Los análisis estadísticos de asociaciones previamente conocidas produjeron seis categorías distintas y duraderas que yo he denominado los seis GenoTipos. El lector que desee saber más sobre las bases científicas subyacentes a la dieta del GenoTipo puede visitar la página *www.genotypediet.com*.

Tus genes y tú:
una sociedad dinámica

Este libro se basa en una noción sencilla, aunque fundamental y sorprendente: *Tenemos el poder de alterar el comportamiento de nuestros genes*. Parte de este poder pertenece a nuestras madres, durante los nueve meses en que nos llevan dentro antes del nacimiento. Pero una gran parte de este poder se vuelve nuestro en cuanto salimos al exterior.

Tanto si te has dado cuenta como si no, te has pasado toda la vida alterando tu actividad genética. Cuando te tomaste el primer sorbo de vino o cerveza, subiste el volumen de la capacidad genética de tu cuerpo para reducir la toxicidad del alcohol. Cuando logras ese fabuloso bronceado en verano, activas los genes que controlan la producción de melanina. (La melanina es el pigmento que te protege del sol, oscureciéndote la piel.) Cuando sufres una infección, aunque sea ligera como un resfriado o una gripe, aumentas la actividad entre los genes de tu médula espinal, que son los que producen los glóbulos blancos necesarios para mejorar. Tus genes no son una serie fija de instrucciones preprogramadas. Son una parte dinámica y activa de tu vida, que reacciona cada día a tu entorno, tu historia y tu dieta.

La asamblea ciudadana genética

Muchos estamos acostumbrados a pensar en nuestros genes como dictadores, tiranos celulares que insisten en hacer las cosas siempre de un mismo modo. Esta creencia se ha sostenido durante varias décadas mediante noticias que anunciaban a bombo y platillo descubrimientos acerca del papel de los genes para determinar la salud, la función inmune y la vulnerabilidad ante condiciones particulares. Hemos leído acerca del gen del cáncer de mama, de la depresión hereditaria y de nuevas pruebas de enfermedades «genéticas» como la corea de Huntington o la enfermedad de Tay-Sachs. Algunas informaciones recientes han sugerido incluso que los genes son responsables de rasgos de la personalidad, como la timidez o la sensibilidad. Uno puede sacar fácilmente la impresión de que los genes son el destino, esos tiranos implacables que no admiten apelación.

En realidad, tus genes, tu cuerpo y tu entorno funcionan conjuntamente, no tanto como una dictadura sino más bien como una animada asamblea ciudadana. En el escenario están los funcionarios cuyo trabajo es anunciar los problemas que hay que resolver. Están los tipos ruidosos, cáusticos y amantes de llamar la atención, que corren siempre al micrófono para pronunciar largos discursos insistiendo en que se haga a su manera. Y está la multitud de ciudadanos silenciosos y fieles que se sientan entre el público, observando y esperando.

Sabes que la asamblea ciudadana funciona bien cuando te sientes sano y vital. Tu cuerpo está en su peso óptimo, te sientes repleto de energía y ahuyentas los resfriados, gripes e infecciones más graves que ocasionalmente te asedian.

Pero ¿qué pasa con esos otros momentos en que tienes sobrepeso, estás hinchado, falto de energía, con la piel mustia y los cabellos lacios? ¿Qué me dices de aquel invierno en que parecías pillar un resfriado tras otro? ¿Y de la advertencia de tu médico de que puedes ser candidato a una enfermedad del corazón, diabetes o cualquier otra enfermedad devastadora?

En ese caso tienes que agitar un poco la asamblea. Tal vez tengas que impedir que tus genes inflamatorios corran al micrófono, al mismo tiempo que animas a tus genes más calmados y antiinflamatorios a que tengan voz y voto. Tal vez quieras activar los genes curativos que producen más glóbulos blancos para combatir las infecciones. O tal vez tengas que acallar los genes «ahorrativos» que insisten en acumular todas las calorías que ingieres. Estos genes creen que te están protegiendo de la hambruna del año siguiente, y les gustaría tomar la palabra para decírtelo, pero tú sabes que te están haciendo engordar y preparándote para una diabetes, por lo que realmente debes pararles los pies.

Cada uno de nosotros tiene un enorme repertorio de posibles respuestas codificadas en su herencia genética. Nuestro objetivo es dar la palabra a algunas partes de esta herencia mientras pedimos a otras que se queden sentadas en silencio en el fondo de la sala. Este libro te explicará cómo.

Como probablemente ya habrás adivinado, tu mejor estrategia es la dieta y el ejercicio. Comer y hacer ejercicio de manera adecuada hará que hablen los genes apropiados e instará amablemente a callar a los inapropiados. Pero dado que tu herencia genética es singular (un conjunto único de personajes que se presentarán a tu asamblea ciudadana), necesitas los planes de dieta y ejercicio que sean adecuados para ti. Las estrategias que le funcionan a tu pareja, a tus amigos o incluso a tus padres pueden resultar perjudiciales para ti, del mismo modo que las opciones de dieta que te adelgazan y aumentan tu salud podrían añadir kilos y dejar sin vitalidad a tus seres queridos. Las modas de talla única muy raramente favorecen a todo el mundo, y lo mismo vale para las dietas de talla única. Para lograr el funcionamiento óptimo de tu asamblea ciudadana, debes comer lo adecuado para tu GenoTipo.

Medicina genética y reparación celular

Así, ¿quién está en esa asamblea ciudadana genética y cómo se toman las decisiones? Responderé más ampliamente a esta pregunta en la Primera parte de este libro, pero de momento permíteme que te dé una respuesta breve.

Un elemento presente en la asamblea ciudadana, obviamente, son los genes con los que naciste. Éstos determinan múltiples factores, como tu respuesta a las amenazas del entorno, el que tengas tendencia a alergias y ataques de asma, o que seas propenso a acumular calorías en forma de grasa o a quemarlas rápidamente. Son los ciudadanos del pueblo, pero no son los únicos en la asamblea.

Otra presencia clave es tu entorno. Casi podrías pensar en el entorno como en uno de los funcionarios del pueblo: el que fija la agenda. Según qué tipo de amenaza ofrezca tu entorno, tus genes-ciudadano responderán de formas muy diferentes.

Para poner un ejemplo muy simple, un entorno soleado añade un nuevo punto al orden del día para la asamblea: ¡protegernos de las quemaduras! Si has nacido con la piel pálida, percibirás el sol reluciente y abrasador como una amenaza inmediata. Si tus genes no hacen nada, el sol puede causarte fácilmente quemaduras de segundo grado.

Por suerte, tienes una opción genética: pedirle a las células de tu piel que produzcan algo de melanina extra, que le dará a tu piel un hermoso bronceado protector. De modo que cuando el entorno anuncia esta nueva amenaza, también marca la agenda; y tus genes responden como corresponde. Los genes productores de melanina se acercan al micrófono y toman la palabra. Y seguirán hablando mientras la amenaza, el sol, esté presente. Cuando el sol pasa a un ángulo menos peligroso, el entorno anuncia un nuevo orden del día: obtener más vitamina D de la luz del sol. Dado que este objetivo se cumple más fácilmente con la piel pálida, tus genes de melanina se callan. Tus genes de «piel pálida» vuelven al micrófono y tu piel recupera su color anterior.

Por supuesto, algunos no tenemos tantos genes productores de melanina. Somos los que raramente se broncean y siempre se queman. No importa lo alto que hablen nuestros genes productores de melanina, nunca se los podrá oír muy bien. Otros tenemos la piel oscura por naturaleza: nuestros genes productores de melanina siempre hablan más fuerte. De modo que nuestra asamblea ciudadana no puede hacer cualquier cosa que desee. Pero a menudo goza de bastante flexibilidad. *Para protegernos de las amenazas del entorno, nuestros genes pueden elegir con frecuencia entre hacerse oír o quedarse callados.*

Otro elemento presente en la asamblea es tu dieta. Piensa en ella como en otro funcionario que sube al estrado y fomenta diferentes respuestas de los genes del público. Tampoco en este caso tenemos un poder ilimitado para elegir una respuesta: tenemos que funcionar con los personajes con los que hemos nacido. Pero lo que diga esta dieta desde el estrado puede tener un gran efecto sobre cuáles son los genes que toman la palabra y cuáles los que se callan.

Por ejemplo, hay quienes nacemos con una genética «ahorrativa», con genes cuya función es agarrarse a cualquier caloría sobrante y almacenarla en forma de grasa. Queremos que estos genes ahorrativos hablen a voz en grito cuando la comida escasea; en realidad es probable que los hayamos desarrollado por eso, para que nos protejan del hambre. Pero cuando la comida es abundante, estaría bien hacerlos callar para no ganar más peso del que nuestro cuerpo necesita. Seguir una dieta rica en hidratos de carbono y azúcares simples invita a esos genes a acaparar el micrófono, y a hablar tan alto que no dejan oír ninguna otra voz.

Comer más proteína sin grasa y mejorar la eficacia de la respuesta del cuerpo a una hormona llamada insulina fomenta que esos genes «ahorrativos» den un paso atrás y bajen la voz, de modo que perdamos peso y no lo recuperemos.

De un modo similar, hay quienes nacemos con genes «reactivos» que ordenan a nuestro sistema inmune que ponga la quinta marcha a la más mínima amenaza. Estos genes producen inflamación (calor, sudores, dolor y glóbulos blancos de más) a la mínima provocación. Pueden causar alergias, ataques de asma, artritis reumatoide y otros muchos trastornos. Una dieta rica en «proteínas reactivas» como son los glútenes (que se encuentran en muchos cereales comunes como trigo, centeno y cebada) o las lectinas (presentes en ciertos cereales, semillas, frutos secos y verduras) invita a estos genes inflamatorios a acaparar el micro. Una dieta que minimice la ingesta de estas comidas reactivas ayudará a que se sienten y dejen de gritar. El asma se volverá más manejable, se calmará el dolor de las articulaciones y podremos tolerar enfermedades que antes nos hacían jadear o retorcernos de dolor.

Por tanto, nuestro primer objetivo es volver a encauzar esa asamblea ciudadana. Queremos asegurarnos de estar oyendo a las partes adecuadas de nuestra formación genética y silenciando a los genes que no son tan útiles. Debemos incitar a los genes que nos predisponen a ciertas enfermedades y trastornos a que se mantengan alejados del micrófono. E invitar a tomar la palabra a los que nos ayudan a sentirnos sanos y felices, que conducen a una vida larga y a una vejez llena de vitalidad.

Es lo que yo llamo *medicina genética*, y es el aspecto primordial del programa GenoTipo porque literalmente está diseñada para reprogramar las respuestas de tus genes. Por consiguiente, he desarrollado planes de dieta individualizada para cada GenoTipo, poniendo el énfasis en las comidas y suplementos que funcionarán mejor para silenciar a ciertos genes y subir el volumen de otros, creando una salud, un peso y una vitalidad óptimos. Dado que cada una de las funciones de tu cuerpo empieza en última instancia en tus genes, la medicina genética es la fuerza de cambio más profunda y duradera. Es el modo más rápido de poner en marcha esos cambios positivos y el modo más seguro de mantener esos beneficios.

Aunque, ¿qué pasa con todo el daño causado cuando nuestra asamblea ciudadana estaba un poco descentrada? ¿Qué pasa con el dolor de las articulaciones causado por la reacción desmesurada de nuestros genes reactivos, o el envejecimiento de nuestros tejidos derivado de la retención de tanto azúcar por parte de nuestros genes ahorrativos? Por suerte, la dieta también puede ayudar a revertir esos efectos. Éste es el segundo componente del programa GenoTipo, que yo llamo medicina celular. Los alimentos y suplementos que nutren y limpian tus células, que aseguran la salud de tus órganos, o restauran la capacidad de la célula para responder apropiadamente a los mensajes hormonales del cuerpo son *medicinas celulares*. A través de la medicina celular puedes empezar a reparar el daño acumulado a lo largo de años de mal comportamiento en esas asambleas ciudadanas genéticas.

Y aquí vienen las buenas noticias. Una vez hayas reprogramado tus genes para que se comporten de maneras más saludables y hayas reparado los daños acumulados, puedes suavizar algunas restricciones dietéticas y disfrutar de una gama más variada de opciones alimenticias. Tal vez no puedas comer cantidades ilimitadas de todo; nuestro cuerpo no está hecho para eso. Pero probablemente puedas ampliar tus opciones alimenticias y a la vez mantener el peso, la vitalidad y la salud. Aún mejor, sabrás cómo utilizar la comida para protegerte cuando amenace una enfermedad o cuando la tensión te ponga en situación de mayor riesgo. En momentos así, puedes volver a una versión más estricta de tu Dieta del GenoTipo y, más adelante, cuando la amenaza haya pasado, relajar de nuevo tus hábitos alimenticios.

¿Qué es un GenoTipo?

Como puedes ver, nos interesan tanto tus genes como su respuesta al entorno. Nos interesa especialmente su respuesta a esos nueve meses cruciales en el útero. A todo ese paquete (nuestro material genético y su respuesta prenatal) lo llamamos **GenoTipo**.

Tu GenoTipo determina detalles tan aparentemente triviales como la forma de tus dientes, la longitud de tus piernas y el dibujo de tus huellas dactilares. Y de una manera más significativa, decide qué comidas te ayudarán a perder peso y lograr la vitalidad, así como qué enfermedades tienes más riesgo de contraer.

He identificado seis GenoTipos: el Cazador, el Recolector, el Maestro, el Explorador, el Guerrero y el Nómada. Estos GenoTipos probablemente se han desarrollado a lo largo de los últimos 100.000 años de historia de la humanidad. Son más antiguos que la etnicidad y no necesariamente se alinean con tus pautas familiares. En otras palabras, podrías ser el único Cazador en una familia llena de Recolectores, o el único Nómada en una familia llena de Guerreros. Sí, tu GenoTipo es el producto de los genes que has heredado de tu familia, pero también el resultado de tu experiencia prenatal. Tus genes y tus nueve meses en el útero se combinan para crear tu GenoTipo.

Cuando sepas a qué GenoTipo perteneces (cosa que puedes averiguar realizando los sencillos tests de la Segunda parte de este libro) sabrás qué dieta, plan de ejercicios y suplementos te darán más posibilidades de lograr el peso óptimo y la salud máxima. También sabrás qué dieta y plan de ejercicio te ayudarán a evitar las enfermedades a las que eres más vulnerable.

GenoTipo y grupo sanguíneo: ¿qué diferencia hay?

A estas alturas, si eres uno de aquellos lectores ya familiarizados con mi dieta del grupo sanguíneo, tal vez te preguntarás cómo se relaciona con la dieta del GenoTipo. A fin de cuentas, ambas dietas son planes de salud individualizados, adaptados a tu biología específica y tus necesidades de salud únicas. Y ambos dependen en cierto grado de tu herencia genética.

¡Es verdad, y si fuiste tan bueno que compraste mis libros sobre dietas del grupo sanguíneo, no quiero que los tires ahora! Te aseguro que siguen siendo precisos. Pero en los once años que han pasado desde que publiqué el primero de estos libros, he investigado más a fondo y he descubierto muchas más cosas acerca del funcionamiento de nuestro cuerpo. Ahora veo que los GenoTipos son una manera mucho más refinada, completa y precisa de comprender el cuerpo humano que sólo el grupo sanguíneo.

Por supuesto, si conoces tu grupo sanguíneo, puedes incluir esa información para determinar tu GenoTipo.

Tu grupo sanguíneo lo decide un único gen: ¡un gen entre 30.000! Ese único marcador nos da una cantidad extraordinaria de información útil, como pueden atestiguar los millones de dietistas del grupo sanguíneo.

Pero los GenoTipos reflejan la actividad de muchos más genes, no únicamente el que determina el grupo sanguíneo. Si bien el grupo sanguíneo es un aspecto importante del GenoTipo, no es el único gen que importa.

Además, al contrario que los grupos sanguíneos, los GenoTipos reflejan tanto la genética como la epigenética: la interacción entre tus genes y el entorno. Esta base más amplia de información nos permite elaborar dietas más detalladas y flexibles que se adaptan todavía mejor a tu biología y temperamento individuales.

Compartiré la base científica subyacente a los GenoTipos en la Primera parte de este libro. Pero por ahora, permite que comparta contigo la emocionante noticia de que los GenoTipos me permiten ofrecerte una gama mucho más amplia de opciones alimenticias. Por ejemplo, en mis libros anteriores destaqué que la gente con sangre del tipo A debería evitar en general la carne roja. Así era para tanta gente con sangre del tipo A que me pareció justificado decirlo. Pero ahora veo que algunos lectores con sangre del tipo A podrían tener un GenoTipo llamado el Explorador al que podría beneficiar comer algo de carne roja. Por otra parte, la gente con sangre del tipo A cuyo GenoTipo sea el Maestro o el Guerrero probablemente deberían continuar evitando la carne roja, como ya había sugerido anteriormente. Trabajar con seis GenoTipos en vez de con cuatro grupos sanguíneos me ha permitido ser más concreto, y más flexible.

Además, la noción misma de una dieta según el grupo sanguíneo implicaba que debías ceñirte a la misma dieta durante toda la vida. ¡Después de todo, tu grupo sanguíneo nunca va a cambiar! Bueno, tu GenoTipo tampoco cambiará, pero puesto que refleja no sólo tus genes sino también las respuestas de tus genes a la dieta y al entorno, permite una mayor flexibilidad. A medida que controles mejor tu asamblea ciudadana, fomentando que tomen la palabra los genes adecuados y se callen los inadecuados, podrás dirigir la asamblea con más soltura. En cuanto tus genes inadecuados se hayan acostumbrado a quedarse sentados en silencio, podrás añadir algunas opciones dietéticas que antes no podías tolerar. Cuando se haya revertido el daño acumulado en tus células, podrás permitirte comer unas cuantas cosas más que antes podrían haberte causado problemas.

Un nuevo camino revolucionario hacia la salud y la pérdida de peso

Desde que escribí mi primer libro de dietas, he tenido ocasión de leer unos cuantos más, y me deja perplejo la frecuencia con la que fomentan una dieta única para todos. «Todo el mundo» debería comer proteína y evitar el almidón, anuncian, o «todo el mundo» debería comer más hidratos de carbono complejos y evitar toda la grasa animal.

No es que tales enfoques sean ineficaces. Lo que pasa es que no son válidos para todo el mundo. Los médicos clásicos parecían sentir la necesidad de personalizar sus tratamientos. Tanto la medicina tradicional china como el Ayurveda, el antiguo sistema de curación de la India, comprenden que no todas las personas somos iguales. Ambos enfoques confeccionan pautas de nutrición según diversas diferencias físicas, mentales y emocionales entre los individuos. Nuestro sistema médico propio tiende a buscar soluciones generalizadas. Si te duele la cabeza, te tomas una aspirina. Si tienes una infección, tomas un antibiótico. Si quieres perder peso, reduce los cereales o aumenta tu consumo de proteína. Este enfoque ha funcionado de maravilla para tratar muchas enfermedades. Pero no ha servido tanto para crear salud, vitalidad y bienestar. No es un enfoque necesariamente erróneo, aunque sin duda no basta.

Con la identificación de estos seis GenoTipos, he creado la base de un conocimiento científico de tus necesidades individuales de comida, ejercicio y suplementos. Identificando tu GenoTipo y siguiendo tu dieta y plan de ejercicio, puedes lograr y mantener tu bienestar, vitalidad y peso óptimos.

Lo mejor de la dieta del GenoTipo es que aborda con gran eficacia tus necesidades individuales. Si tu mayor preocupación es la pérdida de peso, deberías saber que seguir la dieta del GenoTipo es la manera más rápida, eficaz y duradera de perder peso. Cada GenoTipo tiene distintos problemas en cuanto a peso y metabolismo, y por eso cada GenoTipo necesita su propia dieta. Seguir tu dieta del GenoTipo y plan de ejercicio le dará a tu cuerpo todo el apoyo que necesita para alcanzar y mantener tu peso óptimo. Y prácticamente sin esfuerzo.

Este libro te contará todo lo que tienes que saber para comprender y seguir la Dieta del GenoTipo. En la Primera parte aprenderás más acerca de la emocionante nueva ciencia que me ha permitido descubrir los seis GenoTipos. En la Segunda parte descubrirás cómo determinar tu propio GenoTipo. La Tercera parte te informará de los puntos fuertes y flacos de cada GenoTipo, incluidas cuestiones de salud, problemas de peso y personalidad. Finalmente, en la Cuarta parte encontrarás tu propia Dieta del GenoTipo individualizada.

Así que, ¡en marcha! Es para mí un honor haber realizado este importante descubrimiento, y una emoción aún mayor poder compartirlo contigo.

PRIMERA PARTE

GenoTipo

La clave para comprender quién eres

CAPÍTULO UNO

Tu autobiografía genética

Volvamos a esa asamblea ciudadana y a sus animados debates entre tus genes, tu dieta y tu entorno. Sabemos de dónde vienen la dieta y el entorno. Pero ¿qué hay de los genes? ¿Cómo han ido a parar a tu asamblea ciudadana?

Al nacer, heredas una única serie de genes, aunque recibes dos versiones de cada uno, llamadas *alelos*, una serie de tu padre y otra de tu madre. De modo que ya de entrada, en el momento en que eres concebido, algunos genes dominan la conversación mientras otros se retiran educadamente.

Hasta cierto punto, es un misterio cómo funciona. Por eso una pareja puede tener varios hijos, cada uno completamente distinto de los demás y todos distintos de sus padres. Quién heredará los cabellos rizados de mamá o la narizota de papá, o los ojos verdes de la abuela o el pelo rojo del bisabuelo, es hasta cierto punto cuestión de suerte.

Pero hay algunas reglas que organizan la distribución genética. Algunos alelos son *dominantes*, lo que significa que siendo todo lo demás igual, es más probable que prevalezcan. Otros son *recesivos*. Tienen que agruparse con otros alelos iguales que ellos para expresarse. Por ejemplo, los ojos marrones se producen por alelos dominantes de ojos marrones, de forma que cuando mi padre de ojos azules se casó con mi madre de ojos marrones, yo fui el niño de ojos marrones resultante. Sin embargo, mi madre había heredado un gen de ojos azules de su madre, un gen que pudo transmitir incluso aunque no se expresase en ella misma. Siempre había una posibilidad entre cuatro de que el gen de ojos azules no expresado de mi madre se encontrase con el gen a juego de mi padre, y por eso mi hermano tiene los ojos azules.

Aun así, los genes de ojos marrones tienen tres posibilidades entre cuatro de prevalecer. ¿Por qué estos genes «hablan más alto» que los de ojos azules? La respuesta se halla en un proceso llamado **metilación**, por el cual parte del alelo de los genes de ojos azules queda cubierta por unas moléculas llamadas grupos metilos, lo que provoca que la región de ADN en la que residen se enrolle herméticamente. Al enrollarse, el ADN no puede leerse, por lo que queda apagado. La metilación es una de las maneras que tiene la naturaleza de silenciar los mensajes de ciertos genes. Este proceso de metilación impide que el ADN sea «leído» en el lugar donde está ese gen, y puesto que leer el ADN es crítico para la capacidad del gen de expresarse, el gen queda silenciado.

La metilación se da principalmente en el momento de la concepción, aproximadamente a las ocho semanas de desarrollo del embrión y alrededor de un mes antes del nacimiento. Después, la cosa va cuesta abajo; a medida que envejecemos, nuestro ADN pierde gradualmente grupos metilos. Por ahora, no podemos controlar lo que sucede en la concepción: todavía no sabemos cómo asegurar que mis ojos sean marrones en vez de azules. Pero la investigación ha demostrado que podemos fomentar la metilación adecuada de ciertos genes tras la concepción, principalmente mediante la dieta. La dieta adecuada puede ayudar a remetilar todo tipo de genes que queramos mantener alejados del micrófono, incluidos los genes ahorrativos que programan a nuestras células para que almacenen cualquier caloría sobrante como grasa, o los genes reactivos que nos provocan un ataque de asma en una habitación llena de polvo, o los genes tolerantes que nos vuelven susceptibles a un resfriado tras otro. (Aprenderás a sacarle el máximo provecho a la dieta en la Cuarta parte de este libro.)

Pero no nos adelantemos. Todavía estamos hablando del misterioso momento de la concepción, cuando recibes una serie concreta de genes que prometen expresarse en tu yo único. Éstos son tus dones. Éstos son los genes que asistirán a tu asamblea ciudadana durante el resto de tu vida.

Tu entorno prenatal y tú

En el momento de la concepción te conviertes en un feto, con tu propia y única gama de genes. Tu asamblea ciudadana queda poblada y te dispones a pasar los nueve meses siguientes en el útero, interactuando con tu entorno prenatal: líquido amniótico, placenta y un montón de influencias más. También respondes a tu «dieta» prenatal: la alimentación que recibes a través de lo que come tu madre. Así que desde un buen principio tu asamblea ciudadana ya funciona, con dieta, entorno y genes iniciando su animado debate.

Este debate tiene una importancia enorme para el ser que emergerá al mundo nueve meses después. Por ejemplo, tu potencial genético en el momento de la concepción codificaba un cierto grado de flexibilidad arterial. Pero ¿cómo serán de fuertes y flexibles tus arterias? Muchas respuestas a estas preguntas dependen de lo que ocurra en el útero.

Así que ésta es una de tus primeras asambleas ciudadanas. Los genes que codifican la delicada arquitectura de enramado de tus nervios y arterias se presentan dispuestos a participar. Y ahí están nuestros amigos, entorno y dieta, sobre el estrado como van a estar toda tu vida, ayudando a tus «genes cardiovasculares» y a tus «genes nerviosos» a decidir qué hacer. Una buena dieta con abundantes proteínas y grasas saludables animará a tus genes arteriales a hacer arterias fuertes y elásticas. Por el contrario, si tu madre tiene la desgracia de vivir una hambruna, tus «genes arteriales» tendrán que competir por los escasos nutrientes con los genes que controlan el crecimiento de otros órganos y tejidos. El resultado podría ser una mayor tendencia a enfermedades del corazón o a una presión arterial alta. Como puedes ver, en la asamblea están presentes siempre los mismos genes, pero responden de un modo muy diferente a la información dada por dieta y entorno.

Obviamente, la salud de tus arterias es sólo una de las maneras en que tus tejidos y órganos se ven afectados por el tiempo que pasas en el útero. Estos nueve meses cruciales ayudan a determinar si ganas peso de un día para otro o si pierdes peso con demasiada facilidad. Te ayudan a orientarte hacia una respuesta inmune impulsiva que considera al mundo entero como su enemigo, o hacia una respuesta inmune acogedora que no siempre sabe a qué invasores repeler. Te predisponen a ciertas comidas que podrás digerir fácilmente y te apartan de otras que no le convienen a tu metabolismo y tracto digestivo particulares. De buen comienzo, tus genes interactúan con la dieta (en este caso, la de mamá) y el entorno (en este caso, el útero) para determinar quién eres.

Y entonces naces tú. Éste es el momento en que se determina tu GenoTipo, que representa tu estrategia de supervivencia, las decisiones que se han alcanzado colectivamente entre tu potencial genético, tu dieta prenatal y tu entorno. Aunque la asamblea ciudadana proseguirá durante el resto de tu vida, con genes que se volverán más ruidosos o silenciosos en respuesta a la dieta y al entorno, ciertos elementos de la asamblea se deciden en este momento. Han formado ciertas pautas: una de las seis pautas, para ser exactos, que yo he identificado con los seis GenoTipos humanos.

GenoTipos: una estrategia de supervivencia humana

Hasta ahora, hemos contado la historia desde un punto de vista individual: el tuyo, para ser exactos. Pero como todas las personas de este mundo pertenecen a uno de estos seis GenoTipos, retrocedamos un momento y veamos de dónde salieron tales GenoTipos.

En el principio estaba el entorno, un lugar exigente para nuestros antepasados, eso seguro. La gente debía asegurarse de tener comida suficiente, de poder sobrevivir en cualquiera que fuera el clima en que había nacido o al que había emigrado, y de poder resistir las infecciones causadas por microbios, bacterias y virus.

La herencia genética desempeñaba una función crucial en esta supervivencia. La gente con genes útiles sobrevivía; la gente con genes menos útiles moría. Probablemente hayas oído hablar de este aspecto concreto de la evolución como «la supervivencia del más apto».

En realidad, la supervivencia del más apto es más una fantasía que una realidad. Si los humanos fuéramos los ejemplares más aptos posible de nuestra especie, todos estaríamos mucho más sanos, ¡y yo probablemente estaría en el paro! De hecho, la evolución es más un juego de azar que una auténtica competición. A veces ganan los buenos jugadores; a veces sólo sobreviven los que tienen más suerte. Por supuesto, gran parte de nuestra herencia genética nos ayuda a superar las dificultades, pero también hay una gran porción de esta herencia que se entromete o desempeña una función que no resulta útil en absoluto:

1. A veces, los «genes buenos» que nos ayudan a sobrevivir también tienen su lado negativo. Los genes que ordenan a nuestros sistemas inmunes que reaccionen rápidamente a las invasiones bacterianas también reaccionan exageradamente para producir alergias, asma y artritis reumatoide. Los genes que ordenan a nuestras células grasas que se apoderen de todas las calorías para poder sobrevivir a una hambruna también contribuyen a la obesidad y la diabetes. Los genes que programan nuestro sistema inmune para que responda calmadamente al entorno, permitiéndonos tolerar una amplia gama de circunstancias sin enfermar, también le dicen al sistema inmune que tolere a algunos invasores letales que debería repeler.

2. A veces, las mutaciones simplemente «ocurren». Nuestros genes están diseñados para reproducirse en copias exactas, aunque por supuesto la cosa no siempre funciona así. A veces un gen se reproduce de un modo ligeramente diferente y esa variación se convierte en parte de nuestra herencia genética. El color de la piel probablemente surgió de esta manera, como una mutación del gen que determina el pigmento de la piel. Aunque originalmente todos teníamos la piel oscura, quienes vivían en los climas del norte tenían una mayor capacidad para absorber la vitamina D de los escasos rayos del sol si su piel era más clara; también teníamos menos necesidad de la función protectora del pigmento más oscuro. O sea que tener la piel más clara fue una mutación que sobrevivió porque en realidad contribuía a la supervivencia.

Hasta cierto punto, sin embargo, estas mutaciones fueron simplemente aleatorias, como las mutaciones que han producido enfermedades como la corea de Huntington o la enfermedad de Tay-Sachs. O, a veces, representan una compensación entre el menor de dos males. Por ejemplo, tener anemia drepanocítica parece proteger en cierto modo contra la malaria, de modo que personas con la tendencia genética a tener una enfermedad están al mismo tiempo protegidas contra otra.

Como puedes ver, algunas mutaciones mejoran nuestra vida, algunas la empeoran, y otras probablemente no impliquen mucha diferencia ni para bien ni para mal. Aunque las mutaciones «malas» o «neutrales» no necesariamente se extinguen ni, como veremos enseguida, las buenas necesariamente sobreviven.

3. A veces, la supervivencia sólo es cuestión de suerte. Si todos los hombres jóvenes y fuertes mueren en una gran batalla, los supervivientes masculinos no serán necesariamente los más sanos, aunque sí los que vivan más tiempo. Si una avalancha destruye las tres cuartas partes de un pueblo, la cuarta parte restante que baja temblorosa de la montaña se podría considerar más afortunada que apta. También existe lo que los científicos llaman el «efecto fundador»: cuando un pequeño grupo se separa de un grupo mayor y emigra a tierras lejanas, sus miembros sólo transportan una fracción del potencial genético de la población original. Sean cuales sean los genes que han logrado llevarse del grupo mayor, ésos serán los genes que sobrevivan, y no son necesariamente los «más aptos». No obstante, son los supervivientes, los que pasarán su herencia genética al resto de nosotros.

¿Por qué debería interesarte todo esto? Porque el resultado final de todo este proceso ha sido nuestros seis GenoTipos, que son estrategias extremamente útiles aunque muy imperfectas para la supervivencia. Cada GenoTipo tiene su lado positivo y su lado negativo. Personalmente puedo imaginar formas para mejorar cada uno de ellos, y una vez los conozcas mejor, estoy seguro de que tú también podrás. En realidad, ése es el objetivo de este libro: lo que los GenoTipos han empezado, nosotros podemos completarlo, maximizando sus puntos fuertes y minimizando sus puntos débiles a través de la dieta, los suplementos y el ejercicio.

Recuerda que tus genes no permanecen fijos en su trayectoria. Al contrario, no dejan de transformarse a sí mismos y a ti, como ya hacían cuando estabas en el útero. Tus células leen constantemente el entorno en el que están y alteran sus funciones de forma correspondiente: ¿tóxico o seguro? ¿Rico en alimentos o estéril? ¿Amenazador o acogedor? Estas condiciones impulsan a tus células a activar o desactivar ciertos genes, según cómo les afecte el entorno. Estas órdenes se implementan en la asamblea ciudadana, donde se sube el volumen de algunos genes y se baja el de otros.

El resultado final son nuestros seis GenoTipos, cada uno de los cuales tiene su propia pauta de genes «ruidosos» y «silenciosos». Así, cada una de nuestras seis Dietas del GenoTipo está diseñada para alterar esa pauta y favorecer tu salud y tu peso óptimos.

Conoce los GenoTipos

Así pues, observemos más de cerca estos GenoTipos. ¿Qué posibilidades de supervivencia humana están codificadas en estas pautas genéticas y prenatales?

Antes de presentarte los GenoTipos, quiero advertirte contra dos errores comunes. En primer lugar, estos GenoTipos no tienen ninguna correlación con las pautas étnicas. Parecen haberse desarrollado decenas de miles de años antes de que surgiera la etnicidad, y con la excepción del GenoTipo Nómada, que parece tener una parte mayor de la que le correspondería de pelirrojos, no siguen ninguna pauta estadística que se correlacione con etnia, color de la piel, color de ojos, textura del cabello, color del cabello, marcadores de información de ascendencia, ADN mitocondrial, ADN del cromosoma Y, ni muchos otros con nombres mucho más técnicos. Finalmente, logré encontrar sólo unos pocos vínculos con algunos de los marcadores del ADN ancestral, pero ni una sola correlación con la etnicidad, absolutamente ninguna. Del mismo modo que cualquiera puede ser temperamental u optimista, cualquiera puede pertenecer a cualquiera de estos GenoTipos, sin importar su identidad racial o étnica ni quiénes son sus antepasados. (¡Y para que quede claro como el agua cristalina, nadie puede utilizar esta teoría para «demostrar» que un grupo étnico cualquiera es superior a cualquier otro!)

En segundo lugar, aunque creo que es útil especular sobre cómo surgieron estos GenoTipos, no tengo realmente pruebas arqueológicas ni antropológicas para completar la historia. Sé que ahora existen seis GenoTipos, y puedo deducir cómo se desarrollaron, pero ésta es la parte de la historia para la cual las pruebas siguen siendo básicamente circunstanciales. Y eso se debe a que he trabajado en sentido inverso: he identificado los seis GenoTipos que existen actualmente y luego he especulado acerca de cómo llegaron hasta aquí. El resto tendrá que aportarlo algún otro. Mientras, lo único que necesitas saber es que siguiendo la dieta correcta para tu GenoTipo puedes multiplicar exponencialmente tus probabilidades de salud, vitalidad y mantenimiento del peso ideal.

De modo que, ¡conozcamos los GenoTipos! En la Tercera parte podrás leer en profundidad sobre cada uno de ellos, pero aquí va un anticipo que no deja duda de que cada GenoTipo representa una estrategia de supervivencia única. Me gusta pensar en ellos como arquetipos fácilmente reconocibles, que se desarrollaron en el espinoso terreno del planeta del Paleolítico y el Neolítico. Cada GenoTipo tiene sus puntos fuertes únicos que le dan una ventaja a la hora de afrontar escasez de comida, cambio climático y enfermedades infecciosas, y cada uno de ellos tiene también sus puntos débiles únicos.

GenoTipo 1: El Cazador. Ésta es una de las primeras respuestas supervivientes al reto de la supervivencia humana. Rodeados por lo que debía de parecer un conjunto abrumador de desafíos ambientales (hambre, clima, enfermedades infecciosas) los Cazadores ejemplifican un enfoque *reactivo*, una respuesta rápida y poderosa a cada posible amenaza. Su lema podría ser: «Primero dispara, luego ya preguntarás.» El lado positivo: su sistema inmune actúa rápidamente contra microbios, virus y bacterias que intentan matarles, y son fenomenales para metabolizar la carne, que es su principal fuente de alimentación. El lado negativo: su respuesta inmune impulsiva puede llevar en ocasiones a una reacción exagerada en forma de alergias, ataques de asma y otros trastornos inflamatorios. A veces, como ocurre con la gastroenteritis vírica a la que son propensos, su respuesta inmune puede apuntar a sus propios tejidos como parte de este esfuerzo por rechazar a los invasores, una especie de «fuego amigo» que puede crear más problemas de salud que los que soluciona. Otro lado negativo es la incapacidad de los Cazadores para digerir cereales y algún otro tipo de comida; simplemente, su sistema no está adaptado para eso. De modo que nuestra Dieta del GenoTipo 1 para los Cazadores ayuda a calmar su sistema inmune y les mantiene alejados del tipo de «proteínas reactivas» (lectinas y glútenes) que podrían dispararlo.

GenoTipo 2: El Recolector. Si tienes que sobrevivir a una hambruna, y muchos de nuestros antepasados tuvieron que hacerlo, el GenoTipo 2 está diseñado para superarla. Los Recolectores tienen genes *ahorrativos* cuyo principal objetivo es apoderarse de toda caloría ingerida para salvar, literalmente, la vida. Si el lema del Cazador era: «Primero dispara, luego ya preguntarás», el Recolector vive según el principio: «Quien muera con el máximo, gana.» Los recolectores han aprendido en el útero que no habría mucha comida cuando salieran, de modo que su asamblea ciudadana rápidamente elaboró un sistema en que la conservación de la comida era la máxima prioridad. El lado positivo de este enfoque es evidente: les mantenía vivos y capacitados para criar hijos. El lado negativo es igualmente evidente: en una sociedad más opulenta, los Recolectores tienden a la obesidad. Muchos de mis pacientes Recolectores me aseguran que han reducido el consumo de calorías hasta un nivel casi de inanición, y ni así adelgazan. No es de extrañar: ¡cuanta más hambre pasan, más insiste su asamblea ciudadana en acumular alimento! Nuestra Dieta del GenoTipo 2 ayuda a los Recolectores a revolucionar ese metabolismo indolente y devolverles a su peso ideal, con lo que se reduce el riesgo de diabetes y se invierten las consecuencias negativas de la obesidad.

GenoTipo 3: El Maestro. El Maestro representa la tercera respuesta básica a un mundo exigente: el *altruismo*. «Lo que necesitas es amor» es el lema de los Maestros, y su sistema inmune así lo refleja. Tal vez porque este GenoTipo surgió durante una época en que la gente emigraba más y vivía en entornos más variados, los Maestros son capaces de tolerar una gran variedad de bacterias, virus y microbios poco corrientes, con lo que se evitan los síntomas de impulsividad que afectan al Cazador. Por desgracia, a veces acogen elementos infecciosos que sería mejor rechazar. Los Maestros pueden vivir durante mucho tiempo sin ningún síntoma y descubrir de repente que hace años que en su cuerpo se están formando problemas digestivos, afecciones pulmonares o incluso cáncer. Nuestro objetivo respecto a los Maestros es proteger su estómago, colon y pulmones del desgaste ocasionado por el entorno. Queremos que sus «bacterias buenas» sigan siendo felices y numerosas para que puedan desplazar a las bacterias «malas», levaduras y virus causantes de enfermedades. También queremos hacer más eficaces sus defensas inmunes «enseñándoles» con la comida, suplementos y estilo de vida a ser más protectoras y discriminadoras.

GenoTipo 4: El Explorador. Los tres primeros GenoTipos fueron desarrollados probablemente por nuestros antepasados hace unos 50.000 o 75.000 años. El Explorador es un modelo más reciente, tal vez de unos 20 o 30.000 años de antigüedad. Como los Cazadores, son reactivos, aunque a diferencia de aquéllos, son muy idiosincrásicos, pues reaccionan intensamente frente a ciertas amenazas del entorno pero no frente a todas las demás. Por ejemplo, si eres una de esas personas que no pueden tomar café porque éste no te deja pegar ojo en toda la noche, es casi seguro que eres un Explorador. No tengo ni idea de si Frank Sinatra era o no un Explorador, pero sin duda popularizó su lema: «A mi manera.» Mi teoría es que en toda población se requieren ciertos individuos que piensen las cosas de una forma muy diferente, de modo que si la mayoría resulta estar equivocada, haya alguien allí para ofrecer una alternativa. Los Exploradores pueden hacerlo, aunque a veces parezca que llevan la contraria por naturaleza. Con frecuencia son zurdos, RH negativo y asimétricos: sus lados izquierdo y derecho no coinciden, ni siquiera sus huellas dactilares. Parecen tener su propia manera de digerir la comida, responder a la enfermedad y adaptarse por lo demás a un entorno imprevisible y en constante cambio. Yo los veo como refugiados de la época glacial, obligados continuamente a ir de un hogar a otro intentando huir del hielo. Nunca tuvieron la oportunidad de sentar la cabeza en una relación estable con un entorno, de modo que no podían permitirse la reactividad general del Cazador. Por consiguiente, afinaron sus respuestas, aunque de formas imprevisibles y a veces inexplicables. En los tiempos modernos, parecen haber emergido de un entorno prenatal muy inestable (la asimetría suele ser una señal de esto), y haber comprendido ya desde el útero que iban a tener que adaptarse a unas condiciones frenéticamente cambiantes. Su lado positivo es que esto se les da bien. Su lado negativo es que las cosas extrañas (como la cafeína) pueden mantenerles despiertos durante horas. Nuestro objetivo dietético para ellos es desarrollar respuestas más calmadas y más estables a este mundo, lo que los protegerá de sus idiosincrásicos aunque muy vulnerables talones de Aquiles.

GenoTipo 5: El Guerrero. Como el Recolector, los Guerreros son un GenoTipo ahorrativo, aunque creo que ellos, también, son un GenoTipo más reciente, que tal vez se remonta a los tiempos entre la Revolución Neolítica (hacia el 11.000 a.C.) y la Edad de Hierro (que empezó sobre el 2.000 a.C.). En vez de mostrar la abrumadora economía de los Recolectores, que acumulan toda caloría que puedan atrapar, los Guerreros son más selectivos. Si son físicamente activos, su metabolismo quema; cuando llevan una vida sedentaria, tienden a acumular quilos a una velocidad alarmante. Les he llamado «Guerreros», aunque tal vez «supervivientes de guerra» habría sido un nombre más apropiado: a menudo he pensado que este GenoTipo se desarrolló como respuesta a la escasez del período posterior al Neolítico, cuando la tecnología agrícola seguía a un nivel muy bajo, el comercio era limitado, y hubo enormes disparidades como resultado de la guerra y de la extensión de la «civilización». En los primeros tiempos de nuestra historia, la mayoría de los desastres eran naturales; luego empezamos a crear catástrofes de fabricación humana (guerras, conquistas...) y creo que los Guerreros estaban entre los primeros supervivientes de éstas. Los supervivientes en estas sociedades guerreras a menudo tenían que producir gran cantidad de hijos, que tenían la necesidad urgente de progresar rápidamente a la vida adulta. En cierto sentido, su herencia genética es como las múltiples copias de una fotocopiadora, que se vuelven más borrosas y menos fiables con cada duplicación. Por otra parte, las duras condiciones de esta vida de «superviviente» han dado a los Guerreros ciertos puntos fuertes destacables: resistencia y energía. Su lema podría ser: «El tiempo pasa volando cuando te diviertes.» Pero, por suerte, con la Dieta del GenoTipo, podemos hacer mucho para prolongar su vida, salud y vitalidad. (¡Y tengo un interés especial en el asunto, ya que yo mismo soy un Guerrero!)

GenoTipo 6: El Nómada. El Nómada es también un GenoTipo más reciente. Su estrategia de supervivencia refleja una vida de viajes, en la que encuentra distintos entornos y tiene que afrontar gran cantidad de desafíos. Al ser de las primeras personas que crearon una vida migratoria basada en el uso del caballo, los Nómadas recorrían rápidamente grandes franjas de territorio, por lo que atravesaban gran cantidad de climas y terrenos. En una vida tal, cualquier estrategia individual de supervivencia tendría sólo un valor limitado, y no valdría la pena ser demasiado reactivo a ningún factor ambiental particular. Habría que aprender tolerancia, pero una tolerancia limitada, para asimilar sólo cierta parte del entorno y mantener la guardia alta al menos parte del tiempo. «Una nueva profesión en una nueva ciudad» es el lema de los Nómadas, y, como los Maestros, su respuesta al entorno tiende más al lado altruista y tolerante. Son un poco más selectivos que los Maestros, sin embargo, y en cierto sentido mejores cuando se trata de filtrar a los invasores hostiles como microbios y bacterias. El precio que pagan por su inmunidad más selectiva es una relación problemática entre sus sistemas inmune, cardiovascular y nervioso, lo que conlleva a una falta de coordinación entre los tres. Esto hace al Nómada propenso a problemas de salud muy idiosincrásicos, como infecciones víricas crónicas, fatiga debilitante a largo plazo y problemas de memoria. Aunque éstos sin duda son problemas físicos, a menudo son el resultado de una desconexión mucho más profunda entre el cerebro y el cuerpo del Nómada. Aunque los Nómadas funcionales suelen tener una capacidad extraordinaria para curar su propio cuerpo mediante la visualización, la meditación y la relajación, la tensión puede provocar la desconexión de su integración normal cuerpo-mente de manera que sus sistemas físicos pierdan el control. Nuestro objetivo en este caso es defender aquellos pocos lugares en que el sistema inmune de los Nómadas es susceptible de tener problemas y aumentar la comunicación dentro de su cuerpo.

Ahora que ya te has hecho una idea de cómo se desarrollaron los GenoTipos y tienes un esbozo de cada GenoTipo, seguro que querrás saber a qué GenoTipo perteneces. Te puedo garantizar que averiguarás cuál es tu GenoTipo en la Segunda parte, conocerás cómo es tu GenoTipo en la Tercera parte y empezarás a seguir la dieta para tu GenoTipo en la Cuarta parte. Pero si quieres saber más sobre aquello en que se basan estas pruebas, vuelve la página y empieza a leer el capítulo 2.

CAPÍTULO DOS

Un mundo de potencial ilimitado

Hasta ahora, nos hemos fijado en cambios que se produjeron hace decenas de miles de años. Ahora nos centraremos en lapsos de tiempo mucho más cortos: tu vida en el útero y tu vida ahora mismo. Cuando comprendas lo drásticamente que pueden afectar a tus genes la dieta y el entorno, tendrás el poder de controlar tus propios genes, el poder de convertirte en el mejor TÚ posible.

El primer paso es que comprendas mejor cómo «escuchan» tus genes el entorno, tanto dentro como fuera del útero. Ésta es la ciencia en auge de la epigenética, la manera en que tus células pueden cambiar tu actividad genética, y posteriormente transmitirla a las futuras generaciones.

Genes y epigenética

Retrocedamos un momento para recordar dónde empieza todo: en tus genes. Soy el primero en admitir que nuestro código genético es una cosa milagrosa, el material que nos ayuda a hacernos humanos. Y cuando un grupo de científicos formó el Proyecto Genoma Humano con el ambicioso plan de trazar un mapa de todos y cada uno de nuestros genes, yo me emocioné como el que más. Mucha gente pensaba que el Proyecto Genoma iba a descubrir la clave de la existencia humana, la esencia misma de lo que nos convierte en lo que somos. Yo no iba tan lejos, aunque reconozco que compartía el entusiasmo general. Identificar todos los genes humanos que existen parecía ofrecer un potencial tremendo para comprender la salud, la vitalidad y la propia naturaleza humana.

Pero los científicos toparon con un descubrimiento inesperado: simplemente no tenemos tantos genes. De hecho, una vez empezamos a contar, no parecía haber los suficientes genes como para explicar nuestra extraordinariamente compleja existencia. Y si bien todos estaríamos de acuerdo en que los humanos somos más complejos y variados que cualquier otra especie, en realidad no tenemos más genes. Ni mucho menos.

En realidad, los humanos sólo tenemos unos 30.000 genes. Ciertamente, es más de los que tiene la mayoría de los hongos (sobre 6.000) y muchos gusanos (unos 19.000). Pero son menos que los de cualquier pez (40.000) y que la mayoría de las plantas (unos 60.000). Cuando el Proyecto Genoma Humano se acercaba a su fin, en 2001, el biólogo David Baltimore comentó: «A menos que el genoma humano contenga muchos genes que resultan invisibles a nuestros ordenadores, parece claro que el que superemos en complejidad a gusanos y plantas no se debe a que utilicemos más genes.»

¿No? ¿No tenemos más genes? En tal caso, ¿qué nos otorga nuestra indudable complejidad?

¡Ajá! Aquí es donde entra en juego la epigenética: la ciencia sobre cómo responden nuestros genes al entorno, creando diferencias que luego podemos transmitir a nuestros hijos. O, desde un punto de vista más egoísta, creando diferencias que nuestros padres nos han transmitido a nosotros. Es como si nuestros genes fueran las teclas de un piano, pero el compositor es la epigenética. Las melodías y armonías que puedes escribir para esas ochenta y ocho teclas son aparentemente infinitas, aunque nunca puedan ir más allá del registro básico del piano. Eso nos lleva de regreso a nuestros GenoTipos: son las seis melodías básicas que componemos los humanos cuando nuestros 30.000 genes interactúan con el entorno. De modo que podemos considerar la fórmula siguiente:

30.000 genes + experiencia prenatal +
últimos 100.000 años en la Tierra = 6 GenoTipos

Supongo que ha llegado el momento de hacer una confesión. Probablemente no existen sólo seis GenoTipos. Probablemente existen 7.500 millones: uno por cada ser humano que vive actualmente en el planeta. Del mismo modo que cada uno de nosotros es una persona única con un aspecto, una personalidad y una serie de habilidades únicas, también cada uno de nosotros tiene su propio GenoTipo: nuestra propia gama de interacciones entre nuestros 30.000 genes, nuestros nueve meses en el útero y nuestra vida desde entonces. Estas experiencias afectan a nuestro cuerpo, nuestra salud, nuestra vitalidad y nuestro peso. También afectan a nuestros genes. Algunos de éstos, si somos fértiles y nos reproducimos, pueden pasar a nuestros hijos. Todas estas interacciones nos afectan cotidianamente, y todas continúan afectando a nuestros genes.

Como puedes ver, es un proceso dinámico y continuo que no parará hasta la muerte. Si has tenido hijos, prosigue incluso después, para ellos y sus hijos y sus tataranietos. Como resultado, «tu» propio yo, la interacción entre tu experiencia vital y tu herencia genética, es distinto de cualquier otro del planeta. Tus genes, tu experiencia vital y tú os unís para crear una melodía única que nadie más podrá duplicar exactamente jamás. Te invito a que te tomes un momento para compartir mi asombro ante este hecho.

Por supuesto, no puedo diseñar 7.500 millones de dietas y planes de ejercicio individuales, y afortunadamente no tengo que hacerlo. ¿Recuerdas nuestro ejemplo del arquetipo del «compañero del héroe»? Pues bien, dudo que mucha gente crea que Little John y Chewbacca tienen alguna posibilidad de ser confundidos entre sí, aunque ambos son claramente «compañeros del héroe» en la mente de cualquiera que haya leído *Robin Hood* o haya visto *La guerra de las galaxias*.

Según parece, las estrategias de supervivencia que hemos elaborado con nuestros 30.000 genes, nuestra experiencia prenatal común y nuestros 100.000 años en el planeta han conformado seis modelos básicos. No puedo decir por qué hay seis, como tampoco puedo decir por qué hay cuatro grupos sanguíneos: simplemente ha ocurrido así. Tal vez si continuamos en el planeta otros 100.000 años desarrollaremos seis más, o tal vez nos libraremos de algunos de los antiguos y los reemplazaremos por otros más nuevos, ¿quién sabe? Por ahora, mi análisis estadístico ha demostrado que tenemos seis GenoTipos, cada cual con sus propios puntos fuertes y débiles.

Así que, echemos un vistazo más de cerca a cómo interactúan nuestras células y nuestro entorno para producir los GenoTipos. Descubriremos mucho acerca de dónde venimos. Y lo que es más importante, comprender la epigenética (la forma en que interactúan nuestras células y el entorno para producir diferencias que podemos heredar y transmitir) puede ayudarnos a elegir mejor adónde vamos.

La metilación: ajuste del volumen de nuestros genes

La metilación es un proceso muy importante en la epigenética, y es una de las piedras angulares de las Dietas del GenoTipo. Así que observemos más de cerca cómo nos ayuda la metilación a subir y bajar el volumen de nuestros genes.

En el capítulo 1 hemos visto que nuestra herencia genética se transmite por los alelos: las dos series de posibilidades genéticas que heredamos de nuestros padres. Algunos alelos, como aquéllos para ojos marrones, tienden a dominar a otros, como aquéllos para ojos azules. Cuando un padre de ojos marrones y una madre de ojos azules, o viceversa, combinan sus alelos en el gen para un único embrión, el alelo de ojos marrones tiene cuatro posibilidades contra una de predominar.

Ahora bien, aquí es donde entra en juego la metilación: es el proceso que hace callar al alelo de ojos azules. Por supuesto, este alelo (el potencial genético de tener ojos azules) sigue presente dentro del embrión, y cuando ese embrión crece y tiene sus propios hijos, puede transmitir potencialmente ese potencial. Mientras, sin embargo, la metilación ha silenciado al alelo de los genes de ojos azules, y permitido que hablen los ojos marrones.

La metilación afecta a dos aspectos de nuestra herencia genética: las cualidades que no podemos cambiar una vez establecidas (como el color de los ojos, el color de la piel y el grupo sanguíneo) y las cualidades que sí podemos cambiar (como el metabolismo, la función inmune y la vitalidad general). Por ejemplo, si los genes para la diabetes y la obesidad son metilados mientras una persona todavía está en el útero, dichos genes quedan «callados» y la persona tiene menos probabilidades de desarrollar tales trastornos. La metilación ayuda a determinar asuntos tan importantes como si tus genes reactivos reaccionan exageradamente al polen, o si tus genes ahorrativos se agarran a cada gramo de grasa corporal, o si tus genes tolerantes acogen a algunos invasores que deberían repeler. Por tanto, es importante que comprendamos cómo y por qué funciona esto, sobre todo porque la Dieta del GenoTipo te ayudará a aprovechar los beneficios de una metilación óptima para lograr una salud, una vitalidad y un peso óptimos.

¿Cómo funciona la metilación? Empecemos por recordar que cada célula contiene una réplica completa de nuestro ADN dentro de su núcleo. A veces, un grupo metilo se une a una de estas cadenas de ADN. La célula ya no puede leer la parte del ADN donde se ha unido el grupo metilo, y por tanto desatiende la orden genética contenida en dicha parte de la cadena. En la práctica, uno o más de tus genes han sido silenciados.

Por supuesto, cada uno de nosotros tiene billones de células, todas con instrucciones idénticas de ADN en su núcleo. De modo que para que un gen calle auténticamente, el proceso de metilación tiene que producirse en un número importante de estas células. De lo contrario, el mensaje genético no deseado (causar diabetes o agarrarse a la grasa) todavía puede pasar.

Recuerda, también, que se trata de un proceso dinámico: no deja de ocurrir en ningún momento. En este mismo instante, algunas células de tu cuerpo están muriendo, mientras que otras se reproducen. Tal vez la semana pasada tenías una mayoría de células metiladas y los genes silenciados estaban tranquilamente sentados al final de tu asamblea ciudadana. Pero tal vez esta semana, por un cambio en tu dieta o en el grado de tensión, tus niveles de metilo han bajado y tus genes causantes de cáncer o retenedores de grasas han vuelto a subir al micrófono. Si les dejas tener la palabra el tiempo suficiente, tu asamblea ciudadana podría tomar algunas decisiones muy peligrosas.

Los genes pueden metilarse de dos formas, globalmente y localmente, y saberlo evitará que leas partes de este libro y te digas: «Un momento. Creía que había dicho que la metilación era algo bueno, pero aquí en cambio parece como si fuera algo malo.» Donde los genes se metilan localmente suele ser al principio del gen, esencialmente donde el gen le dice a la maquinaria de ADN: «Mira, éste es mi principio, empieza a leer desde aquí.» Uno de los ejemplos más interesantes y a la vez siniestros de metilación es cuando las células cancerígenas la utilizan para acallar a los genes supresores de tumores, los mismos genes que se supone que deben protegernos. Esto implica a menudo metilar la parte delantera del gen, lo que lo apaga.

La metilación global es la pauta de metilación a través del resto del gen. En la primera infancia, nuestros genes empiezan bien metilados, pero con el paso del tiempo, cuando envejecemos, se va reduciendo cada vez más nuestra metilación genética. Probablemente por eso muchas enfermedades se desarrollan con la edad; perdemos la capacidad de controlar a los genes que las producen. Como nota aparte, probablemente por eso deberías estar tomando té verde mientras lees esta parte del libro. El té verde es uno de los pocos alimentos que realizan *«jujitsu* de metilación» en nuestros genes: eliminan los grupos metilos de la parte frontal del gen (donde casi siempre causan problemas) y remetilan el resto del gen (donde casi siempre hacen algún bien).

No lo sabemos todo acerca de las causas del proceso de metilación, sea ésta beneficiosa o perjudicial. Pero sí sabemos que la dieta, los suplementos y el ejercicio desempeñan una función crucial para silenciar a los genes que queremos que callen. Uno de mis objetivos con las Dietas del GenoTipo es afinar exactamente el tipo de dieta y ejercicio que se adaptará mejor a tus pautas genéticas y epigenéticas de modo que obtengas exactamente lo que necesitas para seguir silenciando a los genes perjudiciales y animando a los útiles.

La acetilación de histonas: una ayuda para leer nuestro código genético

El segundo mayor proceso epigenético se conoce como *acetilación de histonas*. Las histonas son moléculas en forma de bobina que hacen que el ADN se enrolle en espirales densas. Esto es importante, porque si estirases una de las cadenas de ADN descubrirías que mide 180 centímetros (eso sí, microscópicamente delgada). Las histonas son como pequeñas bobinas que permiten que tu ADN encaje en tus células enrollándose a su alrededor.

Ahora bien, cuando el ADN está tan enrollado no se puede leer. De modo que cualquier ADN que esté enrollado alrededor de una histona básicamente ha sido silenciado. Podría presentarse a tu asamblea ciudadana, pero no hablará.

Por supuesto, necesitamos que nuestro ADN hable de vez en cuando; de lo contrario, nuestras células no podrían reproducirse. Nuestro cuerpo hace que el ADN se desenrolle colocando unas moléculas llamadas *grupos acetilos* en las histonas. Estos grupos acetilos desenrollan el ADN, y éste habla. Más tarde, cuando necesita volver a enrollarlo y silenciarlo, unas enzimas eliminan el grupo acetilo y el ADN vuelve a enrollarse alrededor de las histonas.

De hecho, el proceso es un poco más complicado que eso. Siempre que tu ADN está enrollado en sus pequeñas histonas, una pequeña parte del mismo sí que resulta legible, aunque la mayor parte esté silenciada. De modo que si imaginas los billones de células de tu cuerpo, cada una con su ADN, en cada célula hay porciones minúsculas de tu ADN que pueden ser leídas. El truco, como con la metilación, es tratar de que sean leídas las porciones «adecuadas» del ADN mientras que las partes «inadecuadas» se mantienen enrolladas en sus bobinas.

Este proceso lo controlan dos enzimas. Una enzima hace que tu ADN se desenrolle, la otra hace que ese mismo ADN se enrosque alrededor de sus histonas. Como probablemente ya debes imaginar, los niveles de estas enzimas se ven afectados por tu experiencia prenatal, entorno, dieta y estilo de vida. Además, muchos de los alimentos y suplementos que fomentan el tipo apropiado de metilación también fomentan el tipo apropiado de acetilación de las histonas. Así que ésta es otra manera en que la Dieta del GenoTipo puede afectar a la selección de los genes que hablan y los que permanecen callados.

Como los genes, las histonas también pueden metilarse. En realidad, se cree que los alelos silenciados más permanentemente (como el alelo de ojos azules de mi padre) son silenciados de hecho apagando sus histonas, dejándolas atadas para siempre.

Cómo heredamos los patrones epigenéticos

Ya sabes que tus genes son heredados. Pues, ¿sabes qué? Tu programación epigenética también es heredada. En el momento de la concepción, tus padres te transmitieron no sólo sus genes sino también sus estilos distintivos de programación epigenética, sus pautas propias y únicas de silenciar a los genes o animarles a hablar. De modo que ya desde la concepción tienes unos patrones epigenéticos heredados, aunque desde el momento en que existes también empiezas a desarrollar tus patrones propios, que responden a las condiciones en el útero de tu madre.

Por ejemplo, si una madre sufre hambre, desnutrición, emigración, guerra u otros factores adversos, el feto que lleva dentro también podría resultar desnutrido y tal vez privado de oxígeno. En realidad, con un estrés prenatal suficiente, un feto podría verse tan privado de oxígeno que se enfrentase al equivalente de lo que para un adulto sería subir a la cima del monte Everest sin una mascarilla de oxígeno. Del mismo modo, si la madre come poco o sigue una dieta estricta (antes y especialmente durante el embarazo) el feto obtiene incluso menos de lo que necesita. Si la madre fuma, ingiere alcohol o consume drogas, los trastornos fetales pueden ser incluso peores.

Por consiguiente, el tiempo pasado en el útero te enseña una lección importante sobre lo que puedes esperar cuando salgas a este mundo. Basándose en la cantidad de oxígeno y alimento disponibles, y en la cantidad de tensiones y choques prenatales recibidos, tu asamblea ciudadana empieza a tomar sus primeras decisiones sobre qué estrategia de supervivencia funcionará mejor cuando nazcas.

Por ejemplo, tal vez aprendas que las calorías son escasas y esporádicas, de modo que tendrás que subir al máximo el volumen de tus genes ahorrativos, considerando toda caloría posible como grasa ante el futuro incierto. O tal vez aprendas a reaccionar exageradamente, movilizando todo tu sistema inmune contra las diversas tensiones y toxinas que te asaltan. O tal vez tus antepasados emigraron a un entorno diferente y tuvieron que adaptar su sistema inmune a la nueva dieta local. ¡Los viejos sistemas inmunes reactivos no serían muy útiles si lo único que hicieran fuera causar tu muerte por inanición! Sea cual sea tu estrategia de supervivencia, empiezas a aprenderla en cuanto eres concebido, y te pasas los primeros nueve meses elaborándola.

Aprender qué esperar antes de nacer

Aunque no puedes retroceder y cambiar tu vida en el útero, quiero dedicar algo más de tiempo a este período prenatal, porque deja claro lo drásticamente que el entorno puede alterar tus genes. Así es, nuestra experiencia posnatal no es ni de lejos tan dramática, y ninguna dieta ni plan de ejercicio tendrán jamás el impacto sobre nosotros que han tenido los nueve meses en el útero. Pero la dieta y el ejercicio pueden desempeñar una función importante para alterar nuestros genes, especialmente si se adaptan, como lo hacen las Dietas del GenoTipo, a nuestra genética y programación epigenética existentes.

Veamos un famoso ejemplo de programación epigenética que triunfa sobre los genes. El ratón Agouti es un animal especial creado en un laboratorio, criado deliberadamente para que sea obeso, con tendencia a la diabetes y otros trastornos relacionados con la obesidad. Curiosamente, los ratones Agouti también tienen el pelaje dorado.

Uno podría dar por sentado que una vez completada su programación genética, los ratones Agouti deberían tener crías gordas hasta que alguna otra cosa alterase sus genes. ¡Pues no! Cuando se alimentó a las madres Agouti con una dieta especial que contenía grandes cantidades de metilo (concretamente soja, que contiene grandes cantidades de un aminoácido llamado metionina), tenían crías esbeltas sin ninguna tendencia especial a la diabetes y, curiosamente, el pelaje marrón. (El cambio en el color del pelaje es un ejemplo de esa aleatoriedad genética de la que hablábamos en el capítulo 1. No hay ningún motivo relacionado con la supervivencia por el que los ratones gordos sean dorados y los delgados marrones; simplemente parece que el gen de color neutral y el gen de la obesidad mórbida iban asociados.)

Hay una fotografía famosa que muestra a dos hermanos Agouti: un ratón mayor gordo con el pelaje dorado y su delgado hermano pequeño con el pelaje marrón, ambos hijos de la misma madre, nacidos con un año de diferencia. Ambos ratones tenían el gen «gordo» Agouti, pero el gen del ratón más joven había sido metilado (silenciado) en el útero por la dieta de la madre.

Y aún hay otro ejemplo, más trágico, de programación epigenética prenatal. En realidad fue la primera vez que los científicos empezaron a percatarse de que la experiencia prenatal podía reprogramar literalmente nuestros genes. En los últimos años de la Segunda Guerra Mundial, los aliados intentaron una operación militar fallida en Holanda, conocida como Operación Market Garden. A pesar del nombre, la operación no tenía en realidad nada que ver ni con jardines ni con alimentación, aunque sus secuelas sí. Tras el fracaso de la operación, los nazis hicieron volar los diques y presas de la Holanda occidental, lo que dejó a los holandeses sin ningún acceso a la comida. El invierno de 1944-1945 fue conocido como *hongerwinter* (el invierno del hambre), ya que hasta 30.000 holandeses murieron de hambre y los supervivientes malvivían con el racionamiento oficial de entre 400 y 800 calorías al día. Si lo comparas con la dieta de 2.000 calorías al día para la mayoría de adultos y de 2.300 para embarazadas y madres lactantes, te harás una idea de lo extrema que era la situación.

Aun así, durante el *hongerwinter* nacieron 40.000 bebés. Y durante los años sesenta, los investigadores empezaron a estudiar qué había pasado con aquellos supervivientes una vez adultos. No fue ninguna sorpresa que los fetos cuyos últimos meses de gestación habían coincidido con el auge del hambre hubieran nacido con poco peso. Más adelante, cuando hubo disponibilidad de comida, estos niños crecieron normalmente. Pero una vez adultos, sufrieron niveles muy elevados de diabetes.

Por otro lado, los fetos que estaban en sus seis primeros meses de gestación durante el apogeo de la hambruna nacieron con un peso normal; aparentemente, habían recuperado peso durante el último trimestre. Sin embargo, cuando llegaron a la edad adulta y tuvieron sus propios hijos, sus bebés eran inusualmente pequeños. Estos sufridores de hambre prenatal habían aprendido en el útero que la comida escasearía, y sus genes se alteraron correspondientemente.

Los fetos que habían estado expuestos al hambre durante la gestación también desarrollaron más trastornos pulmonares obstructivos y enfermedades del riñón, incluidos altos índices de arteriosclerosis, o arterias obstruidas. También tenían una mayor tendencia a la presión sanguínea alta, índices de obesidad más elevados y un aumento triple de las enfermedades cardíacas. Las chicas desarrollaron índices significativamente más elevados de diabetes y obesidad hacia los cuarenta; los chicos sufrieron mayores índices de esquizofrenia y tenían unas respuestas biológicas exageradas al estrés, como una producción excesiva de hormonas estresantes o taquicardias acompañadas de mayores niveles de hipertensión.

Claramente, la inanición en el útero había tenido profundos efectos para la posterior salud de los niños del *hongerwinter*, aun habiendo tenido acceso a suficiente comida durante toda su infancia y su vida adulta. Y esta experiencia prenatal no sólo había afectado a los niños durante su vida, sino también a sus hijos, como mínimo en el caso de los hijos de padres que estaban en el primer trimestre de gestación cuando se produjo la hambruna.

David Barker, un investigador británico que trabajaba en la Universidad de Southampton, sugirió a mediados de los ochenta una teoría para explicar estos efectos. Barker había estudiado efectos similares en poblaciones británicas, y llegó a la conclusión de que el cuerpo de una mujer embarazada podía modificar el desarrollo de su hijo nonato con el fin de aumentar sus posibilidades de supervivencia.

En la obra de Barker, el énfasis se ponía en «la supervivencia a la escasez», cómo ayudar a tus hijos a soportar una hambruna. Pero como veremos en la Tercera parte, creo que todos los GenoTipos representan una programación materna para ayudar a sus hijos a sobrevivir. Algunos, como el GenoTipo 2, el Recolector, están encaminados a defenderse del hambre. Otros, como el GenoTipo 1, el Cazador, quieren protegernos de entornos llenos de enfermedades infecciosas. Cualquiera que sea el problema potencial, las células de la madre lo identifican y envían las instrucciones adecuadas a la «asamblea ciudadana» del feto. Así es como se establecen nuestros primeros patrones, y a menos que los reprogramemos mediante una dieta y un plan de ejercicio específicamente encaminados a redirigirlos, así continuarán toda nuestra vida.

Epigenética y envejecimiento

La epigenética también nos puede permitir ejercer cierto control sobre cómo envejecemos. A medida que nos hacemos mayores, nuestras células tienden a metabolizar menos eficazmente y nuestros tejidos son más propensos a acumular subproductos relacionados con la edad. Como consecuencia, nuestros órganos no funcionan tan bien y experimentamos una pérdida general de vitalidad. Si pudiéramos proteger la capacidad de nuestras células para metabolizar, es decir, si pudiéramos lograr que nuestros genes les den a nuestras células mejores instrucciones a medida que envejecen, podríamos alargar nuestra vida y nuestra vitalidad.

La metilación parece ser un factor clave para envejecer bien. Los ratones, que viven sólo unos pocos años, metilan mal. Los humanos, que viven hasta los setenta, ochenta y más, metilan bien. Evidentemente, una metilación óptima podría permitirnos vivir todavía más.

Además, el tipo apropiado de acetilación de histonas también puede aumentar la longevidad. Un famoso estudio demostró que los ratones con dietas bajas en calorías, que afectaban a su acetilación de histonas, vivían hasta un 50 por ciento más que los ratones comunes. Afortunadamente, la Dieta del GenoTipo no es baja en calorías; es inteligente en calorías. Pero el estudio demuestra el impacto que puede tener la dieta para facilitar que hablen los «genes de la longevidad».

Otro aspecto epigenético del envejecimiento atañe a nuestros *telómeros*. Piensa en un telómero como en el capuchón de plástico que impide que un cordón de zapato se deshilache. Los telómeros están situados en los extremos de nuestros cromosomas para evitar que se deshilachen, de modo que los cromosomas no pierdan información genética cuando las células se dividen y se reproducen.

Recuerda que nuestras células se están rellenando constantemente. Al final, toda célula debe dividirse y crear dos nuevas células, cada cual con su copia perfecta del ADN de la primera célula. La metilación durante este proceso afecta a la selección de los genes que hablan y los que callan. Pero aun así, queremos que los genes se copien a sí mismos perfectamente, incluso aunque algunos de ellos estén silenciados. De lo contrario, perdemos la capacidad de crear nueva piel, sangre, huesos y órganos. Es como si todo en nuestro cuerpo se desgastara y hubiéramos perdido la capacidad de sustituirlo. En realidad, nuestras células pueden dividirse, de media, cincuenta y dos veces antes de que los telómeros se desgasten.

Por supuesto, si los telómeros son más largos, nuestros genes están mejor protegidos y podríamos tener más tiempo, tal vez incluso cinco años. Así que uno de mis objetivos con la Dieta del GenoTipo es mantener los telómeros en buen estado, particularmente para el GenoTipo 5, el Guerrero, que parece tener tendencia a envejecer rápidamente y «desgastarse» pronto.

¿Cómo podemos mejorar el control epigenético sobre nuestro proceso de envejecimiento? Probablemente ya habrás adivinado la respuesta: mediante una dieta específica para el GenoTipo adaptada a la química y el metabolismo particulares de tu cuerpo. Algunos GenoTipos metilarán mejor si consumen más soja, frutos secos y semillas. Otros necesitan huevos. Incluso otros funcionarán mejor con queso. Algunos GenoTipos tienen que concentrarse en la reparación de telómeros, otros en mantener su ADN fuertemente enroscado a las histonas. Y dado que a menudo cada GenoTipo tiene distintos puntos fuertes y débiles, también tienen distintos objetivos y pueden beneficiarse de distintos suplementos. (Sin embargo, algunos suplementos son buenos para todo el mundo. Ya he mencionado el té verde, y parece que el ácido fólico y la vitamina B_{12} pueden mejorar potencialmente la metilación en los seis GenoTipos.)

Finalmente, observaremos un proceso de envejecimiento conocido como *glicación*. La glicación es una especie de proceso de caramelización que se produce en tu cuerpo, muy similar a la caramelización de una cebolla o de una manzana. Ocurre cuando una molécula de azúcar, como la fructosa de la fruta o la glucosa de los cereales refinados, se une a una proteína y la daña. La proteína dañada interfiere en las funciones de los órganos, la profusión de sangre, la receptividad hormonal y el funcionamiento de los riñones, y puede causar cataratas y también daños neuronales.

A esta molécula de proteína-más-azúcar se la conoce como producto final de glicación avanzada, o AGE por sus siglas en inglés. Las AGE producen cincuenta veces más radicales libres de toxinas que las proteínas no glicadas, y tienen el potencial de causar estragos e n tu organismo. Han estado implicados en arterosclerosis (endurecimiento de las arterias), presión sanguínea alta, diabetes, artritis y Alzheimer. Unos niveles altos de moléculas AGE también crean inflamación, así como los síntomas universales del envejecimiento: funciones orgánicas reducidas, pulmones débiles, vasos sanguíneos afectados, reducción general del flujo sanguíneo, y pérdida de colágeno bajo la piel, o sea, arrugas.

Lamento decirte que es bastante difícil librarse de las moléculas AGE y que nuestros cuerpos tienden a eliminarlas muy lentamente. Pero la buena noticia es que si comes lo apropiado para tu GenoTipo, puedes aumentar la capacidad natural de tus genes de proporcionar protección antioxidante, lo que evitará las moléculas AGE a la vez que ayuda a eliminarlas.

Leer tu historia prenatal

Ahora que ya sabes por qué es tan importante tu historia prenatal, es el momento de averiguar qué sucedió durante esos nueve meses cruciales. No, no estoy sugiriendo que llames a tu madre. Puedes averiguar todo lo que te hace falta saber leyendo los próximos capítulos.

CAPÍTULO TRES

Minucias del GenoTipo

Llegados a este punto, tal vez estés pensando: «Ya comprendo por qué tengo que saber más acerca de mis genes. A fin de cuentas, si tengo el gen del cáncer de mama o una tendencia genética al Alzheimer, sin duda quiero saberlo. Y si tu dieta me puede ayudar a silenciar a esos genes, pues mucho mejor. Pero ¿para qué necesito tus calculadoras? ¿Por qué no confiar simplemente en un laboratorio genético?»

Pues, por un lado, las pruebas genéticas que se realizan en los laboratorios son caras y requieren tiempo. Sólo puedes comprobar un gen cada vez, y las pruebas de laboratorio sólo se realizan para ciertos trastornos, no para el tipo de tendencias de que hemos estado hablando (ganancia de peso, reactividad o tolerancia inapropiada a los «invasores»). No sólo obtendrías una información muy limitada relativa únicamente a un gen cada vez, sino que podrías pasar por alto ciertas enfermedades a las que todavía no sabes que tienes propensión.

En segundo lugar, no tenemos pruebas de laboratorio para todos los trastornos genéticos que conocemos. Por ejemplo, no hay ninguna prueba directa de laboratorio para el Alzheimer. Existe un gen, conocido como APO E4, que tiene una relación directa con el Alzheimer, pero sólo hay alrededor de un 35 por ciento de probabilidades de predecirlo. En otras palabras, aproximadamente sólo una de cada tres personas que den positivo por este gen llegarán a desarrollar la enfermedad más adelante en la vida. Da la casualidad de que conocer en profundidad tu historial familiar te dará aproximadamente la misma cantidad de información que pasar una prueba genética: si hay dos o más miembros de tu familia con la enfermedad, tú también tienes sobre un 35 por ciento de probabilidades de contraerla. O puedes tomar una de las tres Calculadoras de GenoTipo (Básica, Intermedia o Avanzada) y descubrir si formas parte de uno de los GenoTipos con mayor riesgo de sufrir la enfermedad. Las dos últimas alternativas son igual de eficaces, y mucho más baratas, que la prueba de laboratorio. Y la Calculadora de GenoTipo tiene una ventaja más: una vez conozcas tu GenoTipo, puedes seguir con tu propia Dieta del GenoTipo individualizada para maximizar tus probabilidades de evitar la enfermedad.

Y tercero, y éste es el punto más importante, *la mayor parte de trastornos que conocemos no están causados por un único gen, sino por la interacción entre diversos genes*. Todavía no disponemos de pruebas de laboratorio para medir este tipo de interacción. Pero los GenoTipos nos dan una imagen clara de a cuál de los seis tipos básicos de interacción puedes ser más propenso, y a qué trastornos te expones en consecuencia. De modo que lo que pueden hacer las Calculadoras de GenoTipo, y las pruebas de laboratorio no pueden, es darte una idea muy aproximada de muchos de tus factores de riesgo más importantes, y pueden hacerlo en una simple serie de procedimientos que puedes realizar en casa en media hora, sin ningún esfuerzo ni gasto.

¿Qué hace la Calculadora de GenoTipo?

Sea cual sea la Calculadora de GenoTipo que decidas utilizar (y más adelante me entretendré en explicarlas con más detalle), te pedirá que midas o compruebes ciertos aspectos de tu cuerpo: longitud de pierna y torso, longitud de tus dedos índice y anular, y yendo más allá, tu grupo sanguíneo. A continuación, realizarás unas cuantas mediciones y observaciones adicionales, como la forma de tus dientes, tus huellas dactilares, y varias más que te ayudarán a determinar lo estrechamente que encajas en tu GenoTipo.

Recuerda que tu GenoTipo es una estrategia de supervivencia ultimada por tus genes y tus células en respuesta a tu entorno prenatal. Podemos leer tu entorno prenatal por la longitud de los huesos de tus piernas (que indican la presencia de factores de crecimiento), los dibujos de tus huellas dactilares (que indican los niveles de las hormonas), y otras señales importantes. Por sí mismos, muchos de estos elementos físicos no significan nada: no te causarán problemas más adelante en la vida, y no tienen nada que ver con tu salud ni tu bienestar. Pero son síntomas de las interacciones que se dieron cuando estabas en el útero, interacciones que podrían predisponerte a ciertas enfermedades y a ciertos tipos de problemas relacionados con el peso.

Muchas de las características físicas que miden las calculadoras son como el pelaje dorado del ratón Agouti citado en el capítulo 2. Por sí mismo, el pelaje dorado no significaba nada. Pero casualmente tenía relación con genes que sí que significaban algo: los genes de la obesidad que predisponían a los ratones a engordar, a la diabetes y a muchos otros trastornos relacionados con la obesidad. Cuando los genes de la obesidad fueron silenciados dándole a la madre una dieta rica en metilo, los ratones nacieron más delgados y sanos, y con el pelaje marrón. No hay ningún motivo aparente para que un pelaje marrón tenga relación con la delgadez mientras que un pelaje dorado indique obesidad. Pero esos genes resultaron estar relacionados, igual que pasa con muchos de los tuyos. De manera que descubriendo señales físicas reveladoras podemos leer la interacción de la herencia genética con tu experiencia prenatal, y a partir de ahí descubrir tu GenoTipo.

A primera vista, las preguntas de esta prueba pueden parecer un poco desalentadoras, particularmente las que te preguntan sobre aspectos de tu cuerpo en los que nunca has pensado demasiado. Probablemente nunca te hayas tomado a ti mismo las huellas dactilares ni te hayas preguntado si tus piernas son más largas que tu torso. Es casi seguro que jamás te has fijado en si la cara interior de tus dos incisivos del medio está excavada, o si tienes una cúspide (protuberancia) de más en tu primera muela. De modo que cuando leas por primera vez la lista de preguntas puede que te sientas un poco abrumado.

No te preocupes. De hecho las mediciones resultan bastante fáciles de hacer, y con la ayuda de un amigo, puedes completarlas en media hora. Si quieres empezar con la prueba, pasa directamente a la Segunda parte, donde te explicaré con detalle cada una de las mediciones. No necesitarás nada más que algunos objetos sencillos que probablemente tendrás en casa, y te sorprenderá lo fácil que resulta todo.

Pero si quieres saber por qué he incluido cada una de estas mediciones en la prueba, y conocer la información fascinante sobre ti y tu potencial genético que revelan estos indicadores, sigue leyendo. Estás a punto de descubrir más acerca de esos nueve meses cruciales que produjeron al ser único que eres tú. Aún mejor, tendrás las herramientas para descubrir cómo convertirte en el mejor TÚ posible.

Pasaré el resto de este capítulo tratando del porqué resultan críticas estas mediciones y pruebas para determinar tu GenoTipo. Si eres más del tipo «hacedor», siéntete libre de pasar directamente al capítulo 4 y agarrar el toro por los cuernos. Realmente no es indispensable comprender la parte científica para determinar tu GenoTipo o seguir la Dieta del GenoTipo, aunque podrías encontrarte sacudiendo la cabeza, desconcertado por cómo cierta información aparentemente menor puede revelarte algo importante sobre tu cuerpo, tu salud y el mantenimiento de tu peso óptimo. No te preocupes: tras cada pregunta hay una sólida explicación científica. Este capítulo es para aquellos lectores que quieren saber los porqués de las cosas antes de hacerlas.

Sea cual sea tu elección, me gustaría que supieras cómo he diseñado estas calculadoras. En primer lugar, he querido que todas las preguntas fueran sencillas y fáciles de responder en casa. En el nivel más elemental (la Calculadora Básica de GenoTipo), lo único que se necesita es una regla, una cinta métrica, y bolígrafo y papel para la parte de la prueba de fuerza. Si sabes cuál es tu grupo sanguíneo, puedes pasar a la Calculadora Intermedia de GenoTipo y beneficiarte de añadir esta información adicional. Para determinar tu GenoTipo al nivel de la Calculadora Avanzada de GenoTipo, deberás conocer tu grupo sanguíneo (ABO), tu Rh y tu estado secretor. (Esta calculadora la utilizarán principalmente los lectores de la serie *Los grupos sanguíneos y la alimentación*.)

En segundo lugar, he querido que cada pregunta tuviera una respuesta clara y objetiva. No tendrás que inventar respuestas a preguntas tan vagas como si «prefieres llevar un estilo de vida activo y vigoroso» o «te encuentras más a gusto pasando una velada tranquila en casa». Las respuestas a cada una de las preguntas deberían ser claras e inconfundibles, lo que significa que no puedes «suspender» esta prueba ni equivocarte en ninguna respuesta. Dado que la información del GenoTipo suele agruparse en patrones reconocibles, hay mucha duplicación intrínseca: las personas con ciertas pautas de huellas dactilares también tienden a tener ciertas formas del cuerpo, las personas con cierto historial familiar tienden a tener una determinada proporción entre los dedos, etc. De modo que las preguntas a las que puedas responder compensarán a las pocas sobre las que puedas no estar seguro.

Finalmente, cada pregunta está relacionada con un proceso genético influyente que puede verse afectado por la dieta y el estilo de vida. Como el pelaje dorado del ratón Agouti, cada indicador físico por el que te pregunte indica un proceso biológico que puedes modificar siguiendo tu Dieta del GenoTipo. Cada información que descubre esta prueba, desde una tendencia a ganar peso hasta un mayor riesgo de enfermedad cardíaca, te ayudará a tomar decisiones informadas y productivas. No averiguarás nada acerca de predicciones catastrofistas que no puedas controlar, sino que descubrirás cosas acerca de tendencias y amenazas potenciales que tu Dieta del GenoTipo y tu Plan de Ejercicio pueden ayudarte a solucionar.

Por supuesto, ninguna dieta te ayudará a vivir para siempre ni a mantener la juventud eterna... ¡al menos ninguna de las descubiertas hasta ahora! Pero si quieres una dieta que maximice tus posibilidades de una vida larga, vitalidad y peso óptimo, puedes encontrarla en la Cuarta parte. Y la ruta hacia esa dieta pasa por las Calculadoras de GenoTipo.

Ha llegado el momento de fijarnos en las calculadoras propiamente dichas. Deja que te explique lo que te encontrarás. La Calculadora de GenoTipo tiene dos partes: *la propia calculadora y un apartado que prueba la fuerza de tu GenoTipo.*

El primer paso es decidir qué calculadora (Básica, Intermedia o Avanzada) vas a utilizar.

Elige tu Calculadora de GenoTipo

El primer paso para descubrir tu GenoTipo es decidir qué calculadora es mejor para ti. La Dieta del GenoTipo puede crecer contigo. Tal vez hoy utilizarás una calculadora sencilla para ponerte en marcha. O tal vez eres uno de los lectores de mi serie *Los grupos sanguíneos y la alimentación* y podrás saltarte el nivel elemental y empezar tu viaje con una herramienta de diagnóstico ligeramente más precisa. No importa en qué nivel empieces la Dieta del GenoTipo, siempre puedes volver cuando tengas más información y utilizar una calculadora más sofisticada.

Cada calculadora requiere cierto nivel de información. La Calculadora Básica de GenoTipo requiere dos mediciones corporales sencillas, mientras que la Calculadora Avanzada de GenoTipo, además de estas dos mediciones, requiere tu grupo sanguíneo y tu estado secretor.

Empecemos con una guía rápida sobre cómo decidir qué Calculadora de GenoTipo es la adecuada para ti.

- Si no conoces tus grupos sanguíneos ABO y Rh, utilizarás la Calculadora Básica de GenoTipo.
- Si conoces tu grupo sanguíneo ABO, utilizarás la Calculadora Intermedia de GenoTipo.
- Si conoces tus grupos sanguíneos ABO y Rh y tu estado secretor, utilizarás la Calculadora Avanzada de GenoTipo.

Sea cual sea la calculadora que elijas, siempre tendrás que realizar las dos mediciones corporales básicas y también completar una serie de preguntas, mediciones y observaciones que te permitirán determinar hasta qué punto encajas en la imagen total de tu GenoTipo. Es lo que yo llamo la «prueba de fuerza» de tu GenoTipo, que nos da una idea muy aproximada de cómo estructurar tu Dieta del GenoTipo y tu protocolo de Suplementos.

La Calculadora Básica de GenoTipo

En su nivel más elemental, puedes descubrir tu GenoTipo:

- Midiendo la longitud de tu torso y de tus piernas.
- Midiendo la longitud de tus dedos índice y anular de ambas manos.
- Completando los requisitos para probar la fuerza de tu GenoTipo.
- Utilizando la Calculadora Básica de GenoTipo para determinar qué cuatro GenoTipos tienen más probabilidades de ser el tuyo.
- Probando la fuerza de los posibles GenoTipos para determinar cuál encaja mejor contigo.

En el próximo capítulo te enseñaré los métodos apropiados para realizar estas mediciones. Por ahora, he creído que tal vez te gustaría conocer un poco la base científica que me ha llevado a incluirlos en las Calculadoras de GenoTipo.

Medición n.º 1
¿Qué es más largo, tu torso o tus piernas?

En la Segunda parte explicaré más detalladamente el proceso de medición en sí. Por ahora, déjame decir que la proporción entre piernas y torso refleja los niveles de hormonas de factor de crecimiento, en particular los factores de crecimiento tipo insulina 1 y 2 (IGF-1 e IGF-2, por sus siglas en inglés), que encontraste en el útero y en tu primera infancia. Los factores de crecimiento tipo insulina son especialmente importantes porque tienen una fuerte relación con el crecimiento y la estatura.

Y aquí es donde la cosa se pone interesante. La longitud de pierna y la estatura generalmente están relacionadas con el riesgo de diversas enfermedades. Por ejemplo, ser bajo y tener las piernas cortas parece aumentar el riesgo de tener sobrepeso y de desarrollar diabetes del tipo 2 al alcanzar la mediana edad. Las piernas cortas en general tienen relación con el riesgo de enfermedad cardíaca coronaria.

Ser alto, por otro lado, parece aumentar el riesgo de cáncer, especialmente de cánceres tan dependientes hormonalmente como el de mama y el de próstata, que parecen tener relación con altos niveles de IGF-1. Podría ser que la gente alta alcanzara antes la pubertad, con lo cual pasaría más tiempo expuesta a concentraciones adultas de hormonas sexuales, que pueden provocar el cáncer de próstata en los hombres y el cáncer de mama en las mujeres.

Unas piernas iguales o más cortas que el torso son indicadores de los GenoTipos Maestro y Explorador, que tienden a tener un centro de gravedad muy bajo. Dado que estas personas tenían que labrar la tierra antes de que el desarrollo de la tecnología agrícola les facilitara la tarea, tal vez estaban constituidos para cavar con pala, levantar pesos y otros tipos de trabajo pesado.

Cuando una de mis pacientes supo que la gente baja corría el riesgo de sufrir enfermedades cardíacas y diabetes, mientras que los altos tienen riesgo de cáncer, me preguntó de forma un poco lastimera si no existía una estatura ideal que presentara menos riesgos para la salud. Yo le respondí citando las palabras de mi profesor de oncología favorito, que tal vez citaba a su vez a Jim Morrison: «Nadie saldrá vivo de aquí.» Todos moriremos algún día; ni la mejor dieta del mundo puede evitar eso. Sin embargo, la dieta apropiada para tu GenoTipo puede alargarte la vida y aportarte vitalidad, minimizando así el riesgo de enfermedades que tienden a atacar a tu tipo.

Desde ese punto de vista, es bueno saber que estas proporciones sí ayudan a predecir el GenoTipo, ya que éste te guiará hasta la dieta más sana posible.

Cuando lleguemos a las mediciones propiamente dichas, en la Segunda parte, también te enseñaré cómo saber si la mitad inferior de tu pierna es más larga que la mitad superior. No necesitas saberlo para la Calculadora Básica de GenoTipo, pero sí para responder a algunas de las preguntas de la prueba de fuerza, así que aprovecha mientras tienes a tu amigo al lado y todo preparado. Tener la mitad superior de la pierna más larga es un rasgo distintivo de los GenoTipos Recolector y Nómada, mientras una mitad inferior más larga es la tónica de los GenoTipos Guerrero y Cazador.

Para quienes os estéis preguntando qué pasa si las longitudes son iguales, podéis estar tranquilos: los empates siempre favorecen al torso y a la parte inferior de la pierna.

Medición n.º 2
¿Qué dedo tienes más largo, el anular o el índice?

Este detalle aparentemente trivial (la proporción dedo índice-dedo anular, o D2:D4 en terminología científica) es en realidad un indicador excelente de exposición a las hormonas sexuales. Un dedo anular más largo significa que encontraste más andrógenos en el útero (los andrógenos son precursores de la testosterona); un dedo índice más largo significa que te enfrentaste a niveles más altos de estrógeno.

Comparar los resultados de una y otra mano también nos da una indicación de simetría, del grado de «igualdad» entre un lado del cuerpo y el otro. La asimetría es un claro indicador de estrés de crecimiento en el útero. Las proporciones entre D2 y D4 también se han relacionado con la función de un grupo crítico de genes conocidos como genes Hox (también llamados genes homeóticos). Presentes en casi todas las especies, los genes Hox controlan cómo crea el cuerpo sus «segmentos», como la cabeza, el cuello, el pecho y el abdomen, de modo que observar la longitud de los dedos puede decirte mucho acerca de ti mismo.

El anular más largo en ambas manos es indicativo del GenoTipo Cazador, aunque hay personas de otros GenoTipos, como el Explorador y el Nómada, que también tienen esta característica. Más hormonas masculinas tienden a contribuir a una figura más «ándrica» (masculina): más larga, más delgada, más musculosa. Sin embargo, con el Explorador, estas pautas suelen ser *asimétricas al género*; en otras palabras, normalmente encontrarás anulares más largos en los Exploradores si son mujeres. El GenoTipo 6, el Nómada, suele ser *simétrico al género*, lo que significa que puedes encontrar dedos anulares más largos tanto en hombres como en mujeres Nómadas.

Tener el dedo índice más largo en ambas manos es un rasgo distintivo del GenoTipo Recolector, aunque también se encuentra en las mujeres Nómadas y ocasionalmente en Maestros. Es probable que sea por eso que los GenoTipos Recolectores son más «gínicos» (en forma femenina) y redondeados.

Un resultado diferente en cada mano (o sea, tener el dedo anular más largo en una mano y el dedo índice más largo en la otra) es un rasgo típico del GenoTipo 3, el Maestro, aunque también puede verse en el GenoTipo 2, el Recolector.

Así que, si eliges la Calculadora Básica de GenoTipo, puedes pasar al apartado que describe las pruebas que utilizarás para probar la fuerza de tu GenoTipo. Si habías pensado utilizar la Calculadora Intermedia o Avanzada de GenoTipo, sigue leyendo.

La Calculadora Intermedia de GenoTipo

En este nivel, puedes averiguar tu GenoTipo:

- Midiendo la longitud de tu torso y de tus piernas.
- Midiendo la longitud de tus dedos índice y anular de ambas manos.
- Completando los requisitos para probar la fuerza de tu GenoTipo.
- Haciéndote la prueba (o buscando la información) de tu grupo sanguíneo ABO.
- Utilizando la Calculadora Intermedia de GenoTipo para determinar tu GenoTipo.
- Probando la fuerza de los posibles GenoTipos para determinar cuál encaja mejor contigo.

Ahora tocan los primeros genes «clásicos», los genes individuales que tantísimo nos dicen sobre quiénes somos y qué necesitamos. Estos genes son clásicos porque han formado parte del paisaje genético desde el momento de su descubrimiento y, a pesar de todas las innovaciones en años recientes, todavía tienen un efecto crítico en nuestro conocimiento de los efectos de los genes y la salud.

Prueba n.º 1
¿Qué es tu grupo sanguíneo ABO?

La Calculadora Intermedia de GenoTipo es el lugar donde relacionar tu GenoTipo con tu grupo sanguíneo, especialmente si ya sabes algo sobre tu grupo sanguíneo por mi libro anterior, *Los grupos sanguíneos y la alimentación*. Las personas con sangre de tipo O pertenecen muy probablemente a los GenoTipos Cazador o Recolector, y unas pocas son Exploradores. Las personas del grupo sanguíneo A pertenecen más probablemente a los GenoTipos Maestro o Guerrero, aunque algunos son Exploradores. Las personas del grupo sanguíneo B pertenecen muy probablemente al GenoTipo Nómada, aunque unas pocas pueden pertenecer a los GenoTipos Recolector o Explorador. Y las personas del grupo AB son más probablemente Nómadas o Guerreros, aunque algunas son del GenoTipo Explorador y unas pocas del GenoTipo Maestro.

Como habrás visto, el GenoTipo Explorador es auténticamente el GenoTipo para todo, la navaja suiza de los GenoTipos: es el único GenoTipo que incluye a miembros de los cuatro grupos sanguíneos. Por otra parte, si eres Rh negativo, muy probablemente también seas Explorador.

Si has leído *Los grupos sanguíneos y la alimentación*, ya sabrás que diversos trastornos tienen una mayor correlación con algunos grupos sanguíneos que con otros. La sangre de tipo O es más vulnerable al cólera y a la peste; el tipo A a la viruela; el tipo B a muchos tipos de gripe; y el tipo AB a la malaria. Los grupos sanguíneos también están relacionados con los niveles de ácido en el estómago, con las respuestas a lectinas y glútenes (que se hallan en el trigo y otros cereales), y con los tipos de bacterias que se sienten como en casa en tu aparato digestivo. Como consecuencia, distintos tipos de dietas se adaptan a los distintos tipos de sangre, siendo el grupo O el que necesita una dieta más carnívora, el grupo A el que tiende a un enfoque vegetariano, y el grupo B que estaría en algún lugar entre medio. Si estás intrigado por el papel que puede tener el grupo sanguíneo en tus posibilidades de contraer ciertas enfermedades, te recomiendo que leas mis libros *The Complete Blood Type Encyclopedia* y *Los grupos sanguíneos y la alimentación*.

Como ya vimos en mis anteriores libros sobre grupos sanguíneos, no es tu tipo de sangre el que causa tus reacciones inmunes ni tus problemas digestivos. Más bien, como el pelaje dorado del ratón Agouti, simplemente se correlaciona con éstos. Más que ser una influencia epigenética en sí mismo, el grupo sanguíneo influye en el entorno en el que se toman estas decisiones epigenéticas. Por ejemplo, cuando el embrión no tiene más de una semana de vida, el grupo sanguíneo está ocupado ayudando a determinar dónde debería empezar a colocar las arterias del incipiente sistema circulatorio, como el supervisor que siempre se adelanta a los trabajadores para indicarles dónde debe ir una autopista.

Como hemos visto, los seis GenoTipos representan seis estrategias de supervivencia diferentes. Algunas de las señales de estas estrategias tienen un propósito evidente, como el que tu sistema sea reactivo (encaminado a protegerte de enfermedades infecciosas), ahorrativo (adaptado para acumular calorías), o altruista (adaptado para tolerar una amplia gama de entornos). Algunas tienen un origen evidente, como la presencia de factores de crecimiento que estiran los huesos o la presencia de hormonas sexuales que afectan a la longitud de los distintos dedos.

El grupo sanguíneo se encuentra en esta última categoría: no afecta a la salud per se. Nadie muere sólo por tener la sangre de un tipo determinado. Pero como señal de lo que ocurre en tu sistema, tiene relación con tantas otras informaciones importantes que es uno de los indicadores físicos más significativos que tenemos.

De modo que si has elegido la Calculadora Intermedia de GenoTipo como tu calculadora, puedes pasar al apartado que describe las pruebas que utilizarás para probar la fuerza de tu GenoTipo. Si tienes pensado utilizar la Calculadora Avanzada de GenoTipo, sigue leyendo.

La Calculadora Avanzada de GenoTipo

En este nivel, puedes averiguar tu GenoTipo:

- Midiendo la longitud de tu torso y de tus piernas.
- Midiendo la longitud de tus dedos índice y anular de ambas manos.
- Completando los requisitos para probar la fuerza de tu GenoTipo.
- Haciéndote la prueba (o buscando la información) de tu grupo sanguíneo ABO y de tu Rh.
- Comprobando tu estado secretor.
- Utilizando la Calculadora Avanzada de GenoTipo para determinar tu GenoTipo.
- Probando la fuerza de los posibles GenoTipos para determinar cuál encaja mejor contigo.

En el nivel Avanzado, tendrás en cuenta tu estado secretor, además de las mediciones y pruebas ya presentes en las Calculadoras Básica e Intermedia. Ten presente que no es imprescindible utilizar la Calculadora Avanzada de GenoTipo, sino que se trata de una herramienta para establecer con mayor precisión tu pertenencia a un GenoTipo determinado.

Prueba n.º 2
¿Cuál es tu tipo de factor Rh?

Aunque clínicamente importante, el sistema de grupo sanguíneo Rhesus (o Rh) no está tan ampliamente distribuido en los fluidos y tejidos de tu cuerpo como los grupos sanguíneos ABO. Sin embargo, es un importante indicador genético y antropológico. En la Dieta del GenoTipo, se utiliza como parte de la Prueba de Fuerza para el GenoTipo Explorador y también en la Calculadora Avanzada de GenoTipo.

Prueba n.º 3
¿Qué es tu estado secretor?

La inclusión de esta prueba es recomendable para utilizar la Calculadora Avanzada de GenoTipo, aunque no imprescindible.

Comprobar tu estado secretor no resulta tan fácil como comprobar tu grupo sanguíneo ABO o Rh; debes enviar una muestra de saliva a un laboratorio para que sea analizada. Sin embargo, esta prueba no es cara comparada con la mayoría de pruebas genéticas, y la información que puede proporcionarte tu estado secretor puede realmente cambiarte la vida y salvártela. Debes tener en cuenta que, una vez enviada la muestra de saliva, tardarás aproximadamente tres semanas en tener los resultados. A través del sitio *www.northamericanpharmacal.com/hispanica* (en español) podrás adquirir el kit de prueba casera para utilizar la Calculadora Avanzada, que incluye el test de estado secretor. Otra posibilidad es solicitar a tu médico o a un laboratorio que te realice este test.

El estado secretor está estrechamente relacionado con tu grupo sanguíneo ABO, puesto que el gen secretor controla si «secretas» o no tu antígeno del grupo sanguíneo ABO en tus secreciones corporales. Mientras que a todos se nos puede averiguar el grupo sanguíneo con una pequeña muestra de sangre, aproximadamente un 85 por ciento de los humanos secretamos nuestro grupo sanguíneo en una forma libre que se bombea a nuestras secreciones corporales como sudor, semen, mocos, saliva, etc. A estas personas se las llama *secretoras* y, si quisiéramos, probablemente también podríamos averiguar su grupo sanguíneo mediante una muestra de saliva o de semen. Aproximadamente el 15 por ciento restante de las personas carece del alelo secretor, y lógicamente se las llama *no secretoras*.

El estado secretor tiene efectos importantes sobre nuestro metabolismo y función inmune. Los no secretores, por ejemplo, tienen niveles inferiores de enzimas desintegradoras de la grasa, más sensibilidad ambiental, peores defensas contra hongos y parásitos, y una tendencia a problemas inflamatorios como la artritis.

Cómo probar la fuerza de tu GenoTipo

En este apartado, describiré alguna de las mediciones que puedes tener que completar en el capítulo 5 para ver hasta qué punto encajas en el GenoTipo que has calculado para ti. Además de proporcionarte una perspectiva fascinante sobre qué es lo que te convierte en alguien único, la prueba de fuerza te ayuda a determinar el grado de cumplimiento que debes dedicar a tu programa de GenoTipo. Finalmente, si optas por la Calculadora Básica de GenoTipo, la información de este apartado te permite realizar la selección final entre los cuatro GenoTipos posibles sugeridos por la Calculadora Básica.

Te enseñaré los métodos adecuados para realizar estas mediciones y observaciones en el próximo capítulo. Por ahora, he pensado que tal vez te gustaría conocer un poco la base científica que explica por qué pueden ayudarte a determinar tu GenoTipo.

Las cinco preguntas básicas

Al contrario que otras dietas, el sistema de la Dieta del GenoTipo no utiliza preguntas «tipo cuestionario» para llegar a tu GenoTipo. Este tipo de preguntas son notoriamente subjetivas, pues a menudo significan cosas distintas para distintas personas. Las Cinco Preguntas Básicas utilizadas para probar la fuerza de tu GenoTipo son preguntas sencillas del tipo «sí o no» que dejan muy poco espacio para la interpretación: o se aplican a ti o no.

Pregunta n.º 1

- **¿Eres sensible a la cafeína? ¿Tomarte un café con la cena te mantiene despierto toda la noche? ¿O eres insensible?**

La sensibilidad a la cafeína es un signo clásico del GenoTipo Explorador. Eso se debe a que muchos Exploradores tienen un gen que les convierte en lo que llamamos acetiladores lentos. No hace falta que recuerdes el término técnico, pero tal vez te apetezca saber que la *acetilación* es el proceso químico que utiliza tu hígado para eliminar la toxicidad de cualquier elemento extraño que penetre en tu cuerpo. Tanto las drogas como el alcohol, e incluso los medicamentos, son interpretados por el hígado como toxinas que hay que eliminar del sistema. La gente con genes «acetiladores rápidos» lleva a cabo esta desintoxicación de manera pronta y eficaz. Es la gente que sabe aguantar la bebida, que no es tan sensible a los medicamentos, que generalmente no se intoxica con la comida ni tiene reacciones fuertes al humo del tabaco. El GenoTipo Guerrero es típicamente un acetilador rápido. Los acetiladores rápidos también tienen sus propios problemas: por ejemplo, no parecen descomponer demasiado bien los cancerígenos de las carnes cocinadas, lo que puede aumentar su riesgo de cáncer de colon.

Los acetiladores lentos, por contra, no son buenos eliminando estas sustancias extrañas del cuerpo. Una copa les deja tirados; la dosis de medicación que toma la mayoría de la gente les marea, les provoca náuseas, les estimula en exceso o les da soñolencia. Aunque pueden encontrarse unos pocos acetiladores lentos en cada GenoTipo, tienden a predominar entre los Exploradores.

Preguntas n.os 2, 3, 4 y 5

- **Entre tus padres, tus abuelos, tus hermanos y tú, ¿ha habido dos o más casos de depresión clínica o disfunción cognitiva como el Alzheimer?**

- **Entre tus padres, tus abuelos, tus hermanos y tú, ¿ha habido dos o más casos de enfermedad cardíaca, ataque al corazón o diabetes?**

- **Entre tus padres, tus abuelos, tus hermanos y tú, ¿ha habido dos o más casos de cáncer?**

- **Entre tus padres, tus abuelos, tus hermanos y tú, ¿ha habido dos o más casos de enfermedad autoinmune (lupus, artritis reumatoide, esclerosis múltiple)?**

Por supuesto, estas enfermedades pueden afectar a cualquier persona de cualquier GenoTipo, pero tienden a correlacionarse con GenoTipos concretos. Hay una parte que es estadística: puedo aportar pruebas de cómo se reparten las pautas de enfermedad. Y una parte es biológica: puedo explicar por qué algunas características de cada GenoTipo pueden predisponer a la gente a ciertos trastornos.

Por ejemplo, el GenoTipo Cazador tiende a tener un sistema inmune extremamente reactivo que produce inflamación en menos que canta un gallo. La inflamación (la producción aumentada de glóbulos blancos, habitualmente acompañada de calor, dolor, tumefacción y enrojecimiento) es la respuesta corporal a cualquier toxina o amenaza percibidas. Cuando el cuerpo se enfrenta a una amenaza real (el virus del resfriado común, por ejemplo, o la posibilidad de infección en un corte o una herida) la inflamación resulta enormemente útil para vencer al invasor. Cuando el cuerpo reacciona exageradamente a la partícula de polvo que provoca un ataque de asma o al cacahuete que causa un choque anafiláctico, la reactividad del Cazador es contraproducente. Un historial familiar de enfermedades autoinmunes puede indicar la presencia de Cazadores en tu familia, lo que hace más probable que hayas heredado sus tendencias reactivas.

Por otra parte, el GenoTipo Maestro es todo lo contrario: su altruista sistema inmune tiende a acoger todo lo que hay en el ambiente, incluso células que podrían estarse abriendo camino hacia un cáncer o invasores bacterianos, cuando sería mejor que los rechazara a ambos. De manera que un historial familiar de cáncer podría ser signo del GenoTipo Maestro.

Los GenoTipos más vulnerables a enfermedades y ataques cardíacos y trastornos arteriales son los llamados GenoTipos ahorrativos: Recolectores y Guerreros. Los Guerreros parecen tener una sangre que es por naturaleza más viscosa (espesa) y unas arterias más propensas a los cambios degenerativos. Los Recolectores suelen tener linajes familiares cargados de diabetes adulta. El talón de Aquiles del GenoTipo Nómada es la conexión entre su sistema nervioso y su sistema inmune. Como los Maestros, los Nómadas son altruistas, aunque son mucho mejores que los Maestros a la hora de identificar ciertas amenazas potenciales. Este GenoTipo parece tener dificultades con la comunicación entre los diversos sistemas del cuerpo. No tanto problemas con el sistema inmune o el sistema nervioso, sino más bien con la comunicación entre ellos. En consecuencia, presentan un conjunto de defensas bastante idiosincrásico: aunque parecen insensibles a la mayoría de enfermedades, tienen unas pocas vulnerabilidades muy específicas de las que pueden aprovecharse los depredadores astutos.

Huellas dactilares: un mapa de carreteras del desarrollo

Recuerda que la epigenética es la ciencia de lo que sucede en tu asamblea popular: la interacción entre los genes, el entorno y la dieta. Un episodio importante de la historia de tu asamblea ciudadana se desarrolla en el útero. De modo que puedes pensar en tus huellas dactilares como en las actas de estas asambleas, el informe de los acuerdos establecidos entre tu herencia genética, tu dieta prenatal y las señales del entorno que recibiste en el útero.

Las huellas dactilares son uno de esos signos que no significan nada por sí mismos: no te «dan» cáncer ni te ponen en riesgo de un ataque al corazón. Pero como están tan estrechamente relacionadas con los sucesos de tu historia epigenética, pueden servir para detectar amenazas potenciales para tu salud, incluidas la artritis reumatoide, enfermedades cardíacas, diabetes y cáncer. Y también pueden servir para identificar tu GenoTipo.

El nombre técnico para el análisis de las huellas dactilares es *dermatoglífica*, pero a menos que quieras trabajar como forense de la policía, no hace falta que recuerdes este término. Sin embargo, puede resultarte útil hacerte una idea de cómo se formaron tus huellas dactilares, ya que eso te dará una imagen más clara de tu historia epigenética.

Cuando eres un pequeño feto de sólo seis semanas y media, todavía no tienes huellas dactilares; en su lugar tienes almohadillas palmares, que continúan creciendo hasta el final de tu primer trimestre. Luego empiezan a encogerse, y los huesos que se convierten en tus dedos pronto quedan cubiertos de carne con elevaciones únicas que se convierten en tus huellas dactilares plenamente formadas hacia tu vigesimoprimera semana.

Como consecuencia, cualquier suceso importante entre la sexta y la vigesimoprimera semanas de tu vida fetal deja su marca en tu forma única de curvas y rizos. De hecho, por eso los gemelos idénticos no tienen huellas dactilares idénticas. Aunque su herencia genética sea exactamente la misma, su experiencia prenatal es diferente: un gemelo obtiene más comida, el otro puede haberse visto más afectado por las hormonas de estrés de la madre, o por aquella vez en que la madre resbaló y se cayó. La epigenética es el motivo por el que los gemelos idénticos no son realmente idénticos.

Tal vez te preguntes si tus huellas dactilares podrían tener alguna relación real con incidentes concretos que ocurrieron mientras tu madre estaba embarazada de ti. No la tienen, porque no registran una serie de sucesos diferenciados sino más bien todo un proceso. Vuelve a imaginar la asamblea ciudadana. Supón que se introduce un tema: «Debemos reaccionar ante la falta de nutrientes», o «Debemos reaccionar ante esta avalancha de hormonas de estrés». Tus genes, tu entorno y tu dieta inician el debate: ¿Debemos responder volviéndonos más reactivos? ¿Más ahorrativos? ¿Más altruistas? Tal vez deberíamos aprender a eliminar la toxicidad de la cafeína más rápidamente. O tal vez lo oportuno sería eliminar esta toxicidad más lentamente.

Mientras, la dieta y el entorno siguen aportando nuevas informaciones al debate, que por consiguiente se ve afectado. Finalmente se llega a una conclusión. Esta conclusión queda registrada en el dibujo de tus huellas dactilares, la resolución a la que ha llegado finalmente la asamblea. Leyendo la resolución, puedes deducir qué dieta y factores del entorno entraron en juego y qué decisiones epigenéticas se tomaron que te condujeron a tu GenoTipo actual. Puedes descubrir a qué trastornos eres más propenso y qué puntos fuertes biológicos has desarrollado. Y luego puedes utilizar esta información para descubrir qué dieta te ayudará más a maximizar tus puntos fuertes y minimizar tus puntos débiles.

Al ser un informe tan bueno de tu vida prenatal, las huellas dactilares son una pista importante tanto para tu GenoTipo como para los trastornos correlativos a éste. De hecho, existen miles de estudios que relacionan el dibujo de las huellas dactilares con riesgos potenciales para la salud. Por ejemplo, numerosos estudios han descubierto que los pacientes con huellas dactilares que contienen ocho o más casos de un dibujo llamado «lazos cubitales» tienen tendencia al Alzheimer y a enfermedades cognitivas en la vejez. Ocho lazos cubitales o más son también la tónica del GenoTipo Nómada, grupo que tiene también una fuerte tendencia al Alzheimer y a enfermedades cognitivas. (Por supuesto, te enseñaré a tomarte las huellas dactilares y a identificar los patrones significativos en la Segunda parte, donde también encontrarás diagramas detallados para que compares con ellos tus propias huellas dactilares.)

Del mismo modo, seis o más de los patrones de huella dactilar conocidos como espirales se han vinculado estadísticamente con un mayor riesgo de cáncer de mama. Estas espirales también son un rasgo distintivo del GenoTipo Maestro, cuyo riesgo de sufrir cáncer puede que sea algo mayor que el de la media. De hecho, seis espirales o más tienen aproximadamente la misma validez diagnóstica que una mamografía positiva y una biopsia de mama positiva.

Finalmente, el GenoTipo Guerrero, que tiende a tener más de tres patrones arquetípicos de huella dactilar, debería ser consciente de que parece haber una relación con intestinos perezosos y problemas de evacuación.

Como puedes ver, saber de estos problemas potenciales hace que seguir tu Dieta del GenoTipo y tu Plan de Ejercicio sea aún más importante, ya que te da más posibilidades de evitar estos peligros potenciales, de modo muy parecido al que una señal de tráfico te advierte que reduzcas la velocidad o que pises el freno para evitar un tramo curvo o resbaladizo de la carretera. Seguir la dieta adecuada para tu GenoTipo puede ayudarte a superar estas tendencias epigenéticas y asegurarte el máximo de probabilidades de una vida larga y saludable.

Simetrías: ¿qué pueden revelar los dedos?

Algunos GenoTipos son más o menos simétricos que otros. Como ya había dicho en mi breve comentario sobre la longitud de los dedos, las diferencias corporales entre derecha e izquierda suelen ser un indicio de estrés de crecimiento, mientras que la simetría suele relacionarse con una buena forma física. En general, cuanto más se asemeje tu lado izquierdo a tu lado derecho, más en forma estás y menos estrés has sufrido en el útero. Cuanto más asimétrico seas, peor debiste de pasarlo mientras eras un feto. Esto se debe a que las partes izquierda y derecha de tu cuerpo tienden a desarrollarse por separado: las células que trabajan en una mitad del cuerpo no saben en realidad lo que están haciendo sus homólogas en la otra mitad. Siendo todo igual, ambas mitades seguirán la misma lógica y se desarrollarán idénticamente. Pero cuando el estrés interfiere en el crecimiento del feto, es probable que lo hagan de un modo diferente, y la consecuencia es la asimetría. De modo que una fórmula simple es: cuanto más estrés, menos simetría.

Como ya hemos visto, una manera de comprobar la simetría es comparar la longitud de los dedos y las manos derecha e izquierda. Otro método es comparar las huellas dactilares de una mano con las de la otra mano. Por ejemplo, ¿la huella del dedo índice de la mano derecha coincide con la huella del dedo índice de la mano izquierda?

En los GenoTipos más simétricos, como el GenoTipo Cazador y el GenoTipo Nómada, con frecuencia coincidirán cuatro o cinco de las cinco huellas de cada mano. Por el contrario, los GenoTipos más asimétricos, como el Recolector y el Explorador, tenderán a tener tres o más dedos que no coinciden. Una característica especialmente típica del Explorador es que las huellas de sus dedos índices no coinciden; pueden tener una espiral en el dedo índice de la mano izquierda y un lazo en el dedo índice de la mano derecha.

La lateralidad también es un reflejo del entorno fetal. Tampoco en este caso es excesivamente significativo, pero el GenoTipo Explorador tiende más a ser zurdo o ambidextro que el resto de GenoTipos. La lateralidad izquierda o la ambidestreza son indicios de estrés prenatal, causado posiblemente por cambios hormonales durante el embarazo.

Biometría: la huella física de tus días en el útero

La *biometría* es literalmente «la medición de los seres vivos»: una manera de medir tu morfología y otros elementos clave de tu ser físico.

Existen dos categorías principales que ayudan a definir esta sección. Una incluye los elementos que indican formas masculinas, o ándricas: exposición a la testosterona y un gran número de hormonas prenatales conocidas como factores de crecimiento. La otra incluye elementos que indican formas femeninas, o gínicas: exposición a estrógenos y a un número inferior de factores de crecimiento.

El clásico GenoTipo ándrico es el Cazador; el clásico perfil gínico es el Recolector. Por supuesto, todos hemos conocido a mujeres altas y esbeltas, y a hombres más bien redondeados; simplemente han estado más expuestos de lo habitual en el útero a la hormona del «sexo contrario».

También nos interesan algunas cuestiones concretas en las que probablemente no habías pensado nunca antes: la proporción entre la parte inferior y la parte superior de tus piernas, y la proporción entre tus piernas y tu torso. Ambas cifras indican la presencia o ausencia de factores de crecimiento prenatal, que a su vez están relacionados con diversos tipos de puntos fuertes y puntos débiles.

Durante los años cuarenta se demostró que el espacio de separación entre los muslos, de las rodillas hacia arriba, es un buen indicador de tendencias ándricas o gínicas. Al mismo tiempo, puedo confirmar, como probablemente ya imaginarás, que una abertura pequeña es más típica de las mujeres y es en realidad un rasgo característico del GenoTipo Recolector, cuyos altos niveles de estrógeno prenatal y economía contribuyen a que tengan cuerpos redondeados. (Si eres un tipo con un perfil del GenoTipo Recolector, y hay muchos, no te preocupes, no eres menos viril. Simplemente deberás ocuparte de una serie distinta de problemas de salud y adaptar tu dieta del modo correspondiente, como ya leerás en la Cuarta parte.)

Por otra parte, unas aberturas grandes son más características del GenoTipo 1 Cazador y, en cierta medida, del GenoTipo 5 Guerrero. Ambos tipos tienden a tener los huesos más largos y, especialmente, las piernas más largas, debido a la mayor presencia de factores de crecimiento en su entorno prenatal. Encontrarás un diagrama en la Segunda parte que te permitirá ver más fácilmente si la abertura entre tus muslos es grande o pequeña.

Otro indicador biométrico sencillo pero útil es la presencia visible de tendones bajo la piel de tus extremidades, particularmente en las muñecas, rasgo típico del GenoTipo Maestro, que tiende a tener extremidades largas y nervudas. Basta pensar en los brazos largos y enjutos de Abraham Lincoln, un clásico tipo Maestro. Los Recolectores, por otra parte, tienden a parecer «acolchados» incluso en los lugares donde no hay demasiada grasa.

Tal vez te suenen las descripciones comunes de tipo de cuerpo: el *endomorfo* redondeado, el *ectomorfo* larguirucho y esbelto, y el *mesomorfo* musculoso. Cuando pienses en cuál de los tres tipos de cuerpo tienes, tal vez lo sepas inmediatamente o tal vez tengas que consultar las preguntas e ilustraciones de la Segunda parte, que te ayudarán a determinar este atributo y a descifrar los términos técnicos entre paréntesis. Claro que si actualmente tienes sobrepeso, o crees tenerlo, tal vez no identifiques correctamente tu tipo de cuerpo. Siempre me ha sorprendido la cantidad de mujeres que creen estar más gordas de lo que realmente están, de manera que ésta podría ser una de esas preguntas en que un amigo o amiga puede ayudarte a dar con una respuesta más acertada.

Por lo general, un tipo de cuerpo auténticamente redondeado es un rasgo distintivo del GenoTipo Recolector, aunque el GenoTipo Guerrero, con sus genes ahorrativos, también tiende a ello, especialmente con la edad. Los GenoTipos Explorador y algunos Nómada suelen ser musculosos, mientras que los Geno-Tipos Cazador y Maestro tienden a ser compactos o larguiru-chos. De nuevo, estas correlaciones probablemente reflejan tanto la genética familiar como la exposición prenatal a hormonas sexuales y factores de crecimiento.

Por sí mismas, las formas del cuerpo no tienen necesariamente relación con cuestiones de salud, aunque a menudo sí que se corresponden con el metabolismo, que a su vez refleja la facilidad con la que ganas, pierdes o retienes peso. Por lo general, si eres ectomorfo, de cuerpo delgado y larguirucho con huesos pequeños, tu metabolismo quema más rápido y te resultará bastante fácil mantener una figura esbelta. Los mesomorfos, musculosos y anchos de espaldas, tienen un metabolismo medio-alto, que quema las calorías rápidamente, mientras que los huesudos y re-dondeados endomorfos tienden a tener metabolismos lentos y, a menudo, genes ahorrativos que se agarran a las calorías y las conservan como grasa. Seguir la dieta correcta de tu Geno-Tipo puede ayudarte a lograr que tu metabolismo corra a la ve-locidad adecuada para ti, lo que facilita que alcances tu peso óp-timo.

Dentición: hincando el diente en materia

Los dientes pueden decir mucho sobre una persona. Nos interesaremos por dos rasgos dentales: si tienes los incisivos frontales en forma de pala, llamados *incisivos en pala*, y si tienes una cúspide (protuberancia) más en tu primera muela, llamada *cúspide de Carabelli*.

Un investigador japonés ha descubierto que los dientes en pala son un indicio bastante claro de un historial de antepasados dedicados al pastoreo o a la caza, lo que nos lleva a especular que tal vez estos incisivos salidos en forma de pala están mejor equipados para desgarrar la carne. Por consiguiente, son un rasgo distintivo del GenoTipo Cazador y un indicador menor del GenoTipo Explorador.

La cúspide adicional en la muela parece ayudar a triturar mejor la comida, y tal vez refleje las dietas agrícolas más tempranas de los GenoTipos Maestro y Guerrero y la difícil subsistencia de los primeros GenoTipos Recolector.

En la Segunda parte encontrarás ilustraciones que te ayudarán a determinar si tienes los dientes «en pala» y si tienes una cúspide de más en la muela, aunque tal vez necesites que un amigo eche un vistazo a tu boca con una linterna.

Pon en cintura tu masa corporal

En el capítulo 5 aprenderás a determinar tu proporción entre cintura y cadera, que es simplemente comparar la medida de tu abdomen en la cintura con la medida de tus caderas. Esta proporción es un mejor indicador de salud biológica que el más habitualmente utilizado índice de masa corporal (IMC) (basado en la proporción entre peso y estatura). A mí no me gusta utilizar el IMC, porque no distingue entre hombres y mujeres. También encuentro que la proporción cintura-caderas es un mejor indicador del riesgo de ataque al corazón. Cuando se redefine la obesidad basándose en la proporción cintura-caderas y no en el IMC, la proporción de gente con riesgo de enfermedades cardíacas se triplica. Además, resulta más sencillo obtener una proporción precisa cintura-caderas; bastan dos mediciones, un cálculo, y ya está. (*Véase* la Segunda parte.)

En las mujeres, una proporción ideal cintura-caderas indica una exposición óptima al estrógeno y por tanto se correlaciona con la salud y la fertilidad. Las mujeres con una proporción ideal cintura-caderas tienden a ser menos susceptibles a enfermedades cardiovasculares, diabetes y cáncer de ovarios.

Los hombres con una proporción ideal cintura-caderas también son más sanos y más fértiles, habiendo recibido la exposición óptima a hormonas andrógenas como la testosterona. En consecuencia, son menos propensos al cáncer de próstata y al cáncer de testículos.

Una proporción ideal cintura-caderas (forma de reloj de arena en mujeres y caderas cuadradas en hombres) es la tónica de los GenoTipos Cazador y Maestro y de algunos GenoTipos Nómada. Indica que a lo largo de toda tu vida, tus tejidos son menos sensibles al estrógeno. La falta de sensibilidad tiende a aumentar el riesgo de enfermedades cardíacas y osteoporosis, aunque al mismo tiempo reduce el riesgo de cánceres reproductivos.

Una proporción elevada cintura-caderas (figura cuadrada, con cintura menos definida) es un rasgo distintivo de los GenoTipos redondeados de genes ahorrativos, Recolector y Guerrero.

Forma de la cabeza y ángulo de la mandíbula

Existen tres variedades básicas de mandíbula: de ángulo abierto, que le da a la cara una forma casi de almendra; y de ángulo cerrado, que da lo que a veces se conoce como «cara chupada»; y todas las demás posibilidades intermedias.

La forma de la mandíbula viene determinada por lo que los anatomistas denominan el *ángulo gonial*. Los ángulos goniales amplios dan un perfil en forma de almendra y son un rasgo distintivo del GenoTipo Recolector, aunque también pueden verse en los GenoTipos Guerrero y Nómada. Los ángulos goniales estrechos dan una mandíbula más cuadrada, que tiende a ser más común en los GenoTipos Cazador, Maestro y Explorador. Los ángulos de la mandíbula reflejan factores de crecimiento prenatales, y parecen ser el resultado de reguladores prenatales de tejido adhesivo: literalmente, el tejido que ayuda a mantener las cosas juntas. Estadísticamente, una mandíbula en forma de almendra parece relacionarse con trastornos como la toxemia durante el embarazo, anemia perniciosa, úlceras y migrañas en mujeres, y con migrañas en hombres.

Las mandíbulas chupadas o en ángulo cerrado, por su parte, pueden reflejar un tejido más resbaladizo, y ése podría ser el motivo por el que están más relacionadas con cáncer de mama o de útero: las células cancerígenas tienen más facilidad para desengancharse del tejido resbaladizo y extenderse por todo el cuerpo. Las mandíbulas en ángulo cerrado también están relacionadas con problemas de vesícula biliar. En la Segunda parte encontrarás ilustraciones que te ayudarán a determinar si tienes un ángulo gonial más abierto o más cerrado.

La forma de la cabeza es otra característica del desarrollo relacionada con el GenoTipo. La forma de la cabeza puede ser cuadrada, alargada o una mezcla de ambas. La cabeza en forma alargada es la tónica del GenoTipo Guerrero, mientras que las cabezas más cuadradas son habituales en la mayoría de Exploradores y en muchos Nómadas. La forma de la cabeza humana se está volviendo gradualmente más alargada. Esta elongación parece estar relacionada con el aumento de estatura observado en los humanos modernos. Hasta la Edad Media, por contra, las cabezas se habían ido haciendo más anchas, por lo que debe de haber alguna correlación con los cambios en la dieta y la higiene.

En la Segunda parte encontrarás diagramas que te ayudarán a determinar cuál es la forma de tu cabeza.

¿Eres un gustador?

Ser un *gustador* implica tener un gen que te permite notar el sabor de un compuesto llamado feniltiocarbamida (PTC), que producen las plantas crucíferas como el brécol, la col y la coliflor. Dado que la PTC no es una sustancia totalmente segura, en las pruebas de laboratorio se utiliza un compuesto similar conocido como propiltiouracil (PROP).

La PTC y el PROP tienen un sabor amargo, si es que puedes notarlo. Algunas personas, conocidas como «no gustadoras», en realidad no pueden, y de hecho, ser incapaz de notar el sabor de esta sustancia es un rasgo distintivo de los GenoTipos «ahorrativos», los Recolectores y los Guerreros. Hay personas a las que este sabor les repugna, incluyendo a los GenoTipos Cazador y Explorador y a unas pocas del GenoTipo Maestro. A estos individuos se los llama «supergustadores». Y aun hay otras personas que pueden probar la sustancia sin tener una reacción especialmente adversa. A éstos se los llama «gustadores». Este grupo incluye a muchos GenoTipos Maestro y Nómada y también a algunos Recolectores.

En total, sobre un 70 por ciento de los seres humanos puede notar el sabor de esta sustancia, aunque el porcentaje varía: desde un 58 por ciento en los pueblos aborígenes hasta un 98 por ciento en los nativos americanos. Posiblemente, los genes influyen en la selección de comida haciendo que algunos alimentos resulten más sabrosos que otros. Los estudios indican que los gustadores y, especialmente, los supergustadores tienen una reacción negativa ante alimentos de sabor fuerte, como dulces, alimentos amargos, alimentos grasos, alcohol, café y té. Los supergustadores pueden desarrollarse con mayor rapidez en la pubertad que los no gustadores, probablemente como una especie de adaptación evolutiva para alcanzar las edades de crianza y procreación lo antes posible, cosa que podría explicar por qué los supergustadores se encuentran a menudo entre los Cazadores y los Exploradores. Como siempre, hay ajustes mutuos. Los supergustadores podrían evitar las verduras crucíferas, pero se perderían su efecto inhibidor del cáncer. Por otro lado, los no gustadores podrían sufrir una hipofunción de la tiroides, tal vez porque los productos químicos relacionados con el mecanismo del sabor son inhibidores de la tiroides. Y tal vez porque sus glándulas tiroides funcionan bien, los gustadores tienden a tener una mayor proporción de músculo respecto a la grasa que los no gustadores, así como menos problemas de peso. Por supuesto, también algunos gustadores e incluso más supergustadores sufren de hipertiroidismo. Como siempre, el objetivo es el equilibrio, que tu Dieta del GenoTipo puede ayudar a conseguir.

¿Cómo puedes saber si eres un gustador? Si pides un kit de prueba de GenoTipo (*véase* Recursos) obtendrás una tira de degustación y un control. Ten en cuenta que este test no es imprescindible, aunque realizarlo significará utilizar al máximo las posibilidaddes de la Calculadora Avanzada.

Prepárate para utilizar tu Calculadora de GenoTipo

Ahora que ya conoces las bases científicas de las Calculadoras de GenoTipo, ya estás listo para el cálculo propiamente dicho. Así que pasa a la Segunda parte y prepárate para saber mucho más de ti mismo. Sólo se necesitan algunos objetos de uso cotidiano, media hora de tu tiempo y la participación voluntaria de un amigo/a. Lo que obtendrás a cambio es una información impagable sobre quién eres, y sobre quién podrías llegar a ser.

Comprender las claves de tu cuerpo

Por qué no necesitas un laboratorio de genética

CAPÍTULO CUATRO

Las Calculadoras de GenoTipo

La Dieta del GenoTipo crece contigo. Tal vez conozcas tu grupo sanguíneo, o tal vez todavía no. A medida que añadas nueva información sobre ti mismo, la imagen de tu GenoTipo se hará más y más nítida. Puedes iniciar tu viaje de la Dieta del GenoTipo con algunas sencillas mediciones corporales y treinta minutos de tu tiempo.

Pero sospecho que la mayor parte de la gente querrá aumentar la precisión del resultado GenoTípico teniendo en cuenta más información. Muchos de vosotros ya tenéis suficiente información sobre vosotros mismos, como el grupo sanguíneo, para saltaros directamente la calculadora más básica.

Independientemente de si utilizas la calculadora básica o la más avanzada, siempre puedes probar la fuerza de tus resultados completando el GenoTipómetro del capítulo 6.

Las tres Calculadoras de GenoTipo

- La Calculadora Básica de GenoTipo es la más sencilla, rápida y fácil de manejar. Te dará una idea bastante aproximada de dónde estás. La Calculadora Básica requiere dos mediciones.
- La Calculadora Intermedia de GenoTipo utiliza las dos mediciones de la Calculadora Básica de GenoTipo además de tu grupo sanguíneo ABO. **La mayoría de los lectores de este libro utilizarán esta calculadora para determinar su GenoTipo.**
- La Calculadora Avanzada de GenoTipo es para aquellos que ya conocen su grupo sanguíneo ABO y Rh y su estado secretor. Más adelante en este mismo capítulo daré más detalles al respecto.

Si todo esto es nuevo para ti, puedes empezar con la Calculadora Básica de GenoTipo y ponerte en marcha enseguida. Con el tiempo tal vez quieras añadir más información acerca de ti mismo y pasar a la Calculadora Intermedia, para la cual sólo necesitarás averiguar tu grupo sanguíneo (el test se realiza en pocos minutos, en farmacias, laboratorios u hospitales).

Comprobar la fuerza del GenoTipo

Una vez decidida la calculadora de GenoTipo que quieres utilizar y realizadas las mediciones y/o recogidos los datos necesarios, puedes pasar al capítulo siguiente y «comprobar la fuerza» de tu GenoTipo. Comprobar la fuerza de tu GenoTipo te permite ver hasta qué punto encajas personalmente en la descripción de tu GenoTipo. Esta sección implica tomarte las huellas dactilares, responder a algunas preguntas acerca de ti mismo y realizar unas cuantas mediciones corporales más. Cuando hayas acabado con esta sección, puedes pasar al capítulo siguiente y averiguar cuál es tu GenoTipo.

¿Qué Calculadora de GenoTipo es la adecuada para ti?

El primer paso para pasar tu prueba del GenoTipo es decidir cuál de las tres calculadoras (Básica, Intermedia o Avanzada) es mejor para ti:

- Si eres nuevo en esto y no conoces tu grupo sanguíneo ABO (A, B, O, AB) ni tu Rh (positivo o negativo), puedes empezar por la Calculadora Básica de GenoTipo.
- Si sabes cuál es tu tipo de sangre ABO, utilizarás la Calculadora Intermedia de GenoTipo.
- Si ya conoces tus grupos sanguíneos ABO y Rh y tu estado secretor, puedes optar por la Calculadora Avanzada de GenoTipo.
- Sea cual sea la Calculadora de GenoTipo que utilices, luego pasarás al capítulo siguiente y realizarás las pruebas y mediciones necesarias para comprobar la fuerza de tu GenoTipo.

Empecemos con la Calculadora Básica de GenoTipo

La Calculadora Básica de GenoTipo requiere sólo dos mediciones. Tras completar esta parte, puedes pasar al capítulo siguiente.

Para realizar las pruebas necesarias para la Calculadora Básica de GenoTipo necesitarás:
- Quince minutos, con un amigo al lado que te ayude a medir.
- Una calculadora para realizar cálculos sencillos.
- Una cinta métrica que pueda servir para medir la estatura.
- Una regla pequeña que puedes utilizar para medir la longitud de tus dedos en milímetros.
- Una silla común con respaldo.

Medición 1:
Longitud de piernas y torso

Como ya hemos visto en el capítulo 3, la proporción entre piernas y torso refleja los niveles de hormonas de factor de crecimiento que encontraste en el útero. Esta proporción guarda una fuerte relación con diversos tipos de enfermedades, y también con los GenoTipos. Eso en realidad es una buena noticia, ya que una vez identificado tu GenoTipo puedes utilizar tu Dieta del GenoTipo como ayuda para prevenir enfermedades a las que podrías ser particularmente propenso.

Deberás responder a dos preguntas básicas: la primera, ¿es tu torso (la parte central de tu cuerpo más el cuello y la cabeza) más largo que tus piernas, o tus piernas son más largas que tu torso? La segunda pregunta, y su respuesta, las utilizaremos en el próximo capítulo. ¿La parte superior de tu pierna (el hueso que va de la rodilla a las caderas) es más larga que la parte inferior de tu pierna (el hueso que va de la rodilla al tobillo), o la parte inferior de tu pierna es más larga que la parte superior de tu pierna?

Cómo hacerlo

Si no estás seguro de la ubicación de alguna de estas mediciones, echa un vistazo al dibujo de la página 104.

1. Determina tu estatura de pie. Ponte erguido en pie, descalzo, y con un libro sobre la cabeza para asegurarte de mantenerla recta. Haz que tu amigo mida desde la parte inferior del libro hasta el suelo, a poder ser con una cinta métrica rígida. Puedes sujetar el extremo de la cinta métrica a la parte inferior del libro, o tu amigo puede pisar la punta de la cinta métrica y estirarla hasta el libro. Anota en un papel tu estatura de pie en centímetros.

2. Determina tu estatura sentado. Siéntate en una silla normal y corriente, nuevamente con un libro sobre la cabeza, y haz que tu amigo mida desde la parte de debajo del libro hasta el suelo. Anota tu estatura sentado.

3. Determina la altura de la silla. Utilizando la cinta métrica, mide desde la parte superior del asiento de la silla hasta el suelo. Anota la altura de la silla.

4. Resta la altura de la silla de tu estatura sentado. Ésa es la longitud de tu torso. Anótala.

5. Calcula la longitud total de tu pierna. Resta la longitud de tu torso de tu estatura en pie. Anota esta longitud, que será la total de tus piernas.

6. Mide la parte inferior de tu pierna. Erguido en pie, descalzo, pide a tu amigo que te mida la pierna, desde el lugar en que el tobillo sobresale más hasta la protuberancia de la parte externa de la pierna, justo bajo la rótula. Si tienes sobrepeso, tal vez tengas problemas para encontrar la protuberancia; en tal caso, basta con flexionar la rodilla hasta que tu amigo pueda notarla. Luego haz que mantenga la mano allí y mida hacia abajo. Anota la longitud de la parte inferior de tu pierna.

7. Calcula la longitud de la parte superior de tu pierna. Sentado en una silla, apoya las puntas de los dedos sobre las rótulas. Desliza los dedos hacia arriba hasta que salgan de la rótula y las puntas de los dedos se te metan en la ranura que hay sobre la rótula. Haz una marca en este punto con un marcador lavable. Ahora busca el largo pliegue que se forma en la piel entre la cadera y el muslo. Desde este punto, mide en línea recta hasta la marca que has hecho en la rodilla. Ésta es la longitud de tu muslo.

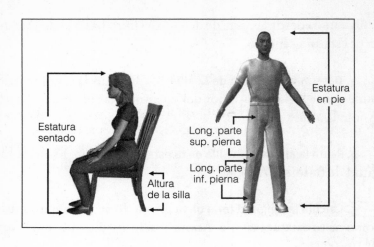

Anota la longitud de tus piernas y torso

1. Estatura en pie:				
2. Estatura sentado:	*menos*	3. Altura de la silla:	*igual a*	4. Longitud del torso:
1. Estatura en pie:	*menos*	4. Long. del torso:	*igual a*	5. Longitud total piernas:
6. Longitud de la parte inferior de la pierna:				
7. Longitud de la parte superior de la pierna:				

Ahora organicemos estas mediciones de forma que podamos conservarlas para más adelante.

¿Qué es más largo?

4. Longitud del torso:	5. Longitud total piernas:
☐ Más larga	☐ Más larga

¿Qué hacer si las longitudes de torso y piernas son iguales? Ningún problema: un «empate» (igual medida) siempre favorece al torso, de modo que si la longitud total de piernas y la longitud de torso son iguales, anota el torso como más largo.

¿Qué es más largo?

6. Longitud de la parte inferior de la pierna:	7. Longitud de la parte superior de la pierna:
☐ Más larga	☐ Más larga

¿Qué hacer si las longitudes de la parte inferior de la pierna y la parte superior de la pierna son iguales? Ningún problema: un «empate» (igual medida) siempre favorece a la parte inferior de la pierna, de modo que si la longitud de la parte inferior de la pierna y de la parte superior de la pierna son iguales, anota la parte inferior de la pierna como más larga.

Medición 2:
Longitud de los dedos índice y anular

Hay otro aspecto hormonal que tiene que ver con la relación entre el dedo anular y el dedo índice. Como ya hemos visto en el capítulo 3, las personas expuestas a muchos andrógenos (el precursor de la testosterona) durante su crecimiento fetal tienden a tener los dedos anulares más largos que los índices; aquellos de vosotros que estuvisteis expuestos como fetos a más estrógenos tenéis los dedos índices relativamente más largos. Tal vez pienses que basta con mirarte las manos para ver a simple vista cuál de los dedos es más largo, pero es mejor medirlo con una pequeña regla, porque la palma es redonda, y el dedo índice a menudo puede parecer más largo de lo que es. Asegúrate de medirlos desde el pliegue entre cada dedo y el dedo corazón; no te midas el dedo índice por el lado del pulgar, o empezarías la medición demasiado abajo.

Cómo hacerlo

Lo ideal es que uses una regla con escala métrica y puedas ver fácilmente las diferencias de longitud, pero incluso si la escala es en pulgadas y tienes que utilizar fracciones, deberías poder obtener una medida lo suficientemente buena para nuestro propósito. El margen de error no debe superar los 2-3 milímetros.

La ilustración siguiente debería dejar el proceso aún más claro. Recuerda que D2 significa el segundo dedo, o sea el índice, mientras que D4 significa el cuarto dedo, o dedo anular.

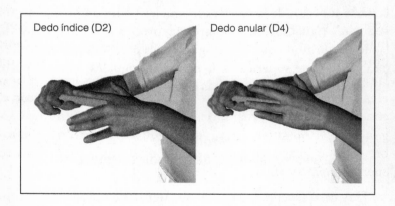

¿Qué hacer si las longitudes de los dedos índice y anular son iguales? Ningún problema: un «empate» (igual medida) siempre favorece al dedo índice (D2), de forma que si la longitud del dedo índice y la longitud del dedo anular son iguales, anota el dedo índice como más largo.

Anota las medidas de tu dedo índice y tu dedo anular

Mano derecha:	D2 (dedo índice):	D4 (dedo anular):
	☐ Más largo	☐ Más largo
Mano izquierda:	D2 (dedo índice):	D4 (dedo anular):
	☐ Más largo	☐ Más largo

¡Si has elegido la Calculadora Básica de GenoTipo, ya está! Ya puedes pasar al próximo capítulo y empezar a aprender las técnicas que necesitarás para comprobar la fuerza de tu Geno-Tipo.

La Calculadora Intermedia de GenoTipo

La Prueba Intermedia del GenoTipo utiliza los denominados genes clásicos: las mediciones de genes concretos que tanta información nos dan sobre nuestra herencia genética. Si has leído mis libros sobre los grupos sanguíneos ya estarás familiarizado con la cantidad de información que revela el simple hecho de saber si eres del grupo A, B, AB u O. (Y si no estás familiarizado con el concepto tal vez quieras echar un vistazo a *La alimentación según el grupo sanguíneo*, que incluye abundante información sobre cómo el grupo sanguíneo puede ayudarte a comprender tu cuerpo, mente y alma.)

Para realizar las pruebas necesarias para la Calculadora Intermedia de GenoTipo necesitarás:

- Las mediciones de la Calculadora Básica de GenoTipo.
- Tu grupo sanguíneo ABO.

Comprobar el grupo sanguíneo ABO

Tal vez ya conozcas tu grupo sanguíneo ABO. En caso contrario, puedes:

- Pedir hora a tu médico de cabecera.
- Hacerte la prueba tú mismo (*véase* Recursos para saber cómo hacerlo)
- Donar sangre: allí mismo te harán la prueba y te darán los resultados.

Dado que algunos de los GenoTipos están vinculados a ciertos grupos sanguíneos, conocer tu grupo sanguíneo es crucial para lograr el siguiente nivel de precisión. (La excepción es, por supuesto, nuestro idiosincrásico GenoTipo 4, los Exploradores, la navaja suiza genotípica que contiene un poco de todo.)

Anota tu grupo sanguíneo ABO

> Tu grupo ABO
> (A, B, AB, O):

¡Si te has decidido por la Calculadora Intermedia de Geno-Tipo, ya está! Ya puedes pasar al próximo capítulo y empezar a aprender las técnicas que necesitarás para comprobar la fuerza de tu GenoTipo.

La Calculadora Avanzada de GenoTipo

Si tienes pensado utilizar la Calculadora Avanzada de Geno-Tipo, tienes todos los datos necesarios para realizar el cálculo más sofisticado de tu GenoTipo. Además de las mediciones y grupos sanguíneos, incluirás en los cálculos tu estado secretor. Este gen tiene importantes efectos en la reactividad inmune y la economía metabólica, y puede ayudarte a distinguir diferencias sutiles entre los GenoTipos.

Para realizar las pruebas necesarias para la Calculadora Avanzada de GenoTipo necesitarás:

- Las mediciones de la Calculadora Básica de GenoTipo.
- Tu grupo sanguíneo ABO y Rh.
- Tu estado secretor (si eres «secretor» o «no secretor»)

Comprobar el grupo sanguíneo Rh

La prueba del Rh se incluye en las pruebas normales para determinar el grupo sanguíneo ABO, y también en los kits de comprobación en casa. Si ya te has hecho la prueba del grupo sanguíneo, ya tendrás la información. Anótala a continuación. Si no, ve a que te hagan la prueba del tipo de sangre (*véase* página 63) y anota los resultados.

Anota tu grupo sanguíneo Rh

Tu Rh (-,+):

Comprobar el estado secretor

El estado secretor está estrechamente relacionado con el grupo sanguíneo ABO, puesto que el gen secretor controla si «secretas» o no tu antígeno del grupo sanguíneo ABO en tus secreciones corporales. Mientras que a todos se nos puede averiguar el grupo sanguíneo con una pequeña muestra de sangre, aproximadamente un 85 por ciento de los humanos secretamos nuestro grupo sanguíneo en una forma libre que se bombea a nuestras secreciones corporales como sudor, semen, mocos, saliva, etc. A estas personas se las llama secretoras, y si quisiéramos, probablemente también podríamos averiguar su grupo sanguíneo mediante una muestra de saliva o de semen. Aproximadamente el 15 por ciento restante de las personas carece del alelo secretor, y lógicamente se los llama no secretores.

El estado secretor tiene efectos importantes sobre nuestro metabolismo y nuestra función inmune. Los no secretores, por ejemplo, tienen niveles inferiores de enzimas desintegradoras de la grasa, más sensibilidad ambiental, peores defensas contra hongos y parásitos, y una tendencia a problemas inflamatorios como la artritis.

Si ya sabes cuál es tu estado secretor, anótalo aquí debajo. Si quieres utilizar la Calculadora Avanzada de GenoTipo y necesitas determinar tu estado secretor, consulta el apartado de Recursos en la parte final del libro. La prueba, que requiere una muestra de saliva, es fácil de realizar y tardarás unas tres semanas en obtener los resultados.

Anota tu estado secretor

☐ Secretor	☐ No secretor

¡Ya está! Ahora pasa al siguiente capítulo y empieza a aprender las técnicas necesarias para comprobar la fuerza de tu GenoTipo.

CAPÍTULO CINCO

Comprueba la fuerza de tu GenoTipo

Cada una de las pruebas y mediciones descritas en el capítulo 4 nos ayudará a distinguir un GenoTipo de otro. Las mediciones y pruebas de este capítulo son diferentes. Están diseñadas para ayudarnos a comprender en qué medida representas a ese GenoTipo como parte de su imagen total, con qué fuerza reside ese GenoTipo dentro de ti. En ciencia, se les llama «indicadores de bondad».

Por eso todo el mundo que calcule su GenoTipo debe pasar estas pruebas. Tanto si utilizas la sencilla Calculadora Básica de GenoTipo como la Calculadora Avanzada de GenoTipo, necesitarás realizar estas averiguaciones para ver hasta qué punto encajas en la descripción de tu GenoTipo.

Todo lo que hay que saber sobre cómo completar este capítulo lo encontrarás aquí mismo. Sin embargo, debería advertirte que algunas de estas preguntas pueden dejarte perplejo y hacer que te preguntes cómo informaciones tan diversas pueden llegar a revelar algo útil. Encontrarás una explicación completa de las bases científicas de cada pregunta en el capítulo 3, y una visión general de por qué importan estas bases científicas en los capítulos 1 y 2.

Si no te gusta la idea de reunir ahora toda esta información, también puedes hojear este capítulo y responder primero a las preguntas fáciles, y luego hacer las demás mediciones una a una. Haz lo que te parezca más sencillo. Y si hay cualquier cuestión a la que simplemente no sabes responder, sáltatela y punto. No hay ninguna penalización por no saber la respuesta. La prueba simplemente se vuelve más precisa cuantas más preguntas respondas.

Así que para recapitular, esto es lo que has hecho hasta ahora, lo que harás en este capítulo y lo que harás en el capítulo siguiente:

- Has decidido qué calculadora (Básica, Intermedia o Avanzada) funciona para ti.
- Has realizado las mediciones y pruebas requeridas para esa calculadora.
- En este capítulo, te tomarás algunas medidas más que necesitas e imprimirás y analizarás tus huellas dactilares.
- En el capítulo siguiente utilizarás la calculadora que hayas elegido para determinar tu GenoTipo y la información que hayas reunido en este capítulo para ver hasta qué punto reflejas las características más propias de tu GenoTipo.
- Luego pasarás a la siguiente parte del libro y leerás el perfil de tu GenoTipo.
- Finalmente, empezarás a poner en práctica la información sobre tu GenoTipo haciendo uso de tus nuevos conocimientos sobre dieta, ejercicio y suplementos adecuados para tu GenoTipo.

¿Qué necesitarás para comprobar la fuerza de tu GenoTipo?

- Treinta minutos, con un amigo/a presente la mayor parte del tiempo, que te ayude a medirte o actúe como observador imparcial.

- Una cinta métrica blanda, que pueda servir para medir la cintura y las caderas.
- Una cinta adhesiva de pintor y un marcador (podrías pasar sin éstos).
- Un tampón de tinta, y papel «blanco brillante» para impresora láser para tomarte las huellas dactilares (y también alcohol y un paño para lavarte luego las manos).
  - O un kit de huellas dactilares (consulta Recursos para saber dónde puedes comprar uno).
  - O un rato para pasarte por la comisaría más cercana y, por poco dinero, pedir que te tomen las huellas dactilares.
- Tiras de gustador de PROP (*véase* Recursos).
- Las respuestas a algunas preguntas sobre tus padres, tus abuelos y tú mismo.

Tu historial personal y familiar

Dedica un momento a responder a las preguntas siguientes. Cada pregunta debe ser respondida con un «sí» o un «no». Si no sabes la respuesta, sáltate la pregunta.

Pregunta n.º 1: ¿Eres sensible a la cafeína? ¿Tomarte un café con la cena te mantiene despierto toda la noche o te produce palpitaciones?

☐ Sí	☐ No

Creo que la mayoría de la gente que lea esta pregunta tendrá una reacción instintiva, o bien «¡Sí, por supuesto!» o «Bueno, el café me pone un poco nerviosillo, pero no hay para tanto». Si realmente no estás seguro, tómate un café bien cargado o tal vez un té verde o negro cafeinados unas dos horas antes de tu hora habitual de acostarte. (Si la idea misma te horroriza, no sigas adelante: eres sensible.) Te aconsejo que no lo pruebes la víspera de un día laboral.

Pregunta n.º 2: Entre tus padres, tus abuelos, tus hermanos y tú, ¿ha habido dos o más casos de depresión clínica o disfunción cognitiva como el Alzheimer?

☐ Sí	☐ No

Si puedes contar dos o más casos, pon que sí. No importa si son dos, tres, o más: dos es el número tope, por lo que no hace falta que rastrees toda la historia familiar. Y si no estás seguro, puedes saltarte la pregunta. Sólo quiero prevenirte, sin embargo, que «depresión» no significa melancolía o tristeza, sino personas que se medican (o se han medicado) por depresión, trastorno bipolar o trastorno obsesivo-compulsivo (TOC), personas cuyo funcionamiento se ha visto gravemente alterado por la enfermedad, al menos durante un tiempo.

Pregunta n.º 3: Entre tus padres, tus abuelos, tus hermanos y tú, ¿ha habido dos o más casos de enfermedad cardíaca, ataque al corazón o diabetes?

☐ Sí	☐ No

Pregunta n.º 4: Entre tus padres, tus abuelos, tus hermanos y tú, ¿ha habido dos o más casos de cáncer?

☐ Sí	☐ No

Nuevamente, si no sabes la respuesta, sigue adelante. Aunque son preguntas cuyas respuestas realmente deberías conocer aparte de este test, por lo que te ruego que trates de averiguarlo. ¡A fin de cuentas, es una información que tu médico debería tener!

Pregunta n.º 5: Entre tus padres, tus abuelos, tus hermanos y tú, ¿ha habido dos o más casos de enfermedad autoinmune (lupus, artritis reumatoide, esclerosis múltiple)?

☐ Sí	☐ No

Algunas enfermedades autoinmunes comunes son la artritis reumatoide, esclerodermia, lupus, nefritis, colitis y la enfermedad de Crohn. Las alergias también son una forma de enfermedad autoinmune, por lo que deberás marcar la casilla si tú o algún miembro cercano de tu familia tiene fuertes reacciones al polen, moho, o detonantes ambientales. No incluyas las alergias a la comida, que parecen abarcarlo todo y a menudo indican «sensibilidad a la comida», algo totalmente distinto. Y, cuando consideres la artritis, asegúrate de que la enfermedad que estás considerando sea la artritis reumatoide, una enfermedad inflamatoria que afecta a todo el cuerpo, y no osteoartritis, que sólo afecta a las articulaciones.

Bueno, el interrogatorio ha terminado. No necesitamos todos los detalles de tu salud, sólo las respuestas a algunas preguntas clave que nos permitirán distinguir entre aspectos de los diferentes GenoTipos. Para averiguar qué pueden contarte tus huellas dactilares, sigue leyendo.

Las huellas dactilares: un mapa de carreteras prenatal

Como ya hemos visto en el capítulo 3, tus huellas dactilares contienen todo tipo de pistas sobre tu herencia prenatal y epigenética. Como los anillos del tronco de un árbol, son un informe sensible de tu vida embrionaria y a menudo pueden indicar trastornos que deberías vigilar. Y por ese motivo, son una de las mejores maneras de averiguar tu GenoTipo.

Para obtener tus huellas dactilares, tienes muchas opciones. Si vas a la comisaría de policía más cercana, te tomarán las huellas por poco dinero y podrás llevártelas a casa. Es algo bastante habitual, ya que muchas solicitudes de licencias precisan que presentes una copia de tus huellas dactilares. Si eres tú quien solicita que le tomen las huellas, la policía no se las quedará para su archivo: te dará los resultados para que te los lleves.

También puedes solicitar el envío de un kit para la prueba del GenoTipo, que incluye un kit para tomarte las huellas dactilares. (*Véase* Recursos para más información.)

O simplemente te puedes tomar tú mismo las huellas dactilares, que es bastante sencillo.

Cómo hacerlo

- Agénciate un tampón de tinta y papel «blanco brillante» para impresora láser, o algún otro papel liso. No utilices papel barato de fotocopiadora u otros papeles que puedan resultar demasiado ásperos o granulados. El papel debe ser liso y pulido.

- Lávate las manos y sécatelas bien. Si te preocupa la transpiración, friégate las puntas de los dedos con un poco de alcohol y deja que se sequen.

- Coloca el tampón de tinta y el papel justo en el borde de la mesa. Es conveniente tenerlos lo más cerca posible. El borde del papel, en concreto, debería estar alineado con el borde de la mesa.

- Sujeta firmemente el tampón de tinta con la mano a la que no le estás tomando las huellas. Haz rodar el dedo ligeramente sobre la tinta, de dentro (la parte más cercana a tu cuerpo) hacia fuera. (Haz lo contrario con el pulgar, hazlo rodar de fuera adentro.) No aprietes demasiado. Asegúrate, sin embargo, de tener tinta hasta el primer pliegue. No nos interesa tanto la punta de los dedos como la parte inferior del dedo, hasta el pliegue.

- Aprieta ligeramente el dedo mojado en tinta sobre el papel. Hazlo rodar suavemente, de dentro hacia fuera (excepto el pulgar, que debería rodar de fuera adentro). Y tampoco ahora aprietes demasiado. Deja que la tinta haga su trabajo.

- Si no estás acostumbrado a tomarte las huellas dactilares, tal vez necesites varios intentos para lograr una buena impresión, así que ten paciencia. Si tienes unas huellas dactilares con las crestas bajas (enseguida lo explicaré), te costará un poquito más obtener una buena impresión. Asegúrate de tener suficiente tinta

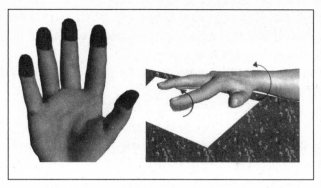

¡Con una buena técnica se obtienen unas huellas dactilares fantásticas!

en el dedo, aunque no demasiada. Tinta insuficiente significa que las huellas quedan demasiado pálidas para leerlas; demasiada tinta implica que quedan muy oscuras y borrosas.

- Etiqueta tus huellas en cuanto te las tomes, especialmente si necesitas más de un intento para que salgan bien. Al cabo de un rato todas te parecerán iguales, por lo que resulta crucial ponerles el nombre. El sistema estándar es numerar los dedos del 1 al 5, siendo el 1 el pulgar. Asegúrate de anotar también cuáles corresponden a la mano izquierda y cuáles a la derecha.

Cómo interpretar los resultados

A primera vista, los dibujos de tus huellas dactilares pueden parecer tremendamente aleatorios. Lo que deberás hacer, por tanto, es buscar lo que se conoce como *área de dibujo*, el área dentro de la cual puedes distinguir realmente el dibujo. Las áreas de dibujo están rodeadas de las llamadas *crestas papilares*, que básicamente forman el dibujo.

Hay dos rasgos que también pueden ayudarte a localizar los dibujos. El *trirradio* o *delta*, un pequeño triángulo que es como una isla en medio de dos líneas fluidas, y el núcleo, que es el centro del dibujo de la huella dactilar.

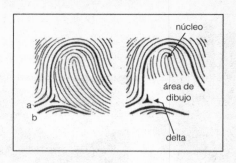

Una vez identificada el área de dibujo, deberás buscar tres figuras básicas: *arcos*, *lazos* y *espirales*. Es probable que no las tengas las tres, pero casi seguro que tienes una al menos. Vas a tener que contar cuántas tienes de cada, y también observar algunas otras variaciones, de modo que primero debes ser capaz de identificar cada tipo.

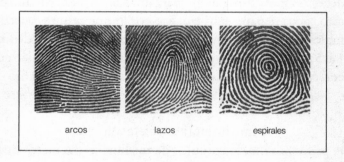

arcos   lazos   espirales

- Los *arcos* son la figura más simple: una sucesión de crestas paralelas que parece una colina. A veces los arcos se elevan suavemente desde ambos lados; otras veces forman un pico en el centro. Sea como sea, para lo que nos interesa, esta figura cuenta como un arco.
- Los *lazos* son la figura más común. Los hay de varios tipos. Los más comunes se abren hacia el dedo meñique y se denominan lazos cubitales (el cúbito es el hueso de la parte exte-

rior del brazo). Cuando se abren hacia el dedo pulgar, se los llama *lazos radiales* (el radio es el hueso de la parte interior del brazo). Los lazos radiales son bastante inusuales, aunque podrías tener uno en un dedo o en ambos dedos índices. El tipo de lazo no importa para lo que nos interesa, sólo si es un lazo o no.

- Las *espirales* son series de anillos concéntricos. Pueden ser helicoidales, ovaladas, circulares o de cualquier otra forma redondeada.

La mejor manera de distinguir las figuras de las huellas dactilares es alejar un poco la vista y observar toda la zona de dibujo; intenta no quedarte demasiado tiempo en los detalles. A veces yo digo que es como mirar arte moderno, o como esas ilusiones ópticas donde surge una figura inesperada entre otras imágenes. No fuerces demasiado la vista: deja que la forma venga a ti.

Tal vez encuentres alguna huella dactilar que no puedes clasificar fácilmente porque parece ser una mezcla de dos o más formas. En terminología técnica se la llama una huella *compuesta*. Si encuentras una, cuenta los deltas. Con un delta lo podrás considerar un lazo. Con dos deltas, una espiral. Si no hay deltas, puedes considerarlo un arco. Si te ves absolutamente incapaz de clasificarla, déjalo estar. Haz lo que puedas con el resto de datos de que dispones.

Anota los resultados de las figuras de tus huellas dactilares

	Pulgar	Índice	Corazón	Anular	Meñique
Mano derecha	☐ Lazo ☐ Espiral ☐ Arco	☐ Lazo ☐ Espiral ☐ Arco	☐ Lazo ☐ Espiral ☐ Arco	☐ Lazo ☐ Espiral ☐ Arco	☐ Lazo ☐ Espiral ☐ Arco
Mano izquierda	☐ Lazo ☐ Espiral ☐ Arco	☐ Lazo ☐ Espiral ☐ Arco	☐ Lazo ☐ Espiral ☐ Arco	☐ Lazo ☐ Espiral ☐ Arco	☐ Lazo ☐ Espiral ☐ Arco

Las líneas blancas

Los dibujos de tus huellas dactilares ya están muy formados en el momento de tu nacimiento (por eso resultan tan útiles para la policía). Lo que cambia, sin embargo, es la altura de las *crestas papilares*, la textura de los dedos que hace que tengas huellas dactilares. La altura de las crestas es dinámica, y suele ser un indicador muy claro de lo que está ocurriendo en tu sistema digestivo. Las crestas bajas suelen indicar alteraciones en la mucosa intestinal o algún otro tipo de problema digestivo. También pueden indicar intolerancia al gluten (presente en el trigo) o sensibilidad a las lectinas (presentes en los cereales), así como sugerir enfermedad celíaca (relacionada con la intolerancia al gluten) e «intestino agujereado», en que bacterias pertenecientes al estómago también se filtran al tubo intestinal. Por contra, una buena altura de las crestas suele indicar un tubo digestivo sano.

Si las crestas de tus huellas dactilares están desgastadas, es probable que veas una serie de líneas blancas entre tus huellas dactilares. Son pliegues secundarios que se vuelven visibles cuando las crestas están bajas.

Un estudio que se remonta a los años setenta muestra una correlación entre la aparición de líneas blancas y la incidencia de la enfermedad celíaca. Habitualmente, el número de líneas blancas aumenta con la edad, a medida que la integridad intestinal comien-

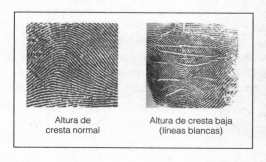

Altura de
cresta normal

Altura de cresta baja
(líneas blancas)

za a deteriorarse. En muchos casos, estas líneas blancas empiezan a desvanecerse cuando se mantiene una dieta sin gluten. Algunos investigadores creen incluso que las líneas blancas son un buen indicador de la respuesta de una persona a una terapia de dieta, aunque una mejora total de las huellas dactilares podría tardar hasta dos años.

Si has observado muchas líneas blancas en tus huellas dactilares, tal vez sea aconsejable que visites a un médico naturópata para saber más acerca de tu salud digestiva. Y sin duda querrás seguir las prescripciones sobre hidratos de carbono de tu Dieta del GenoTipo, que puede suponer una diferencia descomunal para corregir problemas digestivos, recuperar la integridad intestinal y reequilibrar las bacterias estomacales e intestinales.

Pregunta n.º 6: ¿Tienes líneas blancas que atraviesen los dibujos de tus huellas dactilares?

☐ Sí	☐ No

Simetrías

Como hemos visto en el capítulo 3, la simetría suele indicar un entorno prenatal estable, mientras que la asimetría sugiere que el feto se ha visto sujeto a estrés. Generalmente, cuanto más asimétrico seas, más estrés habrás sufrido en el útero. Ello se debe a que las mitades izquierda y derecha de tu cuerpo se desarrollan por separado. En un entorno estable, las dos mitades siguen la misma lógica y se desarrollan de la misma manera. Cuando el estrés interfiere en el desarrollo del feto, éste tiende a desarrollarse de un modo dispar, y la consecuencia es la asimetría. Es por eso que nos interesan las respuestas a las dos primeras preguntas de este apartado.

Pregunta n.º 7: Cuando comparas las huellas dactilares de tus manos izquierda y derecha, al menos cuatro de los cinco dedos SÍ coinciden.

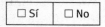

□ Sí   □ No

Pregunta n.º 8: Cuando comparas las huellas dactilares de tus manos izquierda y derecha, al menos tres de los cinco dedos NO coinciden.

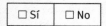

□ Sí   □ No

Ser zurdo o ambidextro suele relacionarse con cambios hormonales durante el embarazo, lo que nos lleva a la pregunta n.º 9.

Pregunta n.º 9: ¿Eres zurdo o ambidextro?

□ Sí   □ No

Como hemos visto en el capítulo 3, ninguno de estos factores es causante de nada en tu cuerpo. Simplemente informan de sucesos que ocurrieron, sucesos que podrían tener un profundo efecto en tu salud y tu vitalidad.

Biometría: medir la forma y el tamaño de tu cuerpo

La biometría es literalmente la medición de los seres vivos. En este caso, medimos tu *morfología*, palabra que significa estudio de las formas. La forma que tenga tu cuerpo revela bastante acerca de tus hormonas y metabolismo, y nos da mucha información acerca de cómo tu experiencia prenatal ha conformado tus respuestas ante el mundo. Como siempre, puedes encontrar las explicaciones científicas para estas mediciones en el capítulo 3, por lo que ahora pasaremos directamente a la Prueba de GenoTipo propiamente dicha.

Abertura de piernas

Pregunta n.º 10: Con los tobillos juntos, ¿hay una PEQUEÑA abertura entre tus muslos a la altura de las rodillas, o incluso las rodillas se tocan?

| □ Sí | □ No |

Pregunta n.º 11: Con los tobillos juntos, ¿hay una GRAN abertura entre tus muslos a la altura de las rodillas?

| □ Sí | □ No |

La respuesta a estas preguntas no podría ser más fácil de averiguar. Basta que te mires las piernas desnudas ante un espejo de cuerpo entero y observes el espacio que se crea entre tus muslos al juntar los pies, con los tobillos tocándose levemente. Puedes utilizar el dibujo de debajo para ayudarte a decidir si la abertura entre tus piernas es pequeña o grande, y también puedes pedir opinión a un amigo.

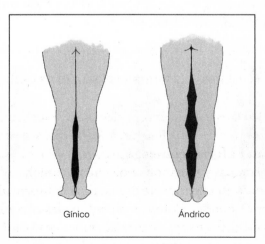

Espacio entre muslos: (izquierda) abertura estrecha; (derecha) abertura ancha

Los tendones

Pregunta n.º 12: Cuando relajas el brazo y te miras la piel que envuelve las muñecas, ¿puedes ver el perfil de tus tendones?

□ Sí	□ No

La respuesta afirmativa es síntoma de GenoTipo Maestro, que tiende a tener el cuerpo nervudo con los tendones visibles. Aunque no en todos los casos; si tienes sobrepeso tal vez no puedas ver los tendones en ningún caso. Si no estás seguro sobre este asunto, deja la respuesta en blanco.

El tipo de cuerpo

Como hemos visto en el capítulo 3, tu tipo de cuerpo (también conocido como *somatotipo*) puede contarnos bastante acerca de tu metabolismo y tu GenoTipo. Por ejemplo, el tipo de cuerpo redondeado es también un rasgo distintivo del GenoTipo Recolector, mientras que el GenoTipo Cazador tiende a tener un cuerpo más esbelto.

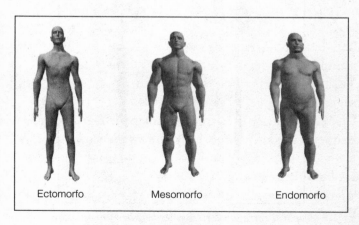

Ectomorfo Mesomorfo Endomorfo

Los tres tipos básicos de cuerpo

Por supuesto, esta pregunta puede resultar bastante fácil de responder, aunque te recomendaré que le pidas a un amigo que te confirme los resultados. En nuestra cultura, donde «ser delgado está de moda», muchas mujeres se consideran «redonditas» cuando prácticamente todos los demás las considerarían «musculosas» o incluso «esbeltas».

Fíjate bien en estos tipos de cuerpo y decide cuál te describe mejor. Luego haz que un amigo te lo confirme. Si ambos estáis de acuerdo, ya está. Si todavía no tienes claro qué tipo de cuerpo tienes, prueba con esta sencilla prueba:

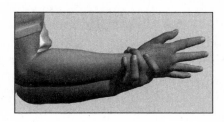

La prueba de la circunferencia de la muñeca.

Rodéate la muñeca con los dedos pulgar y corazón de la otra mano (*véase* foto). ¿Cuál de las siguientes cosas observas?

- Tus dedos pulgar y corazón no se tocan. Tienes un esqueleto grande y es muy probable que seas un endomorfo.
- Tus dedos pulgar y corazón se tocan y basta. Casi con toda seguridad eres un mesomorfo.
- Tus dedos pulgar y corazón se solapan. Tienes un esqueleto pequeño y es muy probable que seas un ectomorfo.

Anota los resultados

☐ Tienes un tipo de cuerpo REDONDEADO y muy probablemente el esqueleto grande (endomorfo).

☐ Tienes un tipo de cuerpo MUSCULOSO (mesomorfo).

- [ ] Tienes un tipo de cuerpo ESBELTO y probablemente el esqueleto pequeño (ectomorfo).
- [ ] Tienes un tipo de cuerpo REDONDEADO y MUSCULOSO (meso-endomorfo).
- [ ] Tienes un tipo de cuerpo MUSCULOSO y ESBELTO (meso-ectomorfo).

Forma de los dientes

Como hemos visto en el capítulo 3, los dientes en pala (con la parte interior de los incisivos excavada) podrían indicar antepasados habituados a comer carne. En consecuencia, es un rasgo típico del GenoTipo 1 Cazador y un indicador menor del GenoTipo 2 Recolector y del GenoTipo 4 Explorador, a los que también les va mejor una dieta de tipo carnívoro.

Si los incisivos en pala sugieren comer carne, una cúspide adicional (conocida como cúspide de Carabelli) en la parte interior de la primera muela superior sugiere una dieta agrícola que requiere triturar cereales y verduras.

Echa un vistazo al dibujo siguiente para hacerte una idea de los lugares donde tendrás que mirar.

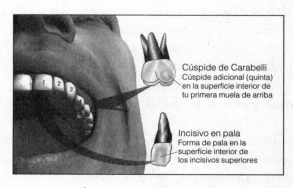

Incisivos en pala y cúspide de Carabelli

Por supuesto, si tienes alguna prótesis dental en alguno de los dientes que nos interesan, no podrás responder a estas preguntas. Tal vez necesites la ayuda de un amigo para que te mire la boca con una linterna. No te preocupes: ¡hay un montón de preguntas más!

Pregunta n.º 13: ¿Tienes los incisivos frontales en FORMA DE PALA (excavados)?

□ Sí	□ No

Pregunta n.º 14: ¿Tienes una CÚSPIDE ADICIONAL en la parte interior de tu primera muela?

□ Sí	□ No

La forma de la mandíbula

Varios GenoTipos se distinguen por su forma única de la mandíbula, que probablemente podrás determinar simplemente mirándote al espejo, utilizando como guía la siguiente ilustración:

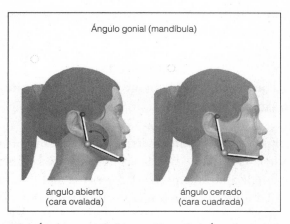

(Izquierda) Ángulo gonial abierto. (Derecha) Ángulo gonial cerrado

En el gráfico superior se muestran dos ángulos diferentes de mandíbula. A la izquierda tenemos una mandíbula de ángulo abierto (más de 125 grados) y a la derecha una mandíbula de ángulo cerrado (menor o igual a 125 grados).

Si no estás seguro, puedes buscar o hacerte una foto de perfil. Marca puntos en los tres lugares, dibuja líneas que los conecten y mide el ángulo con transportador. Si el ángulo es de 125 grados o menos, tienes la cara cuadrada (un ángulo gonial cerrado). Si el ángulo de tu mandíbula es superior a 125 grados, tienes una mandíbula en forma de almendra (un ángulo gonial abierto). Ahora ya puedes anotar tus resultados y pasar a la medición siguiente.

Anota los resultados
☐ Tienes la mandíbula CUADRADA (ángulo gonial cerrado).
☐ Tienes la mandíbula en forma de ALMENDRA (gonial abierto).

Proporción cintura-caderas

Como hemos visto en el capítulo 3, buscar la proporción entre tu cintura y tus caderas te revelará mucha información sobre tu salud y tu metabolismo.

Cómo hacerlo

Solo o con la ayuda de un amigo, rodea con una cinta métrica blanda tu cintura por su punto más estrecho, justo encima del ombligo.

Asegúrate de que la cinta métrica esté al mismo nivel alrededor de toda la cintura y paralela al suelo. Tensa la cinta métrica hasta que quede ajustada, pero sin apretar la piel. Intenta no superar los 10 milímetros como margen de error. Anota la medida de tu cintura.

En cuanto a las caderas, repite el procedimiento, eligiendo la parte más ancha de los huesos de tus caderas. Anota la medida de las caderas. Luego divide la medida de tu cintura entre la medida de tus caderas. (¡Ahora ya sabes para qué necesitabas la calculadora!)

Medida de la cintura:____entre la medida de las caderas: ____= Proporción cintura-caderas____

Ahora clasifiquémosla:

Hombres menores de 50 años:
- Alta (tu proporción cintura-caderas está por encima de 0,96)
- Mediana (tu proporción cintura-caderas está entre 0,96 y 0,91)
- Ideal (tu proporción cintura-caderas está por debajo de 0,91)

Mujeres menores de 50 años:
- Alta (tu proporción cintura-caderas está por encima de 0,79)
- Mediana (tu proporción cintura-caderas está entre 0,79 y 0,71)
- Ideal (tu proporción cintura-caderas está por debajo de 0,71)

Hombres de 50 años y más:
- Alta (tu proporción cintura-caderas está por encima de 0,99)
- Mediana (tu proporción cintura-caderas está entre 0,99 y 0,93)
- Ideal (tu proporción cintura-caderas está por debajo de 0,93)

Mujeres de 50 años y más:
- Alta (tu proporción cintura-caderas está por encima de 0,84)
- Mediana (tu proporción cintura-caderas está entre 0,85 y 0,75)
- Ideal (tu proporción cintura-caderas está por debajo de 0,75)

Anota los resultados

Este dato sólo nos interesa si tu proporción cintura-caderas es excepcionalmente alta o ideal, de modo que si tus resultados son «medianos», sáltate esta parte y pasa a la última medición. En caso contrario, anota tus resultados en la página siguiente.

☐ Tienes una proporción cintura-caderas ALTA.
☐ Tienes una proporción cintura-caderas IDEAL.

Forma de la cabeza

¡Ya casi estamos! Mira por dónde, la última serie de preguntas del apartado de comprobación de la fuerza tiene que ver con la forma de tu cabeza.

Como ya he dicho en el capítulo 3, la forma de la cabeza parece ser uno de los cambios más recientes que hemos experimentado los humanos. Hasta la Edad Media, nuestras cabezas parecen haberse ensanchado gradualmente hasta alcanzar forma de «tarugo». Desde la Edad Media a esta parte, parece que nuestras cabezas se han alargado y estrechado, al mismo tiempo que se ha dado un gradual aumento de nuestra estatura. Puesto que estos cambios probablemente reflejan diferencias en la nutrición materna, se correlacionan con ciertos GenoTipos, especialmente la cabeza alargada, que es un rasgo distintivo de los Guerreros. La cabeza más cuadrada también es en cierto modo característica de Exploradores y Nómadas.

Existen tres formas básicas de cabeza. Utiliza la siguiente ilustración para ayudarte a determinar la forma de tu cabeza:

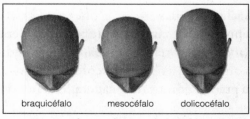

braquicéfalo   mesocéfalo   dolicocéfalo

Las tres formas básicas de la cabeza

Casi todo el mundo podrá hacerse una idea aproximada de la forma de su cabeza haciendo que un amigo le observe la parte superior de la misma mientras la persona está sentada. Si tienes el pelo largo u ondulado, tal vez es mejor que te lo mojes antes para alisarlo. Si no puedes verlo a simple vista y quieres medirlo, vuelve a hacer uso de la cinta métrica blanda y pide ayuda a un amigo. Medirás lo que los antropólogos denominan el «índice cefálico».

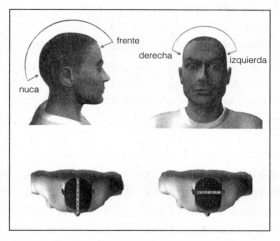

(Arriba) Mediciones para el índice cefálico
(Inferior izquierda) Realizando la medición nuca-frente
(Inferior derecha) Realizando la medición de lado a lado

Cómo hacerlo

- Siguiendo el diagrama superior, mide la longitud de tu cabeza desde el punto más alto de la línea media del cráneo (*frente* en la ilustración) hasta la protuberancia ósea de la base del cráneo (*nuca* en la ilustración). Anota la longitud.
- Mide la anchura de tu cabeza colocando una cinta métrica sobre tu cráneo en su parte más ancha. (Toma la ilustración como guía; buscamos los puntos marcados como *izquierda* y *derecha* a ambos lados del cráneo.) Anota la anchura.

- Divide la anchura de tu cabeza entre la longitud de la misma y multiplica el resultado por 100. Ése es tu índice cefálico:

Anchura de la cabeza: ____entre longitud de la cabeza: ____
Multiplicado por 100 = Índice cefálico____.

Y esto es lo que te cuenta tu índice cefálico:
- Si tu índice cefálico es inferior a 75, tienes un cráneo largo y estrecho (visto desde arriba). Eres dolicocéfalo, que en griego significa «de cabeza larga».
- Si tu índice cefálico es superior a 80, tienes la cabeza corta y ancha (vista desde arriba), lo que te hace braquicéfalo, o «de cabeza corta».
- Entre medio están aquellos cuyo índice cefálico está entre 75 y 80. Si estás en este grupo, eres mesocéfalo, o «de cabeza mediana».

Anota los resultados
Sólo nos interesa si tienes la cabeza larga o corta, de modo que si tus resultados son «normales» (es decir, si tienes la «cabeza mediana»), ya estás. En caso contrario, anota aquí tus resultados:
☐ Tienes la cabeza ALARGADA (dolicocéfalo).
☐ Tienes la cabeza ANCHA y CORTA (braquicéfalo).

Prueba si eres gustador de PROP

Como hemos visto en el capítulo 3, los gustadores de PROP tienen un gen concreto que les permite notar el sabor de un compuesto químico llamado propiltiouracil (PROP), similar a muchos de los compuestos que encontramos en las verduras crucíferas como el brécol, la col y la coliflor. La capacidad o incapacidad para notar el sabor del PROP nos puede dar mucha información sobre el metabolismo del cuerpo y puede ayudar a determinar muchas de las distinciones más finas entre los GenoTipos.

Si no puedes o no deseas adquirir el kit de prueba de Geno-Tipo, que incluye las tiras de prueba de PROP, no te preocupes. Las restantes pruebas te permitirán comprobar la fuerza de tu GenoTipo, aunque la inclusión del PROP incrementaría la precisión del resultado.

Cómo hacerlo

Si ya tienes tu kit de prueba de GenoTipo (*véase* Recursos), ya tendrás tu tira para la prueba del PROP e instrucciones acerca de cómo utilizarla. Verás que incluye una tira de control. Necesitas esta tira para verificar que puedes notar el sabor del PROP y no sólo te lo imaginas. Mezcla las tiras, o haz que un amigo trate de engañarte haciéndote probar cada una de las tiras con los ojos cerrados.

Cómo interpretar los resultados:
- La tira de control debería saber «a nada».
- Si la tira de PROP también te sabe «a nada», eres un «no gustador».
- Si la tira de PROP te sabe amarga, eres un «gustador».
- Si la tira de PROP te produce una fuerte repulsión (y no tiene simplemente un mal sabor), eres un «supergustador».

Anota tu condición respecto al sabor de PROP
- ☐ Gustador
- ☐ No gustador
- ☐ Supergustador

Seguir adelante

¡Y ya está! Pronto podrás acceder a todo un nuevo mundo de salud, vitalidad y peso óptimo. Y podrías comprender tu yo físico, mental y emocional de un modo totalmente diferente.

Aprovecha esta oportunidad para volver a repasar este capítulo y el anterior y asegurarte de haber respondido a todas las preguntas que podías, verificando con amigos o familiares cualquier pregunta que necesite una mirada limpia y objetiva. Asegúrate, por ejemplo, de que un amigo esté de acuerdo con el tipo de cuerpo que has identificado como propio. Corrige cualquier cosa que no te parezca correcta. Luego coge la calculadora y prepárate para sumarlo todo. Echa un último vistazo al ángulo de tu mandíbula o a la forma de tu cabeza si todavía tienes alguna duda acerca de cómo describirlos.

Luego vuelve la página y descubrirás cómo puntuar los resultados de tu Prueba del GenoTipo.

CAPÍTULO SEIS

Preparados, listos, ¡ya!
Calcula tu GenoTipo

Ya conoces la base científica. Tienes las respuestas a las Cinco Preguntas Básicas sobre tu historia personal y familiar. Has realizado las mediciones y te has hecho las pruebas. Ha llegado la hora de sacar la Calculadora de GenoTipo y descubrir a cuál de los seis GenoTipos perteneces.

¡Pues vamos allá!

La Calculadora Básica de GenoTipo

Qué necesitas
- Las medidas de longitud de piernas y torso, como se ha explicado en el capítulo 4.
- Las medidas de los dedos índice y anular de ambas manos, como se ha explicado en el capítulo 4.
- Todas las medidas, huellas dactilares u observaciones que utilizarás para comprobar la fuerza de tu GenoTipo, como se ha explicado en el capítulo 5.

Utilizar la Calculadora Básica de GenoTipo es muy sencillo. Basta realizar las sencillas mediciones que se han explicado en el capítulo 4, buscar la tabla adecuada hombre/mujer y averiguar los cuatro GenoTipos de los que la calculadora te dice que «compruebes la fuerza» comparándolos entre sí. (Recuerda que en caso de «empate», o sea que midan igual, siempre ganan el torso, la parte inferior de la pierna y el dedo índice.) Luego pasa al apartado titulado «Comprueba la fuerza de tu GenoTipo» al final de este capítulo. Allí deberás utilizar la información acumulada en el capítulo 5 para comparar los cuatro GenoTipos entre sí. El GenoTipo con una puntuación más alta será tu GenoTipo.

Y...	Y...	Comprueba la fuerza de estos GenoTipos
La parte superior de tu pierna es más larga que la parte inferior	Tus dedos índices son más largos que los anulares en ambas manos	GT2 RECOLECTOR GT3 MAESTRO GT4 EXPLORADOR GT6 NÓMADA
	Tus dedos anulares son más largos que los índices en ambas manos	GT1 CAZADOR GT3 MAESTRO GT4 EXPLORADOR GT6 NÓMADA
	En una mano es más largo el dedo índice y en la otra es más largo el dedo anular	GT2 RECOLECTOR GT3 MAESTRO GT4 EXPLORADOR GT5 GUERRERO
La parte inferior de de tu pierna es más larga o igual que la parte superior	Tus dedos índices son más largos que los anulares en ambas manos	GT2 RECOLECTOR GT4 EXPLORADOR GT5 GUERRERO GT6 NÓMADA
	Tus dedos anulares son más largos que los índices en ambas manos	GT1 CAZADOR GT3 MAESTRO GT4 EXPLORADOR GT6 NÓMADA
	En una mano es más largo el dedo índice y en la otra es más largo el dedo anular	GT2 RECOLECTOR GT3 MAESTRO GT4 EXPLORADOR GT6 NÓMADA

| Calculadora Básica de GenoTipo: Tabla 2 | | |
| **Tus PIERNAS son MÁS LARGAS que tu TORSO** | | |
Y...	*Y...*	*Comprueba la fuerza de estos GenoTipos*
La parte superior de tu pierna es más larga que la parte inferior	Tus dedos índices son más largos que los anulares en ambas manos	GT2 RECOLECTOR GT4 EXPLORADOR GT5 GUERRERO GT6 NÓMADA
	Tus dedos anulares son más largos que los índices en ambas manos	GT1 CAZADOR GT4 EXPLORADOR GT5 GUERRERO GT6 NÓMADA
	En una mano es más largo el dedo índice y en la otra es más largo el dedo anular	GT1 CAZADOR GT2 RECOLECTOR GT3 MAESTRO GT4 EXPLORADOR
La parte inferior de de tu pierna es más larga o igual que la parte superior	Tus dedos índices son más largos que los anulares en ambas manos	GT2 RECOLECTOR GT4 EXPLORADOR GT5 GUERRERO GT6 NÓMADA
	Tus dedos anulares son más largos que los índices en ambas manos	GT1 CAZADOR GT3 MAESTRO GT5 GUERRERO GT6 NÓMADA
	En una mano es más largo el dedo índice y en la otra es más largo el dedo anular	GT1 CAZADOR GT3 MAESTRO GT5 GUERRERO GT6 NÓMADA

¡Creo que no podría ser más sencillo!

La Calculadora Básica de GenoTipo es simplemente eso: básica. Te dará una idea aproximada y de eso se trata. Me gusta pensar en la Calculadora Básica de GenoTipo como en un «dibujo infantil hecho con pintura de dedos». ¿Te has fijado alguna vez en un dibujo infantil hecho con los dedos? Aunque la mayoría son muy simplistas, generalmente puedes adivinar el tema del dibujo (una casa, un coche, una persona sonriente) y te sorprendería la cantidad de matices que pueden llegar a añadirles los niños a sus dibujos. Sin embargo, como la Calculadora Básica de GenoTipo sólo utiliza dos mediciones, es ciertamente posible que tu GenoTipo cambie en cuanto pases a calculadoras más detalladas.

Sencilla como es, la Calculadora Básica de GenoTipo es bastante potente y sus resultados aventajan claramente a cualquiera de las dietas «de talla única» que corren por ahí. No deberíamos subestimar el valor de estas tablas. Realizan una labor bastante buena para determinar algunas influencias epigenéticas básicas, e incluyen algunos detalles importantes sobre tus niveles de simetría, la cantidad de hormonas sexuales que has encontrado en el útero y los niveles de factores de crecimiento que experimentaste en tu primera infancia.

La idea subyacente a la Calculadora Básica de GenoTipo era simplemente ponerte «en marcha» con la Dieta del GenoTipo. Con el tiempo querrás añadir más datos acerca de ti mismo, como el grupo sanguíneo, y podrás pasar a la Calculadora Intermedia de GenoTipo.

La Calculadora Intermedia de GenoTipo

Qué necesitas
- Las medidas de longitud de piernas y torso, como se ha explicado en el capítulo 4.
- Las medidas de los dedos índice y anular de ambas manos, como se ha explicado en el capítulo 4.

- El grupo sanguíneo ABO, como se ha explicado en el capítulo 4.
- Todas las medidas, huellas dactilares u observaciones que utilizarás para comprobar la fuerza de tu GenoTipo, como se ha explicado en el capítulo 5.

La Calculadora Intermedia de GenoTipo integra uno de tus indicadores genéticos: tu grupo sanguíneo ABO.

Si no conoces tu grupo sanguíneo ABO, basta una sencilla y barata prueba casera que puedes pedir en las fuentes citadas en Recursos. Como con la Calculadora Básica de GenoTipo, realizarás dos mediciones básicas, y nuevamente tienes dos tablas de consulta, una para personas con el torso más largo que las piernas, y la otra para aquellos cuyas piernas sean más largas que su torso.

Para seguir con la analogía de la pintura, la Calculadora Intermedia de GenoTipo pasa de la precisión de la pintura con dedos al nivel de los maestros clásicos, puesto que como un óleo de Rembrandt, la genética del grupo sanguíneo permite ahora un sombreado más sutil y delicado. Muchos lectores tal vez ya tengan esta información tras haber leído mis otros libros sobre grupos sanguíneos y dieta.

Para utilizar la Calculadora Intermedia de GenoTipo, elige la tabla de consulta según tu proporción torso-piernas y comprueba la tabla de izquierda a derecha. Al contrario que la Calculadora Básica, que te pide que compruebes la fuerza de cuatro GenoTipos posibles, la Calculadora Intermedia limita las opciones posibles a dos, y en circunstancias especiales incluso concretará un único GenoTipo ganador.

Una vez hechos los cálculos con la Calculadora Intermedia de GenoTipo, puedes pasar al apartado del final del capítulo llamado «Comprueba la fuerza de tu GenoTipo». Allí recogerás la información acumulada en el capítulo 5 y la utilizarás para comparar los dos GenoTipos entre sí. El GenoTipo con la puntuación más alta es tu GenoTipo. Si la calculadora ha especificado un único GenoTipo, ya basta.

Calculadora Intermedia de GenoTipo: Tabla 1			
Tu TORSO es MÁS LARGO o igual que tus PIERNAS			
Y...	*Y...*	*Y tu grupo sanguíneo es*	*GenoTipos a verificar*
La parte superior de tu pierna es más larga que la parte inferior	Tus dedos índices son más largos que los anulares en ambas manos	A	GT3 MAESTRO GT4 EXPLORADOR
		AB	GT4 EXPLORADOR GT6 NÓMADA
		B	GT6 NÓMADA GT4 EXPLORADOR
		O	GT2 RECOLECTOR
	Tus dedos anulares son más largos que los índices en ambas manos	A	GT3 MAESTRO GT4 EXPLORADOR
		AB	GT4 EXPLORADOR GT6 NÓMADA
		B	GT4 EXPLORADOR GT6 NÓMADA
		O	GT1 CAZADOR GT4 EXPLORADOR
	En una mano es más largo el dedo índice y en la otra es más largo el dedo anular	A	GT3 MAESTRO
		AB	GT4 EXPLORADOR GT5 GUERRERO
		B	GT2 RECOLECTOR GT4 EXPLORADOR
		O	GT2 RECOLECTOR GT4 EXPLORADOR

(continúa en la página siguiente)

Y...	Y...	Y tu grupo sanguíneo es	GenoTipos a verificar
La parte inferior de tu pierna es más larga que la parte superior	Tus dedos índices son más largos que los anulares en ambas manos	A	GT4 EXPLORADOR GT5 GUERRERO
		AB	GT5 GUERRERO GT6 NÓMADA
		B	GT2 RECOLECTOR GT6 NÓMADA
		O	GT2 RECOLECTOR GT4 EXPLORADOR
	Tus dedos anulares son más largos que los índices en ambas manos	A	GT3 MAESTRO GT4 EXPLORADOR
		AB	GT3 MAESTRO GT4 EXPLORADOR
		B	GT6 NÓMADA GT4 EXPLORADOR
		O	GT1 CAZADOR GT4 EXPLORADOR
	En una mano es más largo el dedo índice y en la otra es más largo el dedo anular	A	GT3 MAESTRO
		AB	GT3 MAESTRO
		B	GT2 RECOLECTOR GT6 NÓMADA
		O	GT2 RECOLECTOR GT4 EXPLORADOR

Y...	Y...	Y tu grupo sanguíneo es	GenoTipos a verificar
La parte superior de tu pierna es más larga que la parte inferior	Tus dedos índices son más largos que los anulares en ambas manos	A	GT4 EXPLORADOR GT5 GUERRERO
		AB	GT5 GUERRERO GT6 NÓMADA
		B	GT2 RECOLECTOR GT6 NÓMADA
		O	GT2 RECOLECTOR
	Tus dedos anulares son más largos que los índices en ambas manos	A	GT3 MAESTRO GT5 GUERRERO
		AB	GT4 EXPLORADOR GT5 GUERRERO
		B	GT4 EXPLORADOR GT6 NÓMADA
		O	GT1 CAZADOR GT4 EXPLORADOR
	En una mano es más largo el dedo índice y en la otra es más largo el dedo anular	A	GT3 MAESTRO
		AB	GT3 MAESTRO GT4 EXPLORADOR
		B	GT2 RECOLECTOR GT4 EXPLORADOR
		O	GT1 CAZADOR GT2 RECOLECTOR

(continúa en la página siguiente)

Calculadora Intermedia de GenoTipo: Tabla 2 (continuación)			
Tus PIERNAS son MÁS LARGAS que tu TORSO			
Y...	Y...	Y tu grupo sanguíneo es	GenoTipos a verificar
La parte inferior de tu pierna es más larga que la parte superior	Tus dedos índices son más largos que los anulares en ambas manos	A	GT5 GUERRERO
		AB	GT5 GUERRERO GT6 NÓMADA
		B	GT2 RECOLECTOR GT6 NÓMADA
		O	GT2 RECOLECTOR GT4 EXPLORADOR
	Tus dedos anulares son más largos que los índices en ambas manos	A	GT3 MAESTRO GT5 GUERRERO
		AB	GT5 GUERRERO GT6 NÓMADA
		B	GT6 NÓMADA
		O	GT1 CAZADOR
	En una mano es más largo el dedo índice y en la otra es más largo el dedo anular	A	GT3 MAESTRO GT5 GUERRERO
		AB	GT5 GUERRERO GT6 NÓMADA
		B	GT6 NÓMADA
		O	GT1 CAZADOR

Por supuesto, siendo como es la naturaleza humana, algunos de los lectores no dudarán en querer comparar los resultados del cálculo de su GenoTipo con la Calculadora Intermedia con los resultados del cálculo de su GenoTipo con la Calculadora Básica, especialmente a la hora de comprobar la fuerza de los Geno-Tipos.

Mi consejo es: ¡no lo hagas! Te diré por qué:

Digamos que utilizas la Calculadora Básica y te dice que compruebes la fuerza de cuatro GenoTipos, y en tu caso el GenoTipo Recolector es el que tiene más fuerza. Luego te haces la prueba del grupo sanguíneo y descubres que eres del grupo sanguíneo A. Entonces, al utilizar la Calculadora Intermedia, en cambio, descubres que sólo tienes que verificar los GenoTipos Maestro y Explorador.

Tal vez te preguntarás: «¿Qué pasa? Al utilizar la Calculadora Básica, ninguno de estos GenoTipos tenía tanta fuerza como el Recolector.»

Efectivamente, eso puede ser verdad, pero estarías olvidando el efecto de incluir una información de tanta importancia como los datos del grupo sanguíneo ABO, que es el equivalente a añadir unos 15 puntos de fuerza a cada uno de ambos GenoTipos. Al incluir el grupo sanguíneo ABO, la Calculadora Intermedia proporciona una dimensión adicional a sus conclusiones, una dimensión de la que carece la Calculadora Básica.

La Calculadora Avanzada de GenoTipo

Qué necesitas
- Las medidas de longitud de piernas y torso, como se ha explicado en el capítulo 4.
- Las medidas de los dedos índice y anular de ambas manos, como se ha explicado en el capítulo 4.
- El grupo sanguíneo ABO, como se ha explicado en el capítulo 4.

- El grupo sanguíneo Rhesus (Rh), como se ha explicado en el capítulo 4.
- El estado secretor (opcional), como se ha explicado en el capítulo 4.
- Todas las medidas, huellas dactilares u observaciones que utilizarás para comprobar la fuerza de tu GenoTipo, como se ha explicado en el capítulo 5.

Ya tienes todos los datos necesarios para realizar el cálculo más preciso de tu GenoTipo. Además de las mediciones y el grupo sanguíneo ABO, ahora incluirás en los cálculos tu grupo sanguíneo Rh y tu estado secretor. En algunos casos, también deberás añadir tu género en los cálculos, de modo que si el género es un factor diferenciador encontrarás dos GenoTipos anotados, uno para mujeres y otro para hombres.

Para seguir con la analogía de la pintura, la Calculadora Avanzada de GenoTipo lleva la precisión respecto de tu determinación del GenoTipo desde el nivel de la pintura de dedos, más allá del nivel de los maestros clásicos, hasta un punto que podría compararse ahora con la alta resolución de la fotografía por satélite.

Como ocurre con las demás calculadoras, las pruebas utilizadas para la Calculadora Avanzada de GenoTipo son fáciles de realizar y bastante baratas. Tendrás que conocer tus grupos sanguíneos ABO y Rh y tu estado secretor para completar la Calculadora Avanzada de GenoTipo. Si no conoces tu estado secretor, encarga que te envíen el test de prueba y compruébalo tú mismo. Estas dos pruebas se pueden pedir en las fuentes citadas en Recursos.

Dado el elevado número de datos que utilizarás para determinar tu GenoTipo, si la Calculadora Avanzada fuera una tabla grande, sería demasiado larga para imprimirla. Por eso la he dividido en cuatro tablas de consulta, que encontrarás listadas en el Apéndice. Utiliza la tabla que tienes a continuación para saber qué tabla de consulta deberías utilizar para calcular tu Geno-Tipo:

Tabla orientativa para la Calculadora Avanzada de GenoTipo		
Si tu...	*Y...*	*Mira la tabla de consulta (Apéndice, pág. 383)*
Torso es más largo o igual que tus piernas	La parte superior de tu pierna es más larga que la parte inferior	N.º 1
Torso es más largo o igual que tus piernas	La parte inferior de tu pierna es más larga que la parte superior	N.º 2
Piernas son más largas que tu torso	La parte superior de tu pierna es más larga que la parte inferior	N.º 3
Piernas son más largas que tu torso	La parte inferior de tu pierna es más larga que la parte superior	N.º 4

La Calculadora Avanzada de GenoTipo identificará un único GenoTipo, por lo que no hay necesidad de comprobar la fuerza del GenoTipo. Por pura diversión, puedes pasar al apartado «Comprueba la fuerza de tu GenoTipo» al final de este capítulo y ver hasta qué punto encajas en tu GenoTipo, o puedes saltar al capítulo siguiente para descubrir tu GenoTipo.

Comprueba la fuerza de tu GenoTipo

¿Qué fuerza tiene tu GenoTipo? Cada uno de los seis Geno-Tipos tiene sus propias características únicas, y lo bien que encajes en la «imagen global» de tu GenoTipo es una medida de la fuerza de los efectos que tu GenoTipo ejerce en tu cuerpo.

Ahora ha llegado el momento de utilizar la información que has recogido en el capítulo 5 para verificar los resultados obtenidos con la Calculadora de GenoTipo. Si estás utilizando la Calculadora Básica de GenoTipo, comprobarás la fuerza de los cuatro GenoTipos que la calculadora ha sugerido. El que logre la mayor puntuación será tu GenoTipo.

Si estás utilizando la Calculadora Intermedia de GenoTipo, comprobarás la fuerza de los dos GenoTipos sugeridos por la calculadora. El que logre la mayor puntuación será tu GenoTipo.

Comprobar la fuerza de tu GenoTipo no podría ser más fácil. Busca el «medidor de fuerza» del GenoTipo o GenoTipos que te interesan en concreto y marca las casillas junto a las afirmaciones que sean ciertas para ti. Luego suma los números para determinar los puntos de intensidad para ese GenoTipo. Finalmente, comprueba tus resultados con la tabla de puntuaciones del final del capítulo para ver hasta qué punto encajas en la descripción.

Si has decidido no utilizar tiras de prueba de PROP, simplemente ignora los casilleros en que se menciona este test, y suma los puntos resultantes.

«Medidor de fuerza» del GT1 Cazador	
Marca las afirmaciones aplicables a tu caso	*Suma estos puntos a tu total*
☐ Tienes líneas blancas en las huellas dactilares.	+5
☐ Eres un «supergustador» de PROP.	+5
☐ Comparando las manos derecha e izquierda, cuatro huellas dactilares o más coinciden.	+5
☐ Tienes los incisivos en forma de pala.	+3
☐ Tienes un cuerpo larguirucho (ectomorfo).	+3
☐ Tienes las rodillas muy separadas.	+3
☐ Tienes la mandíbula cuadrada.	+3
☐ Entre tus padres, abuelos, hermanos y tú ha habido dos casos o más de enfermedad autoinmune (lupus, artritis reumatoide, esclerosis múltiple).	+3
Suma tu total	

«Medidor de fuerza» del GT2 Recolector	
Marca las afirmaciones aplicables a tu caso	*Suma estos puntos a tu total*
☐ Comparando las manos derecha e izquierda, hay tres huellas dactilares o más que no coinciden	+5
☐ Eres un «no gustador» de PROP	+5
☐ Tu piel se ve «acolchada» incluso en las zonas donde no hay tejido graso	+5
☐ Tienes una cúspide de más en la muela	+3
☐ Tienes la mandíbula y la cara en forma de almendra (ángulo gonial abierto)	+3
☐ Tienes un cuerpo redondeado (endomorfo) o una proporción cintura-caderas alta	+3
☐ Tienes las rodillas poco separadas o incluso se tocan	+3
☐ Entre tus padres, abuelos, hermanos y tú ha habido dos casos o más de diabetes, ataque al corazón o presión sanguínea alta	+3
Suma tu total	

«Medidor de fuerza» del GT3 Maestro	
Marca las afirmaciones aplicables a tu caso	*Suma estos puntos a tu total*
☐ Tienes cinco huellas dactilares o más en forma de espiral	+5
☐ Te puedes ver los tendones bajo la piel de la muñeca	+5
☐ Eres un «gustador» de PROP	+5
☐ Tienes una cúspide de más en la muela	+3
☐ Tienes la mandíbula y la cara cuadradas (ángulo gonial cerrado)	+3
☐ Tienes un cuerpo esbelto y musculoso (meso-ectomorfo) o una proporción cintura-caderas ideal	+3
☐ Tienes las rodillas muy separadas	+3
☐ Entre tus padres, abuelos, hermanos y tú ha habido dos casos o más de cáncer	+3
Suma tu total	

«Medidor de fuerza» del GT4 Explorador	
Marca las afirmaciones aplicables a tu caso	*Suma estos puntos a tu total*
☐ Eres Rh negativo.	+5
☐ Eres un «supergustador» de PROP.	+5
☐ Eres sensible a la cafeína. Tomarte un café con la cena te mantiene despierto toda la noche.	+5
☐ Eres zurdo o ambidextro.	+3
☐ Tienes la mandíbula y la cara cuadradas (ángulo gonial cerrado).	+3
☐ Tienes un cuerpo musculoso (mesomorfo) o una proporción cintura-caderas ideal.	+3
☐ Tienes la cabeza ancha y corta (braquicéfalo).	+3
☐ Tus dedos índices tienen huellas dactilares diferentes.	+3
Suma tu total	

«Medidor de fuerza» del GT5 Guerrero	
Marca las afirmaciones aplicables a tu caso	*Suma estos puntos a tu total*
☐ Tienes la cabeza alargada (dolicocéfalo).	+5
☐ Eres un «no gustador» de PROP.	+5
☐ Tienes dos huellas dactilares o más de tipo arco.	+5
☐ Tienes un cuerpo entre musculoso y redondeado (meso-endomorfo) o una proporción cintura-caderas alta.	+3
☐ Tienes la mandíbula y la cara en forma de almendra (ángulo gonial abierto).	+3
☐ Tienes una cúspide de más en la muela.	+3
☐ Las bebidas con cafeína no te afectan especialmente.	+3
☐ Entre tus padres, abuelos, hermanos y tú ha habido dos casos o más de diabetes, ataque al corazón o enfermedades cardíacas.	+3
Suma tu total	

«Medidor de fuerza» del GT6 Nómada	
Marca las afirmaciones aplicables a tu caso	*Suma estos puntos a tu total*
☐ Tienes líneas blancas en las huellas dactilares.	+5
☐ Tienes ocho huellas dactilares o más de tipo lazo.	+5
☐ Eres un «gustador» de PROP.	+5
☐ Comparando las manos derecha e izquierda, cuatro huellas dactilares o más coinciden.	+3
☐ Tienes la cabeza ancha y corta (braquicéfalo).	+3
☐ Tienes los incisivos en forma de pala.	+3
☐ Tienes la mandíbula y la cara en forma de almendra (ángulo gonial abierto).	+3
☐ Entre tus padres, abuelos, hermanos y tú ha habido dos casos o más de depresión clínica o disfunción cognitiva como el Alzheimer.	+3
Suma tu total	

Cómo interpretar los resultados:

- Si has logrado más de 20 puntos, tu GenoTipo se muestra MUY FUERTE en ti. No sólo manifiestas las características genéticas y epigenéticas de tu GenoTipo, sino que también muestras muchas de las manifestaciones físicas esperadas de tu GenoTipo.

- Si has logrado entre 11 y 20 puntos, tu GenoTipo se muestra FUERTE en ti. Manifiestas las características genéticas y epigenéticas de tu GenoTipo, y muestras muchas de las manifestaciones físicas esperadas de tu GenoTipo.

- Si has logrado entre 5 y 10 puntos, has dado POSITIVO para tu GenoTipo. Manifiestas las características genéticas y epigenéticas de tu GenoTipo y muestras muchas de las manifestaciones físicas esperadas de tu GenoTipo.

- Si has logrado menos de 5 puntos, no te preocupes: muestras los principales indicadores epigenéticos de tu GenoTipo, aunque algunas de las características «marca de la casa» de tu GenoTipo no han sido fáciles de determinar. Sin embargo, las acciones epigenéticas y alteradoras de la vida de la Dieta del GenoTipo seguirán funcionando tan bien como siempre. ¡Recuerda que Chewbacca no se parece demasiado a Little John! Si has trabajado con la Calculadora Básica de GenoTipo, tal vez quieras seguir adelante y determinar tu grupo sanguíneo ABO para pasar a la Calculadora Intermedia de GenoTipo.

- Si has realizado la comprobación sin el test de PROP, puedes considerar que tu GenoTipo se muestra fuerte si has logrado más de 15 puntos y positivo si has logrado entre 5 y 15 puntos.

El todo es más que la suma de sus partes

No existen tipos fruto de la combinación: perteneces a un GenoTipo y sólo a uno. Los GenoTipos son una serie completa de soluciones; entre las seis posibilidades, sólo una será la mejor para ti.

La epigenética ha sido comparada con poner una canica en la cima de una montaña y soltarla. Mientras va cuesta abajo, la canica realizará una serie de elecciones para entrar en valles, pastos y surcos. Sin embargo, una vez haya entrado en un valle o un surco ya no hay vuelta atrás. La canica puede observar otras canicas que descienden de la montaña y entran en otros valles, y tal vez pueda incluso silbar y saludarlas. Aun así, por muy cerca que estén dos canicas entre sí físicamente, se encuentran en valles diferentes y por consiguiente tendrán destinos finales diferentes, resultados diferentes.

¿Recuerdas lo que decíamos de los arquetipos? Si Little John y Chewbacca estuvieran sentados el uno al lado del otro en un avión, la mayoría de los demás pasajeros probablemente no vería ninguna relación entre ellos. Pero nosotros sabríamos que ambos comparten el «Arquetipo del compañero del héroe» y están mucho más relacionados de lo que por lo demás pueda parecer.

Ahora que te dispones a leer más acerca del GenoTipo que acabas de descubrir, tal vez te preguntes cómo todas estas cualidades tan dispares (forma de los dientes, ángulo de la mandíbula, tamaño de la cabeza) pueden sumarse para formar una exposición coherente sobre la persona que eres tú.

Yo les cuento a mis pacientes que es como mirar un puñado de piezas de una máquina. Hasta que sabes cómo encajan, no son más que un puñado de piezas metálicas extrañas amontonadas en una caja. Pero cuando se juntan en un todo bien construido, resulta fácil ver para qué estaban hechas. Del mismo modo que cualquiera puede reconocer un clásico Escarabajo de Volkswagen, y aún más diferenciar un Escarabajo de un Rolls-Royce. Pero tienes que mirar el todo, no los carburadores y las transmisiones fuera de contexto. Del mismo modo, cuando juntas todas las diferentes mediciones, de repente te tienes a ti, una persona única que, sin embargo, comparte ciertos atributos básicos con cientos de miles de personas de todo el planeta. Así que prepárate. Ha llegado la hora de que conozcas tu GenoTipo.

TERCERA PARTE

Los seis arquetipos genéticos

Los perfiles de los GenoTipos

CAPÍTULO SIETE

Conoce los GenoTipos

Ahora ya sabes de qué GenoTipo eres, y tal vez estés pensando también en familiares y amigos, preguntándote en qué perfil encajan mejor. En breves momentos estarás aprendiendo aún más sobre ti mismo y tus seres queridos. Pero antes, déjame que te dé algunas indicaciones sobre cómo sacar el máximo partido de leer estos perfiles.

Recuerda que hay seis GenoTipos básicos, ¡pero existen 7.500 millones de variaciones!

Como hemos visto, los GenoTipos son estrategias de supervivencia: soluciones a problemas o reacciones a sucesos elaboradas por nuestros antepasados durante los últimos 100.000 años. Son el resultado de interacciones entre la herencia genética, la experiencia prenatal y nuestra interacción cotidiana con el entorno, incluyendo dieta y ejercicio. Estos elementos y las formas en que interactúan tienden a caer en patrones previsibles, y por eso mismo puedo fiarme de ellos para hacer mis recomendaciones respecto a los seis GenoTipos en la Cuarta parte.

Anteriormente en el libro he señalado que uno puede mirar una serie de partes sueltas de un coche, pero «el coche en sí» no resulta visible hasta que se juntan todas las partes, y se crean las marcas reconocibles como Mercedes, Porsche o Rolls-Royce. Pero como puede decirte cualquiera que conduzca, cada coche particular tiene su propia identidad única, y por supuesto, en cuanto empiezas a conducirlo también le imprimes tu propio sello particular. Tu estilo al conducir y los entornos por los que llevas el coche contribuyen a la forma peculiar en que la transmisión del coche responde a las montañas o a la fiabilidad de que el motor se ponga en marcha las mañanas frías.

De modo que puedes disponer de la utilidad de estos perfiles de GenoTipo, pero no te angusties demasiado por los detalles. Si algo que yo digo que es característico del perfil no encaja contigo, pues no encaja y punto. Dale el valor que tiene y no tires las frutas frescas con las pochas.

Recuerda que cada perfil tiene sus puntos fuertes y sus puntos débiles

Cuando leas la información de tu perfil, encontrarás abundantes señales de peligro sobre las formas en que las cosas podrían ir mal para tu GenoTipo particular. Algunos son propensos al cáncer, otros a enfermedades cardíacas. Algunos tienen tendencia al sobrepeso; otros luchan con una energía nerviosa que quema «demasiado». Habitualmente, las mismas cualidades que le dan a un GenoTipo sus puntos fuertes son también el origen de sus puntos débiles más inquietantes. De un modo muy similar al concepto del yin y el yang en la medicina china, cada uno de los puntos fuertes de un GenoTipo particular lleva consigo la semilla de sus puntos débiles, y viceversa.

Por consiguiente, hay quien tiende a ver su perfil como una

condena de muerte, un anteproyecto de cómo las cosas tarde o temprano irán mal. Leen que su GenoTipo es propenso al cáncer o vulnerable a la diabetes, y se sienten como si les hubiera dicho que en el futuro no se podrán librar de estas enfermedades.

Nada más lejos de la realidad. Para mí, estos perfiles del GenoTipo son como señales en la carretera de la vida: «Reduzca la velocidad – Curvas» o «Piso resbaladizo cuando llueve». Se trata de saber qué hay que vigilar a fin de poder adoptar las medidas más efectivas para evitarlo. Una señal de peligro en la carretera no implica que tengas que tener un accidente; sólo te dice qué tipo de accidentes debes procurar evitar especialmente. No hace falta una señal de «curvas» en un tramo recto de carretera ni una señal de «piso resbaladizo» en el desierto. Recibes los avisos necesarios para los peligros particulares que te encuentras. Y puesto que «nadie va a salir vivo de aquí», ¡todos encontramos algunos!

Yo soy médico naturópata, por lo que mi interés principal es siempre ayudar a las personas a lograr la salud y la vitalidad óptimas dentro de sus posibilidades. A veces parece irónico que para poder ayudar a la gente a hacer las cosas bien tenga que pasar tanto tiempo hablando de lo que podría ir mal. Nuestro objetivo es una vida larga y vital con el peso óptimo, y creo que puedes dar grandes zancadas en esa dirección. Pero para avanzar, debes tener un conocimiento realista de lo que puede retrasarte. Y eso es lo que pretenden mostrarte estos perfiles de los Geno-Tipos. O sea que, por favor, considéralos como claves para tu progreso, no como predicciones fatalistas.

No existen «tipos combinados»: cada tipo tiene su propia lógica única

Si estás familiarizado con otros sistemas en que se identifican tipos (Ayurveda, medicina china, el sistema de somatotipos desarrollado por William Sheldon) tal vez estés acostumbrado a la idea de grandes categorías y luego muchas combinaciones. El

Ayurveda, por ejemplo, contempla tres tipos principales de personas (Aire, Fuego y Tierra) y luego cuatro combinaciones (Aire-Fuego, Fuego-Tierra, Aire-Tierra, y un tipo triple que consta de los tres).

En cambio los GenoTipos no funcionan así (aunque se solapan con algunos de los tipos de otros sistemas). Éstos representan seis esfuerzos sostenibles, todos coherentes, hallados por nuestros antepasados para solucionar los problemas de supervivencia.

Yo pienso en los GenoTipos como en seis tipos diferentes de tractores, cada uno diseñado para superar el reto de un tipo concreto de terreno. Un tractor está construido a gran altura sobre el suelo de forma que puede superar cualquier piedra o tocón que se encuentre. Su punto débil, por supuesto, es que puede tener poca estabilidad. Otro tractor es bajito y achaparrado. No podrías tirarlo aunque quisieras, pero cuando topa con la más pequeña roca no puede seguir adelante. No hay ningún modelo que puedas inventar que supere todas las dificultades con la misma facilidad.

Del mismo modo, tampoco tú tienes un número infinito de soluciones. Más bien, existe un límite natural a la cantidad de soluciones y combinaciones que puedes proponer. Una vez te hayas decidido por unas ruedas grandes, medianas o pequeñas, y por unos neumáticos anchos, estrechos o medianos, prácticamente habrás agotado las posibilidades de tamaño de rueda; después de eso, las diferencias no son tan significativas. Y puesto que no le puedes poner unas ruedas de neumático gigante a un tractor pequeño y ágil fabricado para una conducción fácil, ni ruedas diminutas a un tractor enorme y ancho tipo *bulldozer*, también tienes un límite natural a las formas en que pueden salir las combinaciones.

No estoy diciendo que no haya habido nunca un séptimo GenoTipo, ni que no pueda haber un octavo o un noveno mientras los humanos sigamos viviendo en la Tierra. Pero ahora mismo, la vida humana tal como la conocemos está bastante definida por estos seis. ¿Que cómo lo sé? Pues porque al desarrollar los GenoTipos, tras comprobar los primeros seis, las características simplemente comenzaron a repetirse. Y del mismo modo que no puedes quitarle las ruedas grandes a tu tractor gigante y ponérselas a tu modelo más pequeño, tampoco puede haber combinaciones entre los GenoTipos, aunque muchos de ellos tengan características comunes.

Seis GenoTipos, tres visiones del mundo

Otra cosa que es útil tener en mente mientras vas leyendo tu perfil y los de tus amigos y familiares son las visiones del mundo básicas que definen a cada GenoTipo. Como ya hemos visto, hay tres, cada una de las cuales define a dos de nuestros GenoTipos:

Visión del mundo reactiva «basada en la inflamación»	Visión del mundo ahorrativa «basada en el metabolismo»	Visión del mundo tolerante «basada en el receptor»
GenoTipo 1 Cazador	GenoTipo 2 Recolector	GenoTipo 3 Maestro
GenoTipo 4 Explorador	GenoTipo 5 Guerrero	GenoTipo 6 Nómada

Hablemos un momento de la definición de «visión del mundo». Cuando utilizamos esta expresión, por lo general nos referimos al modo mental, psicológico o filosófico de ver el mundo, como cuando decimos «una visión optimista del mundo». Yo utilizo la expresión con un significado un poco distinto, para indicar la forma biológica específica en que tu GenoTipo se moviliza para responder al entorno. Recuerda que los GenoTipos se desarrollaron como respuesta a distintos retos. Algunos de los GenoTipos tenían que cazar para tener comida; otros eran capaces de cultivarla. Los principales retos de algunos de los Geno-

Tipos eran el hambre y la escasez; otros estaban más preocupados por sobrevivir a una serie de guerras. De los esfuerzos de nuestros antepasados por superar los retos de su tiempo se desarrollaron nuestros GenoTipos, y con ellos nuestra visión del mundo.

Como ya hemos visto, una visión del mundo *reactiva* responde al entorno de un modo agresivo, proactivo e incluso hostil. ¡Mata a ese animal! ¡Destruye esos microbios invasores! ¡Atraviesa el bosque y encuentra alguna presa, si no esta noche pasaremos hambre! Músculos, longitud de los huesos, corazón, presión sanguínea y sistema inmune trabajan conjuntamente para permitir que los GenoTipos reactivos (Cazadores y Exploradores) saquen el máximo partido de este enfoque. Esta visión del mundo está basada en la *inflamación*. El nivel de reactividad encontrado en GenoTipos con esta visión del mundo se programa en la más tierna infancia. ¿Tuviste una infancia llena de antibióticos? ¿Creciste en la ciudad? ¿Fuiste hijo único? ¿Te dieron biberón en vez del pecho? Si respondes que sí a estas preguntas, podrías ser de uno de los GenoTipos reactivos. El inconveniente de esta visión del mundo es que se dañan los propios tejidos del cuerpo como efecto secundario de tanta reactividad, el tipo de fuego amigo que comporta enfermedades autoinmunes.

Una visión del mundo *ahorrativa* responde de modo cauteloso, tratando de no enfrentarse a las amenazas, sino de evitarlas. Conserva esas calorías, dice este enfoque. No sabes cuándo vendrá la próxima comida, de modo que evita el ejercicio siempre que puedas. La vida está llena de calamidades, así que mantente ojo avizor a la mejor ruta para tu propia preservación. Una visión del mundo ahorrativa es muy deseable en un mundo de penurias y escasez, pero se adapta mal al lujo de la amplia disponibilidad de grasas y azúcares de hoy día. Los GenoTipos ahorrativos (Recolectores y Guerreros) tienen una base *metabólica* para la supervivencia. Responden a la escasez ralentizando el metabolismo, en particular la manera en que las células responden a la estimulación hormonal. Los GenoTipos ahorrativos suelen tener niveles normales de hormonas, y sin embargo muestran indicios de insuficiencia hormonal. La *parte exterior* de las células obtiene la estimulación hormonal adecuada, pero la *parte interior* de la célula no puede responder a ésta.

Una visión del mundo *tolerante* es abierta y adaptable, destinada a gentes que tenían que viajar por entornos diversos y enfrentarse a un mundo cambiante. Lo que ayer funcionaba podría no funcionar mañana, de modo que no reacciones demasiado rápidamente, medítalo bien, entiéndelo, dice este enfoque. Esta visión del mundo está adaptando constantemente sus respuestas al entorno, a menudo alterando los *receptores* que se encuentran en las células y tejidos. Muchos de estos receptores son utilizados por los microbios para adherirse a los tejidos y órganos, a veces para bien (como en el caso de nuestra relación con las «bacterias buenas» o probióticos de nuestro tracto digestivo), otras veces no tanto (como cuando pillamos un resfriado o un parásito). Si te pones en guardia ante cada nuevo microbio o bacteria, hay muchas comidas nuevas que no podrás comer y muchos lugares nuevos que te harán enfermar, de modo que trata de llevarte bien con cualquier cosa que te depare el entorno, adaptándote más que defendiéndote.

Como puedes ver, he utilizado un lenguaje que puede describir tanto atributos físicos como cualidades mentales y emocionales. Hasta cierto punto, eso se debe a que existe una correspondencia entre nuestros atributos físicos y nuestras demás cualidades, aunque sólo sea porque nuestro cerebro también es físico. Toda emoción tiene una expresión física en neuronas, hormonas y reacciones bioquímicas. Cada respuesta biológica (tensión, hambre, lágrimas en los ojos) tiene una correspondencia emocional. Sentir felicidad puede hacer que sonrías, pero también es verdad que si sonríes empiezas a sentirte más feliz. La ansiedad puede provocar que tu corazón se acelere, pero si el café te produce el mismo efecto físico, probablemente también te haga sentir ansioso, tal vez sin saber por qué. Nuestro cuerpo, mente y emociones viven muy estrechamente relacionados.

Por consiguiente, nuestras identidades «reactiva», «ahorrativa» y «tolerante» podrían haberse desarrollado como respuestas físicas a los desafíos del planeta, pero han acabado expresando también algo acerca de nuestras respuestas mentales y emocionales. Tal vez, también, fueron las características psicológicas que resultaron más útiles para la supervivencia en diversas situaciones y por tanto han pasado de una generación a otra.

Prepárate para aprender más en los capítulos 8-13, donde descubrirás todo lo que tienes que saber acerca de los puntos fuertes, puntos débiles, metabolismo y problemas de salud de cada GenoTipo, así como los retos concretos de cada GenoTipo para lograr y mantener el peso óptimo.

CAPÍTULO OCHO

GenoTipo 1: El Cazador

Alto, delgado e intenso, con una superabundancia de adrenalina y una energía feroz y nerviosa que se apaga con la edad, el Cazador fue la primera historia de éxito de la especie humana. Vulnerable al agotamiento sistémico cuando sufre una tensión excesiva, el desafío moderno del Cazador es conservar energía para el largo recorrido.

Cuando conocí a Matt, un GT1 Cazador de hoy día, apenas podía estarse quieto en la camilla de examen. Tamborileaba nervioso con los dedos sobre las rodillas y sus larguísimas piernas eran un tembleque continuo que parecía no poder detenerse. Alto y delgado por naturaleza, Matt parecía casi demacrado, con la cara chupada y unas ojeras de color azul oscuro. No dormía bien, me dijo: cuando estaba estresado, como ocurría desde hacía un tiempo, el sueño siempre era lo primero en desaparecer, excepto tal vez el apetito. Tampoco tenía mucho apetito, y había tenido problemas para digerir lo poco que comía, el estómago se

Características típicas del Cazador		
Psicológicas	**Biométricas**	**Bioquímicas**
• Inducido mecánicamente, orientado a los detalles, con elevado sentido del juego limpio • Impulsado por la adrenalina • Fantástico manejando la tensión si está bien alimentado y equilibrado, pero si está sujeto a una dieta pobre y una sobrecarga de tensión, ¡cuidado! Las glándulas adrenal-pituitaria del Cazador se sobrecargan e incluso la más leve tensión se vuelve excesiva	• Simétrico: ambos lados del cuerpo parecen idénticos • A menudo tiene líneas blancas en las huellas dactilares, lo que indica problemas digestivos • Tiende a ser ectomorfo o meso-ectomorfo • Los dedos anulares suelen ser más largos que los dedos índices • Los incisivos tienden a ser en forma de pala • Mandíbula cuadrada • «Ándrico»: tiende al tipo de cuerpo masculino	• Siempre del grupo sanguíneo O • Reacciona intensamente a las tiras de prueba de PROP («supergustador»)
Cazadores superfamosos	• Thomas Jefferson (presidente de EE.UU.) • Katherine Hepburn (actriz) • Maria Sharapova (tenista) • Michael Jordan (jugador de baloncesto)	
Lema	• «Primero dispara, luego ya preguntarás»	

Características típicas del Cazador *(continuación)*	
Puntos fuertes con los que cuenta	• Altos niveles de energía • Metabólicamente eficiente: con buena salud puede comer opíparamente sin engordar y dirigirá las calorías a donde sean necesarias para lograr fuerza, resistencia y bienestar óptimos • Con la dieta adecuada, es una fuente de energía celular tremenda, cuyo cuerpo funciona con la máxima eficacia • Atlético; alto, de huesos fuertes y bien formado
Puntos débiles que debe vigilar	• Respuesta impulsiva a infecciones, virus, agentes alergénicos; tiende a respuestas autoinmunes • Sin la dieta adecuada o sin mitigadores de la tensión, es vulnerable al agotamiento de mediana edad y tiende a envejecer mal • Puede tener problemas digestivos y una mala asimilación de los nutrientes • Los órganos de estrés son especialmente vulnerables: adrenales y pituitaria
Riesgos para la salud	• Alergias • Enfermedades autoinmunes, como asma o artritis reumatoide • Depresión • Problemas de articulaciones • Problemas intestinales de tipo celíaco • Cánceres reproductivos (más en los hombres) en una edad avanzada

le encogía a la mínima insinuación de comida. En consecuencia, Matt sufría un síndrome de intestino irritable y unos ataques de diarrea tan graves que su médico no había encontrado otra solución que recetarle sedantes en un esfuerzo inútil por lograr que su tracto digestivo se relajase.

Mientras hablábamos, yo percibía su desasosiego en aumento, una sensación interminable de ansiedad que sus frecuentes sesiones en el gimnasio parecían empeorar, en vez de mejorar. «He sido así desde pequeño —me confesó—. A veces, me pongo tan nervioso que parece que el corazón se me quiera escapar por la boca.» Cuando le tomé la mano para tomarle el pulso, noté lo seca y escamosa que tenía la piel y no me sorprendió descubrir que sus huellas dactilares estaban plagadas de líneas blancas. Las líneas blancas en las huellas dactilares son una evidencia segura de intolerancia al gluten, aunque Matt me aseguró que ése también era otro trastorno normal al que jamás le había prestado mucha atención.

Por los síntomas que presentaba, me quedó claro que Matt era el clásico ejemplo de Cazador desquiciado; su fuerza, agilidad y potente energía naturales se le habían vuelto en contra. En vez de aprovechar la maravillosa capacidad del Cazador para responder creativamente a la tensión, Matt había convertido su tensión en más tensión; en vez de utilizar su energía para resolver nuevos problemas, Matt la había convertido toda en ansiedad.

Su historial familiar no hizo más que confirmar mi diagnóstico, ya que muchos de sus familiares también sufrían los clásicos trastornos del Cazador. Su madre tenía artritis reumatoide, su padre tenía hipotiroidismo, y dos de sus tres hermanas eran propensas a la depresión.

La mala noticia para Matt era que los peores aspectos de su GenoTipo le estaban dejando para el arrastre. La buena noticia era que todavía había mucho tiempo para darle la vuelta a la situación y reclamar sus puntos fuertes como Cazador. Le impuse a Matt la dieta del GT1 Cazador, que encontraréis en el capítulo 15, y le dije que tuviera confianza. En pocas semanas, le aseguré, la mayoría de sus síntomas se habrían reducido enormemente, si no desaparecido por completo, y pronto se sentiría mejor de lo que jamás hubiera imaginado.

También se sentía más calmado, y mucho mejor capacitado para afrontar lo que le pudiera deparar la vida. Cuando vino a verme por primera vez, Matt era una de esas personas que tienen problemas incluso para manejar la tensión positiva: la excitación por unas vacaciones largamente esperadas, la posibilidad de trabajar con un colega muy valorado, los esfuerzos de su mujer por reavivar la pasión de los veinte años. Ahora, sin embargo, Matt parecía haber recuperado la agilidad natural del Cazador para responder a una amplia gama de estímulos, el talento del jugador de baloncesto para mantener la atención 360 grados a la redonda. Cuando sentía la tensión, «positiva» o «negativa», Matt era de nuevo capaz de responder calmada y eficazmente, hallando dentro de sí una fuerza y una eficacia que jamás habría imaginado como suyas. También había descubierto que sus largas sesiones en el gimnasio ahora le hacían sentirse mejor, sano y lleno de energía, en vez de agotado y exhausto como ocurría antes.

Al dejar de sufrir los típicos puntos débiles del Cazador, Matt había logrado afirmar los mayores puntos fuertes de su GenoTipo. No podría haberme alegrado más por él, ni por los demás Cazadores que leáis este libro, listos para reclamar el poder de vuestro propio GenoTipo.

Los Cazadores en plena forma

Si recuerdas que dos Cazadores superfamosos son Michael Jordan y Thomas Jefferson, pronto comprenderás los extraordinarios puntos fuertes del Cazador sano. Este GenoTipo tiene una gran capacidad para responder al estrés de formas creativas, eficaces y ágiles. El Cazador perfectamente puesto a punto tiene una cantidad tremenda de energía; rapidez y agudeza perceptivas; y una capacidad notable para adaptarse a las situaciones rápidamente cambiantes. Si imaginas la atención total del jugador de baloncesto (esa conciencia de los acontecimientos en 360 grados a la redonda, la rápida respuesta a cada nueva jugada, los saltos, fintas y pases explosivos) verás que el Cazador está preparado para la actividad física y adaptado para reaccionar. Como cualquier gran atleta, o para el caso como un cineasta, un bombero o un trabajador de los servicios de emergencia, a los Cazadores se les dan bien los arranques cortos y sostenidos de actividad para responder a una serie de exigencias cruciales, rápidas e inesperadas que requieren absolutamente lo mejor de ellos. De los seis GenoTipos, los Cazadores son los que mejor se adaptan a vivir en el presente, pasando a la acción instantáneamente como un gato ante una ratonera, o tal vez una leona a la caza de la cena de hoy.

El Cazador también es una persona muy detallista, con el tipo de mentalidad que puede descomponer cualquier objeto en sus partes, cualquier actividad en su serie de pequeños pasos. Es aquí donde entra el aspecto de Cazador de Thomas Jefferson, la mentalidad mecánica, orientada al detalle que podía mostrar en términos concretos qué significaba la independencia para una nueva nación y cómo deberían aprender a funcionar conjuntamente trece estados separados.

Aspectos problemáticos del Cazador

Como ocurre con todos los GenoTipos, los puntos más fuertes del Cazador son también sus puntos débiles más vulnerables. Michael Jordan es un jugador fabuloso en un partido intenso de dos horas, pero no me gustaría ver qué le podría pasar encerrado en un minúsculo despacho durante diez horas al día, trabajando para un jefe exigente o dedicado a un agotador proyecto de investigación de tres meses. No estoy diciendo que no pueda soportarlo, pero debería tener un cuidado adicional para no quemarse por los largos y sostenidos períodos de concentración y la falta de liberación física.

Del mismo modo, si pones a Jordan en la cancha tras pasarse dos horas en un atasco de tráfico antes del partido, tal vez no responda con la misma gracia y agilidad. A menos que prestara un cuidado especial a la liberación de la tensión, la dieta y el uso de su cuerpo, podría ver convertida toda esa brillantez física en energía nerviosa, un motor que se quema a sí mismo en vez de quemar eficazmente el combustible.

Desequilibrados, estos dones del Cazador orientados al detalle también pueden convertirse en una cierta obsesión por los detalles, como en el caso del director que se empantana en las normativas de la oficina y no es capaz de ver el conjunto de lo que quiere lograr la empresa. Por la misma razón, el Cazador, centrado en el presente, puede verse superado por la ansiedad cuando se ve obligado a enfrentarse al dolor del pasado o a la incertidumbre del futuro.

Los Cazadores están optimizados para largos períodos en que nada ocurre, interrumpidos por períodos cortos de tensión intensa (como en la imagen del gato agazapado ante el agujero del ratón). No les va tan bien con la tendencia de la vida moderna de ofrecernos largos períodos de estrés de baja intensidad que no terminan nunca. Por eso los Cazadores deben prestar un cuidado especial en liberar tensiones físicamente, aunque sin caer en la trampa de un ejercicio excesivo. Del mismo modo, deben aprender a afrontar la tensión con una fuerza que haga hincapié en sus propios términos: el gato que espera al momento adecuado para atacar, en vez del que hurga frenéticamente con la pata en la ratonera, con la esperanza de obligar al ratón a salir.

Los órganos que gobiernan nuestra respuesta a la tensión son las glándulas adrenal y pituitaria y, como era de esperar, son áreas vulnerables en la mayoría de los Cazadores. Los que están en buena forma funcionan con un saludable nivel alto de adrenalina, con subidas de energía cortas y sostenidas que personas de otros GenoTipos suelen encontrar asombrosas. Pero un correcto funcionamiento adrenal requiere períodos de inactividad en que la adrenalina se descargue mediante un ejercicio físico satisfactorio y la mente retorne a un lugar de calma. Los Cazadores de nuestro mundo moderno, con sus perpetuas fechas límite y su vida sedentaria, son demasiado propensos al agotamiento adrenal, la triste condición que resulta de una excesiva producción de adrenalina y una insuficiente liberación de la tensión. Llegado este punto, a los Cazadores les resulta extremadamente difícil movilizar sus energías, y en vez de curarles, el ejercicio vigoroso no hace otra cosa que desgastarles aún más. Por eso resulta tan importante seguir la dieta del GT1 Cazador, que nutrirá a tus glándulas adrenal y pituitaria, y por eso debes seguir también las recomendaciones sobre ejercicio y estilo de vida.

El perfil metabólico del Cazador

En plena forma, los Cazadores tienen un metabolismo absolutamente soberbio, tal vez el mejor de los seis GenoTipos. Tienen el don de convertir las calorías en la combinación perfecta de músculo, hueso y grasa, y su físico está especializado para la utilización óptima de sus extremidades flacas y atléticas y sus espaldas largas y fuertes. Si eres un Cazador, podrías pensar en ti mismo como en un coche deportivo de primera línea que quema gasolina de alto octanaje; luego pregúntate qué le pasaría a ese Porsche si le pones gasolina de mala calidad o no corre a la gran velocidad para la que ha sido diseñado.

Los Cazadores son típicamente «ándricos», lo que significa que hay una tendencia a haber sido estimulados en el útero por los andrógenos masculinos. Esto, en combinación con sus niveles abundantes de hormonas de crecimiento en la primera infancia, tiende a darles un aspecto alto y delgado. Los Cazadores suelen tener las piernas más largas que el torso, y la parte inferior de las piernas más larga que la parte superior.

La dieta del GT1 Cazador está diseñada para ayudarles a quemar calorías de alta calidad a la vez que calman sus hiperreactivos sistemas digestivo e inmune. Así, como el coche deportivo de alta calidad, que dura mucho más si le echas gasolina de alto octanaje, los Cazadores encontrarán enormes beneficios en su forma de envejecer si comen bien y hacen algún tipo de ejercicio que libere tensiones en vez de desgastarlos.

El perfil del sistema inmune del Cazador

El Cazador es una de las grandes historias de éxito de la evolución humana, con un sistema inmune diseñado para movilizar toda la fuerza del cuerpo contra cualquier invasor tóxico. En la era previa a los antibióticos, valía la pena tener un sistema inmune que sacara la artillería pesada contra las bacterias, por no hablar de virus, alergénicos y otras amenazas. Durante la mayor parte de la historia de la humanidad, el lema del Cazador, «Primero dispara, luego ya preguntarás», le sirvió muy bien a este GenoTipo.

El lado negativo, evidentemente, es que tanto disparo acaba pasando factura. Un sistema inmune hiperreactivo es una bendición si el mundo está realmente lleno de invasores tóxicos; en un mundo de polvo, pelos de gato, polen y hongos, no resulta tan útil. Los cazadores son propensos a la inflamación: el calor, enrojecimiento, hinchazón y dolor que se producen cuando el cuerpo combate lo que percibe como un invasor peligroso. En muchos casos, la cura es peor que la enfermedad, puesto que la inflamación contribuye a la aparición de numerosos problemas de salud, como artritis, asma, cáncer, diabetes y enfermedades cardíacas. La inflamación puede contribuir también a la obesidad, de forma que el precio que tienen que pagar los Cazadores hiperreactivos por no seguir su dieta ideal es... ¡pues que necesitan una dieta!

Como puedes ver, el potente talón de Aquiles del Cazador es su sistema inmune hiperreactivo, de modo que la dieta del GT1 Cazador está diseñada para devolver el equilibrio a este sistema inmune y apaciguar sus respuestas impulsivas cuando no son realmente necesarias. (Mi sensata esposa Cazadora lo llama *res-*

ponder en vez de *reaccionar*.) Es interesante observar que el Cazador robusto no es particularmente sensible a los elementos químicos del entorno (ésa es competencia del GT4 Explorador). El grado de reactividad observado en cada Cazador individual es una combinación de muchas influencias prenatales y posnatales. ¿Te criaste en un entorno urbano? ¿Fuiste hijo único? ¿Tuviste una infancia llena de antibióticos? ¿Tu madre te dio el biberón en vez del pecho? Una respuesta afirmativa a cualquiera de estas preguntas señalará a un Cazador propenso a una mayor reactividad.

La dieta del GenoTipo Cazador

El Cazador goza de un metabolismo que facilita la pérdida de peso y el mantenimiento del peso ideal. Por tanto, si tienes sobrepeso, sea por malos hábitos o por los trastornos inflamatorios antes referidos, te resultará fácil corregir este problema una vez adoptes la dieta del GenoTipo Cazador.

Los Cazadores tienen una gran resistencia natural, que la dieta del Cazador te ayudará a activar. Si no has estado comiendo lo adecuado para tu GenoTipo, es probable que le hayas causado daños al revestimiento de tu tracto digestivo (en el caso de Matt era indudable), y tener unas huellas dactilares desgastadas con muchas líneas blancas te permitirá saber si es el caso. Aunque por supuesto tienes muchas posibilidades de invertir esta situación si comes los alimentos que restauren los mecanismos protectores naturales de tus intestinos, y la dieta del GenoTipo 1 Cazador te ayudará a hacer precisamente esto.

Síes y noes de la dieta del Cazador

La dieta del GT1 Cazador es una dieta carnívora, baja en lectina y baja en gluten. Los *síes del Cazador* son superalimentos y suplementos que curan epigenéticamente sus tractos digestivos, ayudándoles a manejar mejor la tensión y a controlar la inflamación desbocada.

Síes de la dieta del Cazador

Los mejores superalimentos para el GenoTipo Cazador contienen nutrientes que:

- **Contienen los cimientos nutritivos necesarios para una mejora genética.** Estos superalimentos son ricos en purinas y nucleótidos procedentes de proteínas y alimentos obtenidos por fermentación.
- **Aumentan la masa muscular y reducen la grasa corporal.** Los principales alimentos para la pérdida de peso de los Cazadores se identifican con un rombo (◊).
- **Curan y regeneran el tracto digestivo.** Estos superalimentos son ricos en butirato, un ácido graso conocido por ejercer un efecto nutritivo en el tracto digestivo. El butirato también tiene efectos muy deseables sobre la función génica.
- **Reducen la inflamación.** Estos superalimentos incluyen «alimentos limpiadores», que reducen la reactividad a los alergenos y las lectinas de la dieta.
- **Mejoran la capacidad de controlar la tensión.** Entre éstos se incluyen los esteroles, presentes en algunos alimentos vegetales, y aminoácidos como la tirosina, presente en las carnes. Estos nutrientes controlan la tensión tanto a nivel físico como emocional.
- **Son ricos en antioxidantes protectores de los tejidos.** Estas sustancias fitoquímicas eliminan los radicales libres dañinos para los tejidos y frenan la tendencia de los Cazadores hacia un rápido envejecimiento.

Noes de la dieta del Cazador

Los noes del Cazador son comidas que es mejor reducir al máximo o evitar directamente. Los noes del Cazador excluyen de la dieta aquellos alimentos que:

- **Ralentizan el metabolismo del Cazador.** Muchos cereales, frutos secos y semillas pueden interferir en el funcionamiento correcto de la insulina, y provocar que incluso los Cazadores normalmente delgados tengan dificultades para mantener el peso bajo.

- **Son altos en grasas «malas».** Las grasas malas aumentan la inflamación y pueden causar daños a las paredes arteriales. Las grasas trans son malas para las arterias; una proporción indeseable de grasas omega-6 y omega-3 puede aumentar los niveles de inflamación.

- **Son demasiado altos en azúcares simples.** Los niveles altos de azúcares fomentan un crecimiento bacterial excesivo, que aumenta la inflamación en el tracto digestivo.

- **Irritan el intestino.** Muchos alimentos contienen ingredientes que pueden irritar la mucosa intestinal del Cazador y causarle fatiga e inflamación. Muchos alimentos que contienen mohos y hongos pueden causar una mayor inflamación en los Cazadores.

- **Contienen gluten, lectina u otro alergeno:** el gluten es una proteína que se encuentra en muchos cereales y puede irritar la mucosa intestinal en individuos sensibles. La quitinasa es una enzima que puede iniciar reacciones alérgicas en el intestino. Se encuentra en algunos frutos secos y frutas. Las lectinas son proteínas que pueden interferir en el correcto funcionamiento digestivo e inmune. Los fenoles son compuestos vegetales que causan reacciones alérgicas en muchos Cazadores.

Algunos alimentos de la lista de *noes del Cazador* sólo hay que evitarlos durante un período corto de tiempo para que los

Cazadores puedan recuperar su equilibrio. Tras 3-6 meses, puedes volver a introducirlos en tu dieta en cantidades modestas. Estos alimentos se identifican con un punto negro (•). Si estás combatiendo una enfermedad o contrayéndola, tal vez quieras aumentar el cumplimiento de la dieta evitando estos alimentos durante un tiempo.

Alimentos no listados

Los alimentos no listados son alimentos que no parecen ser especialmente beneficiosos ni perjudiciales, o sea que son básicamente neutrales y pueden ser consumidos juiciosamente (2-5 veces por semana). Sus nutrientes te beneficiarán, aunque no te ayudarán específicamente a recuperar el equilibrio de tus genes o la salud de tus células. Puedes comerlos libremente, pero sin descuidar los alimentos que yo recomiendo. La Dieta del GenoTipo evoluciona de forma permanente y con frecuencia añado nuevos alimentos, o sea que consulta mi página web *(www.genotypediet.com)*, especialmente si tienes dudas sobre algún alimento en concreto.

Bueno, Cazador, ha llegado el momento de pasar de las palabras y las intenciones a la acción. Desde aquí, salta al capítulo 14 para saber cómo puedes sacar el máximo provecho de las Dietas del GenoTipo. Después ya pasaremos al capítulo 15 y a las prescripciones de alimentos, suplementos y ejercicio para los Cazadores.

CAPÍTULO NUEVE

GenoTipo 2: El Recolector

Los Recolectores se cargaron la humanidad a la espalda durante épocas de hambre y escasez. Son la estrategia de supervivencia definitiva de la Naturaleza. Propensos a conservar las calorías como grasa acumulada, el desafío moderno de los Recolectores es adaptar su programación de supervivencia a la realidad actual de sobreabundancia de grasas y azúcar.

Una primera mirada a Carmen ya me dijo que era especial. Nacida en Puerto Rico, se había criado literalmente gracias a sus propios esfuerzos: su madre había dejado la escuela a los doce años, había dado a luz a Carmen a los dieciséis, y había muerto de sobredosis de heroína a los diecinueve. Criada por sus cariñosos abuelos en la ciudad de Nueva York, Carmen empezó limpiando habitaciones de hotel, pero se graduó en la escuela nocturna y ahora dirigía la cafetería de un gran hospital. Testigo de Jehová devota, Carmen había venido a la clínica en busca de un tratamiento para la hipertensión y para comentar unos inquietan-

Características típicas del Recolector		
Psicológicas	Biométricas	Bioquímicas
• Fenomenal capacidad para esfuerzos mentales prolongados y concentrados • Mentalidad «algorítmica»: soluciona problemas de forma innata • «Adoptador precoz» de ideas nuevas y revolucionarias • Afable, con tendencia a los «altibajos» emocionales • «Deficiente para el ejercicio»	• Tipo de cuerpo endomorfo: siempre parece «acolchado», aunque tenga el peso adecuado • Tiende a un IMC y una proporción cintura-caderas elevados • Parte inferior de la pierna más corta que la parte superior • Dedos índices más largos que los anulares • «Gínico»: espacio interior entre las piernas estrecho • Huellas dactilares asimétricas, una mano no coincide con la otra • Suele tener una cúspide adicional en la primera muela • Mandíbula en forma de almendra	• Grupo sanguíneo O o B • Mayoritariamente Rh positivo • Casi siempre no gustadores de PROP • Con frecuencia «no secretores» • Altos niveles de estrógenos

Características típicas del Recolector *(continuación)*	
Recolectores superfamosos	• Oprah Winfrey (personalidad mediática) • Orson Wells (director de cine) • Marilyn Monroe (actriz) • Elvis Presley (cantante y actor)
Lema	«Quien muera con el máximo, gana»
Puntos fuertes con los que cuenta	• Impresionante resistencia mental • Muy motivado • Fertilidad – hombre y mujer • Potencial para envejecer bien
Puntos débiles que debe vigilar	• Los recolectores no logran llevar dietas estrictas y tienen una fuerte tendencia a acumular calorías en forma de grasa • La regulación del apetito puede ser un problema • Su elevada sensibilidad a los estrógenos puede estimular cánceres hormonales • Acumulación de sustancias químicas dañinas en los tejidos, que puede comportar diabetes, hipertensión y Alzheimer
Riesgos para la salud	• Alzheimer • Depresión • Hipertensión • Resistencia a la insulina y la diabetes • Baja actividad tiroidea • Obesidad • Cánceres reproductivos (más en las mujeres) en una edad avanzada

tes análisis recientes de azúcar en la sangre. Bajita y rechoncha, Carmen me confesó haber probado casi todas las dietas posibles. En todos los casos, había perdido peso durante un tiempo, pero luego siempre lo recuperaba. Además, esas dietas de choque parecían darle un peor aspecto que antes, algo que con frecuencia causaba alarma en sus hijos.

Carmen no pudo facilitarme ningún dato sobre el historial de salud de su padre y sólo sabía por sus abuelos que su madre había tenido un embarazo bastante difícil: había sufrido muchas náuseas y le costaba retener la comida. Carmen sospechaba que debía de haber fumado durante el embarazo. Su abuela había muerto hacía cuatro años de un Alzheimer avanzado. A Carmen le había ido bastante mejor en la crianza de sus propios hijos. Uno, el chico, había llegado a contable de una gran empresa. La hija, también licenciada universitaria, acababa de dar a luz a un niño sano y precioso.

Un primer vistazo a Carmen ya denotaba todos los signos clásicos de un GenoTipo GT2 Recolector. Observando sus piernas, se podía distinguir fácilmente que la parte superior era más larga que la inferior, con frecuencia una señal de nutrición deficiente durante el crecimiento fetal. Carmen también tenía el aspecto «acolchado» que a menudo tienen los Recolectores. En ciertas partes del cuerpo, como las muñecas y el reverso de las manos, la piel oculta los tendones de debajo.

Cuando nos sentamos en mi despacho para la consulta, le expliqué a Carmen la naturaleza de su metabolismo «ahorrativo» y que las dificultades de su madre durante el embarazo podrían estar ahora «pasando factura», y que las dietas de choque probablemente la enfermaban más, en vez de sanarla. «Doctor —exclamó—, rezo para que alguien pueda decirme qué debo hacer.»

No podría encontrar una paciente mejor que Carmen. Nos veíamos cada tres meses, y a cada encuentro tenía mejores indicadores de glucosa, menor presión sanguínea y una constante pérdida de peso. Es más, ¡Carmen estaba estupenda! En su última visita antes de que la diera de alta, me enseñó una foto de cuando tenía veintidós años. Si no fuera por el peinado diferente o los cambios evidentes de las modas, no habría sido capaz de ver la diferencia entre ambas.

Los Recolectores en plena forma

Si eres un GT2 Recolector, tu fuerza se basa en el concepto de la aceptación. Aunque es posible que seas una modelo delgada como un fideo y triunfes en la pasarela, tu configuración genética básica lo hace bastante improbable. Con un grado tal de delgadez no te sentirías bien, y tampoco tendrías muy buen aspecto. Tienes una misión distinta en la vida que la de perder todo el peso posible lo más rápido posible. La pérdida de peso puede ocurrir en circunstancias muy controladas, pero no puede ser tu único objetivo.

Dado que eres tan decidido y tenaz por naturaleza, tienes un gran potencial para la mejora genómica. Si te alimentas correctamente, puedes templar el rasgo ahorrativo de tu personalidad e incluso transmitir esta mejora a tus hijos y nietos. Así es, el GT2 Recolector auténticamente consumado anuncia: «¡Aquí se alterará el gen de la economía!»

Los Recolectores suelen tener una personalidad maravillosa, cálida y sensual. Su afinidad por la casa, el hogar, la gente y la comida les convierte en amigos y compañeros muy apreciados. Tienen una naturaleza cariñosa y comprensiva. Son aventureros intelectualmente hablando y suelen estar entre los primeros en adaptarse a nuevas ideas y métodos. Aunque despreocupados, tienen principios elevados y suelen ser defensores tenaces de la justicia.

Las influencias combinadas de naturaleza y crianza dan a los Recolectores un perfil psicológico complejo. Digámoslo claro, nuestra actitud se forma en gran parte por el entorno social, y en las culturas occidentales ha cambiado la suerte para los Recolectores. Hace cien años, incluso las sociedades industriales reverenciaban a las mujeres voluptuosas y los hombres corpulentos como símbolos de opulencia y fertilidad. Hoy es todo lo contrario. Ser esbelto se considera señal de éxito y opulencia.

Aspectos problemáticos para el Recolector

La economía metabólica del Recolector, toda una ventaja para sobrevivir en épocas antiguas de escasez, también tiene un precio que hay que pagar. No encaja en el estilo de vida del mundo industrializado moderno, con su amplia y asequible disponibilidad de hidratos de carbono y grasas. La inmensa mayoría de este exceso de hidratos de carbono y grasas saldrá de la corriente sanguínea y se acumulará. Sin embargo, los Recolectores suelen ser tan buenos extrayendo azúcar de la corriente sanguínea y acumulándolo que de hecho se pasan la mayor parte del tiempo en un estado permanente de hipoglucemia. Sufren por dos causas: primera, que las fuentes de energía se almacenan en vez de quemarse, lo que tiene como resultado un aumento de peso; y segunda, que no obtienen el «premio» de haber consumido esos alimentos, porque son extraídos con tanta eficacia de la corriente sanguínea que el cerebro y los tejidos musculares no obtienen su justa parte.

Esto acaba rompiendo la relación entre comida y apetito hasta el punto en que los Recolectores empiezan a comer simplemente para sentirse mejor más que como resultado de ningún indicio de hambre. Los efectos son crónicos y graves. Los Recolectores pueden desarrollar fácilmente trastornos en la regulación de los hidratos de carbono y la sensibilidad a la insulina, que tienen como consecuencia un Síndrome X metabólico y «diabesidad». Desde ahí, una pendiente resbaladiza lleva a enfermedades arteriales, renales y envejecimiento prematuro.

Los Recolectores suelen presentar las señales físicas de la economía. No son muy altos, y tienen la parte inferior de las piernas más corta que la superior. Sus genes ahorrativos tienden a inhibir la actividad de los factores de crecimiento del tipo insulina, tanto en el útero como en la primera infancia. Los factores de crecimiento son moléculas que participan en muchos aspectos clave del desarrollo. Entre sus muchas funciones, estos factores de crecimiento causan el alargamiento de los huesos de la mitad inferior de la pierna, y el que los Recolectores tengan la mitad inferior de la pierna típicamente más corta es un signo de esta inhibición.

La asimetría es otra característica del Recolector. Esta asimetría a menudo se manifiesta porque una mano tiene las huellas dactilares y las líneas de las palmas distintas que la otra. En concreto, las mujeres Recolectoras tienden a tener diferencias visibles en el tamaño de sus senos.

Un problema de salud común para los Recolectores es el hipotiroidismo, baja producción de hormonas tiroideas. Los GT2 Recolectores tienden a ser no gustadores de PROP y PTC, lo que indica una actividad reducida de la glándula tiroidea, cuya función es controlar los procesos metabólicos. El hipotiroidismo provoca retención de líquidos, debilidad muscular y baja temperatura corporal.

El metabolismo del Recolector

Un endomorfo puede tener fácilmente sobrepeso, aunque ser endomorfo no es lo mismo que tener sobrepeso. Marilyn Monroe probablemente fuera endomorfa, y jamás he oído a nadie que se refiriese a ella como gorda, sino más bien como exuberante y voluptuosa.

Si se corrige su economía metabólica mediante una dieta y un estilo de vida adecuados, los Recolectores pueden envejecer muy bien. Sin embargo, hay una relación directa entre dieta y envejecimiento. Los Recolectores que no ponen freno a su economía, que le roban calorías a su cuerpo con dietas extremas de pérdida de peso, a la larga dañarán su organismo. La superficie de sus células queda literalmente atascada con azúcar y grasa o azúcar y complejos proteínicos, evitando su correcto funcionamiento.

Los Recolectores son típicamente «gínicos», y muestran tendencias asociadas a una estimulación estrogénica superior a la media en el útero. Los Recolectores casi siempre tienen los dedos índices más largos que los anulares, lo que indica altos niveles de estrógeno en el útero. Otras señales de influencia estrogénica son el estrecho espacio entre las piernas, y un ángulo de mandíbula más abierto y redondeado. Estos atributos deben de haber hecho a las mujeres Recolectoras muy deseables, especialmente cuando se combinan con una proporción baja cintura-caderas (lo que les da una figura de reloj de arena). Aunque para ser justos, los varones Recolectores también tienen a menudo una presencia imponente. Alquila la película *El rock de la cárcel*, de Elvis Presley, observa su actuación en la canción que lleva el mismo título y verás a qué me refiero.

El perfil inmune del Recolector

Los Recolectores tienen típicamente un sistema inmune fuerte. No obstante, hay algunos puntos débiles concretos que habría que tener en cuenta. La actividad extraestrógena que se da durante el desarrollo fetal aumenta ligeramente las probabilidades de sufrir problemas con los órganos reproductivos, especialmente cánceres dependientes de los estrógenos. Cuando atacan, los cánceres reproductivos tienden a afectar a las mujeres Recolectoras a una edad temprana.

Dada la capacidad de los Recolectores para acumular grasa, pueden tener más riesgo de acumular compuestos químicos artificiales llamados xenobióticos, término que significa literalmente «ajenos a la vida». Prácticamente todos los productos químicos artificiales son xenobióticos. Los xenobióticos principales incluyen medicamentos, drogas, agentes cancerígenos y diversos compuestos introducidos en el medio ambiente por medios artificiales, como pesticidas, fertilizantes e hidrocarburos. La desintoxicación periódica es una forma fantástica de evitar que se desarrollen estas complicaciones.

La dieta del GenoTipo Recolector

Todos hemos visto a Recolectores en programas para adelgazar. Piensa en conocidos que hayan atravesado un período de pérdida de peso extrema. Los que tenían peor aspecto y se sentían más desdichados tras haber perdido tanto peso eran Recolectores, sobre todo si les salieron unas ojeras oscuras e hinchadas como propina para lucir con su nueva figurita. En realidad, lo mejor que pueden hacer los Recolectores por su salud alimenticia es comer lo suficiente. Aunque si bien es cierto que los Recolectores tienen que consumir la suficiente comida, también lo es que deben consumir el tipo adecuado de alimentos. Como Carmen, no deben aprender simplemente cómo recortar calorías, sino también qué alimentos concretos son curativos. Y la Dieta del GenoTipo Recolector te ayudará a lograrlo.

Síes y noes de la dieta del Recolector

La Dieta del GenoTipo Recolector es una dieta alta en proteínas, hipoglucémica. Los *síes del Recolector* son superalimentos y suplementos que reprogramen epigenéticamente sus genes ahorrativos, ayuden a limpiar las células de los subproductos metabólicos acumulados y restauren la sensibilidad de sus células a las hormonas del cuerpo.

Síes de la dieta del Recolector

Los mejores superalimentos para el GenoTipo Recolector contienen nutrientes que:

- **Contienen los cimientos nutritivos necesarios para una mejora genética.** Estos superalimentos son ricos en purinas y nucleótidos procedentes de proteínas y alimentos obtenidos por fermentación.

- **Aumentan la masa muscular y reducen la grasa corporal.** Esto incrementa el ritmo metabólico, lo que a su vez acelera una correcta pérdida de peso. Los principales alimentos para la pérdida de peso de los Recolectores se identifican con un rombo (◊).

- **Limpian los tejidos grasos de toxinas no deseables.** Los Recolectores pueden acumular toxinas artificiales (xenobióticas). Queremos dar énfasis a los alimentos que ayudan a eliminarlas.

- **Aumentan la sensibilidad a sus hormonas metabólico-estimulantes.** Esto aumenta tu ritmo metabólico, lo que acelera una pérdida de peso adecuada. Estos alimentos primordiales para la pérdida de peso del Recolector se identifican con un rombo (◊).

- **Eliminan de las células los subproductos metabólicos acumulados.** Estos alimentos contienen ingredientes que aceleran la eliminación de los productos finales de glicación avanzada (AGE), las moléculas de «azúcar quemado» que se acumulan tan fácilmente en los Recolectores cuando envejecen.

Noes de la dieta del Recolector

Los *noes del Recolector* son comidas que es mejor reducir al máximo o evitar directamente. Los noes del Recolector excluyen de la dieta aquellos alimentos que:

- **Ralentizan el metabolismo del Recolector.** Muchos cereales, frutos secos y semillas pueden interferir en el adecuado funcionamiento de la insulina, y provocar que el Recolector tenga grandes dificultades para perder peso.

- **Mejoran la deposición de residuos celulares.** Se excluyen de la dieta del Recolector los alimentos que se sabe que aumentan la producción de AGEs.

- **Son alimentos hiperglucémicos.** Los alimentos hiperglucémicos producen grandes fluctuaciones en los niveles de glucosa en sangre e insulina. Evitarlos es el secreto para reducir el riesgo de enfermedades cardíacas y diabetes y es clave para una pérdida de peso sostenible.

- **Bloquean la adecuada estimulación hormonal.** Los Recolectores raramente necesitan terapia hormonal. Sí que necesitan más a menudo que se haga algo para recuperar la sensibilidad a sus propias hormonas. Hay que evitar los alimentos que interfieren en el óptimo funcionamiento hormonal del Recolector, especialmente en las primeras etapas de la dieta.

Algunos alimentos de la lista de *noes del Recolector* sólo hace falta que los evites durante un período corto de tiempo, para poder recuperar el equilibrio. Tras 3-6 meses, puedes reintroducirlos en tu dieta en cantidades modestas. Estos alimentos se identifican con un punto negro (•). Por supuesto, si estás combatiendo una enfermedad o notas que tu peso vuelve a aumentar poco a poco, tal vez sea preferible hacer más estricto el cumplimiento de la dieta volviendo a evitar estos alimentos durante un tiempo.

Alimentos no listados

Los alimentos no listados son alimentos que no parecen ser especialmente beneficiosos ni perjudiciales, o sea que son básicamente neutrales y pueden ser consumidos juiciosamente (2-5 veces por semana). Sus nutrientes te beneficiarán, aunque no te ayudarán específicamente a recuperar el equilibrio de tus genes o la salud de tus células. Puedes comerlos libremente, pero sin descuidar los alimentos que yo recomiendo. La Dieta del GenoTipo evoluciona en todo momento y con frecuencia añado nuevos alimentos, o sea que consulta mi página web *(www.genotypediet.com)*, especialmente si tienes dudas sobre algún alimento en concreto.

Bueno, Recolector, ha llegado el momento de pasar de las palabras y las intenciones a la acción. Desde aquí, salta al capítulo 14 para saber cómo puedes sacar el máximo provecho de las Dietas del GenoTipo. Después ya pasaremos al capítulo 16 y a las prescripciones de alimentos, suplementos y ejercicio para los Recolectores.

CAPÍTULO DIEZ

GenoTipo 3: El Maestro

Nervudo y flexible, con una adaptabilidad sorprendente, el Maestro es el equilibrio entre fuerzas opuestas y a menudo contradictorias. Dotado de un sistema inmune tolerante, el Maestro puede verse agobiado por su excesivo altruismo, lo que le comportará problemas para detectar a los malos y enfrentarse a ellos.

«Puedes llamarme Harry», dijo como respuesta a mis intentos fallidos de pronunciar el nombre completo de Haruo. «Mi apellido significa 'hombre de la primavera', y para eso he venido. Creo que necesito cierta renovación primaveral.»

La cara de Harry se iluminó literalmente cuando sus innumerables dientes de oro esbozaron una infecciosa sonrisa torcida, y me regaló los oídos con la fascinante historia de su vida. Era japonés, pero había crecido en China, donde sus padres fueron empleados como técnicos del ferrocarril durante la Segunda Guerra Mundial. Ambos habían muerto, igual que dos de sus

Características típicas del Maestro		
Psicológicas	**Biométricas**	**Bioquímicas**
• Exuberancia natural y una forma calmada y segura de mirar el mundo • Alma de artista • Profunda relación con la naturaleza • Metaanalítico: «puede ver el bosque a través de los árboles»	• «Nervudo», suelen vérsele los tendones bajo la piel • Torso habitualmente más largo que las piernas • Generalmente de estatura media a baja • La proporción entre los dedos índice y anular suele invertirse de una mano a otra • Ángulo de mandíbula cuadrado • Elevado número de huellas dactilares de tipo helicoidal • Es común una cúspide molar adicional • «Ándrico», tiende a tener un tipo de cuerpo masculino	• A menudo del grupo sanguíneo A, ocasionalmente AB • Secretor • Rh positivo • «Gustadores» o «supergustadores» de PROP/PTC • Sistema inmune tolerante • Tiende a un excesivo crecimiento bacteriano en el tracto digestivo

Características típicas del Maestro *(continuación)*	
Maestros superfamosos	• Abraham Lincoln (presidente de EE.UU.) • Bjork (cantante pop islandesa) • Morihei Ueshiba (fundador del Aikido, arte marcial japonés) • Che Guevara (revolucionario)
Lema	«¿Por qué no podemos llevarnos todos bien?»
Puntos fuertes con los que cuenta	• Sabe adaptarse al entorno • Poderosa energía espiritual • Envejece con gracia • Tremenda fuerza mecánica combinada con flexibilidad
Puntos débiles que debe vigilar	• Sistema digestivo sensible • El sistema inmune a veces no atrapa las mutaciones de cáncer en sus fases iniciales • Tiende a tolerar los microbios malignos en vez de eliminarlos • Puede volverse excesivamente centrado en los detalles
Riesgos para la salud	• Infecciones de oído crónicas en la infancia • Problemas pulmonares, estomacales e intestinales crónicos • Infecciones bacterianas • Riesgo potencialmente elevado de cáncer de mama en edades avanzadas

abuelos, de cáncer de estómago. Después de la guerra, emigró a Estados Unidos, donde trabajó durante muchos años para un gran fabricante americano de electrodomésticos. Su esposa había muerto recientemente de cáncer, y él venía a mi clínica a instancias de su hija, que estaba estudiando para ser médico naturópata en una de las facultades del noroeste del Pacífico.

Harry siempre se había sentido orgulloso de su aspecto, hasta el punto de hacerse hacer incluso los zapatos y sombreros a medida. Recientemente había observado un hecho bastante raro. Los sombreros ya no le entraban bien. «Tal vez me estoy volviendo más listo», bromeó. El examen físico no mostró nada especial, aparte de que el tipo estaba en muy buena forma para su edad. «Me encanta trabajar en el huerto, tal vez demasiado. Tengo más de 8.000 m² de cultivos. Lo hago todo a mano. Pero últimamente me siento más cansado.» Harry era del grupo sanguíneo A y los análisis de laboratorio descubrieron otro dato interesante. La cantidad de hidrógeno en su aliento era sorprendentemente alta. Unos niveles altos de hidrógeno casi siempre indican un excesivo crecimiento bacteriano en el tracto digestivo. La mayoría de la gente tenemos poco o nada. El nivel de Harry era el más alto que yo había visto jamás.

Preocupado por su cabeza en expansión, le envié al radiólogo a hacerse unas placas. Lamentablemente, los resultados confirmaron mis temores. Harry tenía un cáncer llamado mieloma múltiple que alteraba la estructura ósea de su cráneo. Se tomó la noticia sorprendentemente bien. «He vivido una buena vida. Y ahora, doctor, ¿qué podemos hacer?»

Yo le expliqué a Harry que aunque esa enfermedad tiene un elevado índice de mortalidad, a un pequeño porcentaje de pacientes les va bastante bien y pueden vivir bastante tiempo con la enfermedad. «Bueno, pues me gustaría formar parte de este grupo. Alguien tiene que estar ahí, ¿no, doctor?»

Una vez completadas las mediciones y análisis, era evidente que Harry era un Maestro. Casi todos los Maestros tienen un sistema inmune tolerante y un desarrollo bacteriano más que excesivo. Le expliqué que íbamos a adoptar un enfoque de apoyo, que intentaríamos adormecer a esos genes cancerígenos a la vez que reactivaríamos a los genes guardianes que se supone deben vigilar este tipo de cosas.

Han pasado tres años y Harry sigue cuidando su huerto. También ha conocido a una mujer simpática y se ha vuelto a casar. Cuando uno de los residentes clínicos le preguntó cómo le había ido tan bien, se limitó a sonreír con su sonrisa de oro y contestó: «Yo sólo hago lo que me dice el doctor y me tomo los días de uno en uno.»

Los Maestros en plena forma

En plena forma, los Maestros tienen una exuberancia natural y una forma calmada y segura de mirar el mundo. Su capacidad para adaptarse es de primera. En un pasado lejano, los Maestros incorporaron sin problema fuentes ricas y abundantes en proteína a una rápida adopción de tecnologías agrícolas simples pero efectivas, y con el tiempo desarrollaron una visión del mundo razonablemente flexible. Su personalidad refleja esta tolerancia biológica. Tienen una actitud centrada y calmada. En general, tienen alma de artistas y gozan de felicidad y salud siempre que cuenten con amplias avenidas de expresión creativa en sus vidas. No me sorprende en absoluto que muchos de mis pacientes de GenoTipo Maestro se dediquen a la meditación, el taichi o el yoga. Los Maestros tienen una fuerza vital o energía espiritual especial, conocida como *Chi*, y una profunda relación con la naturaleza. En la práctica, la tolerancia se convierte en una forma de coexistencia.

Los Maestros están muy capacitados para el metaanálisis, la capacidad de evaluar numerosos tipos de datos y sintetizar su esencia. Al ser un GenoTipo tan tolerante, los Maestros no son tan propensos a la inflamación y en general parecen sufrir menos alergias.

Los Maestros tienden a envejecer bien, y muchos alcanzan

edades significativamente avanzadas. Pero no es algo que ocurra automáticamente. La clave para los Maestros está en buscar el equilibrio en todo, sea la dieta, los horarios de trabajo, los ciclos sueño-vigilia, o los métodos de ejercicio.

Con los cambios apropiados en la dieta y el estilo de vida, los resultados obtenidos podrían calificarse de milagrosos. Uno de los motivos por los que llamé Maestro a este arquetipo es que comporta una impresionante sabiduría del cuerpo. En cuanto el Maestro se embarca en un programa de cambios dietéticos y de estilo de vida, los resultados son inmediatos. Su poder de recuperación es muy notable. Yo he visto a enfermos de cáncer lograr amplias remisiones e incluso la recuperación. He sido testigo de cómo niños con infecciones crónicas de oído cerraban completamente el ciclo. Todo es cuestión de equilibrio.

Aspectos problemáticos para el Maestro

Sin embargo, los dones del Maestro para la rapidez analítica y la fácil adaptación al entorno pueden ser espadas de doble filo. Cuando no gozan de buena salud, su equilibrio mental zozobra. Normalmente, llegado este momento, el Maestro busca algo que «ponga en marcha» su sistema nervioso y algo que lo «desconecte». Los Maestros pueden sufrir enfermedades de tipo compulsivo si sus hormonas de estrés no se equilibran con ejercicios relajantes y la dieta adecuada. Con frecuencia, esto puede hacer que se obsesionen por cuestiones insignificantes y trivialidades. En otras circunstancias, sus problemas pueden aumentar si recurren a las drogas, la nicotina, la cafeína o el alcohol.

La tolerancia puede ser una cualidad admirable, pero no cuando se expresa a costa del bienestar de uno. Los Maestros que hayan agotado su sistema inmune con un exceso de trabajo, privación de sueño, estrés o una dieta inadecuada tendrán problemas para evitar las infecciones crónicas. Se convierten en presa fácil para las bacterias que puedan rondar por sus oficinas o escuelas. Los niños Maestros sufren infecciones respiratorias y de oído crónicas, y a menudo tienen un aire enfermizo.

En general, el sistema inmune del Maestro tarda bastante en activarse, en particular contra bacterias y parásitos. Esto tiene sus ventajas, ya que el sistema inmune no se vuelve loco por cazar y destruir cosas con las que podría haber coexistido, y esta característica fue vital para permitir que los primeros Maestros emigraran por el mundo. Sin embargo, el sistema inmune tolerante del Maestro puede fácilmente identificarse demasiado con el mundo exterior, con lo que reduce sus defensas contra microbios, alimentos perjudiciales y células aberrantes. Una vigilancia inmune deficiente implica vulnerabilidad a infecciones y un riesgo superior a la media de contraer los cánceres más comunes.

El perfil metabólico del Maestro

Los Maestros suelen ser ectomorfos o meso-ectomorfos, pues poseen un bajo porcentaje de grasa corporal, huesos de tamaño pequeño, un alto metabolismo y un físico enjuto. Una característica del Maestro son sus tendones y ligamentos claramente discernibles bajo la piel, señal de fuerza y flexibilidad. Otro rasgo es la elevada incidencia de Maestros que tienen el dedo índice más largo que el anular en una mano, y el anular más largo que el índice en la otra, señal segura de asimetría. Los Maestros tienden a tener una estatura entre baja y mediana, con torsos y piernas de la misma longitud. Leer esto puede resultar sorprendente si recordáis que había nombrado a Abraham Lincoln como Maestro arquetípico. Pero Lincoln tuvo una enfermedad pituitaria que provocó su gran estatura. Sin embargo, tenía la gran fuerza sinuosa del Maestro. Se cuenta que le gustaba sorprender a sus amigos sosteniendo un hacha con una mano paralela al suelo durante varios minutos seguidos.

En su mayoría, los Maestros son «gustadores» o «supergustadores» de PROP, y la mayoría tiene un grupo sanguíneo «antígeno A» (grupos sanguíneos A1, A2, A1b, A2B). Su grupo sanguíneo Rh es interesante. Casi siempre son Rh positivo, y un análisis detectivesco más detallado muestra que casi siempre tienen la forma «antigua» del grupo sanguíneo Rh positivo (CDE).

Muchos Maestros tienen un número importante de huellas dactilares de tipo espiral, un indicador útil de futuros riesgos de cáncer, especialmente para las mujeres. Los estudios han demostrado que la presencia de seis o más huellas dactilares espirales se asocia con un mayor riesgo de cáncer de mama, y tiene una trascendencia estadística similar a la de una mamografía positiva. ¡Eso es bastante dramático! En los maestros del grupo A, un total de más de seis espirales se consideraría como un toque de alerta para llevar a cabo un programa proactivo de prevención del cáncer. No te preocupes: la Dieta del GenoTipo y el programa de estilo de vida para Maestros lo harán por ti automáticamente.

El perfil del sistema inmune del Maestro

El tolerante sistema inmune del Maestro cae fácilmente en la identificación excesiva con el mundo externo, lo que reduce sus defensas contra microbios, alimentos perjudiciales y células aberrantes. Una vigilancia inmune deficiente implica vulnerabilidad a infecciones y un riesgo superior a la media de contraer los cánceres más comunes. En los Maestros esto suele ocurrir porque las células tumorales a menudo «apagan» los genes que se supone deben mantenerlas a raya. Estos genes «carceleros», llamados genes supresores de tumores, tienen la función de evitar que se activen los genes cancerígenos. Ocurre con frecuencia en los Maestros que lo primero que hacen los genes cancerígenos es buscar la manera de apagar a los genes supresores. Llegado ese momento, los reclusos dirigen la prisión. Afortunadamente, con la Dieta del GenoTipo Maestro, puedes hacer que estos genes supresores vuelvan a trabajar para ti.

El ave silvestre que mejor personifica el carácter del Maestro es la grulla. Además de ser una gran pescadora, las grullas pueden reposar durante mucho rato sobre una sola pata. Hay una postura bastante famosa en artes marciales que se conoce como «la grulla sobre la roca». El practicante se sostiene sobre una pierna y, como la grulla, permanece inmóvil, tal vez esperando el movimiento de su presa para responder. Como la grulla, el Maestro es una historia de éxito en aceptación e integración, características muy beneficiosas tanto para el hombre como para el entorno.

Dieta y digestión

Su antigua herencia como granjeros ha dispuesto genéticamente a los Maestros para metabolizar una gran variedad de alimentos frescos, cereales y mariscos. En cambio, les faltan las enzimas para digerir y metabolizar adecuadamente la grasa animal. La dieta ideal del Maestro se basa en verduras, marisco, y pequeñas cantidades de otras proteínas bajas en grasas. Al contrario que los demás GenoTipos, que engordan por un exceso de calorías o ejercicio inadecuado, los Maestros engordan por un exceso de toxicidad. Si basan su dieta en un exceso de carne, desarrollan gradualmente una acumulación de bacterias en el tracto digestivo, que pueden suponer un fuerte bloqueo de su metabolismo y sistema inmune. La consecuencia es una serie de problemas estomacales e intestinales, incluida la gastritis, que causa muchas molestias en el abdomen superior, náuseas y, en casos graves, deposiciones oscuras y ensangrentadas.

Síes y noes de la dieta del Maestro

La Dieta del GenoTipo Maestro es una dieta basada en verduras, baja en bacterias de crecimiento excesivo, alta en fitonutrientes. Los *síes del Maestro* son superalimentos y suplementos que reprogramen epigenéticamente sus genes tolerantes, ayuden a mantener en plena forma sus defensas anticancerígenas, ayuden a optimizar el metabolismo y comporten un aumento de energía y un peso óptimo.

Síes de la dieta del Maestro

Los mejores superalimentos para el GenoTipo Maestro contienen nutrientes que:

- **Contienen los cimientos nutritivos necesarios para una mejora genética.** Estos superalimentos son ricos en nutrientes metiladores de los genes como la vitamina B_{12}, colina, y el aminoácido metionina.
- **Aumentan la masa muscular y reducen la grasa corporal.** Esto mejora el ritmo metabólico, que acelera una adecuada pérdida de peso. Los mejores alimentos para la pérdida de peso del Maestro se identifican con un rombo (◊).
- **Minimizan el excesivo desarrollo bacteriano.** Estos alimentos no dejan un residuo de hidrato de carbono en el tracto digestivo; de este modo, no «alimentan» a las bacterias perjudiciales.
- **Mantienen al sistema inmune vigilante y en plena forma.** Los Maestros deben mantener activos sus genes anticancerígenos. Habitualmente esto implica mantener sus «genes supresores de tumores» en perfectas condiciones. Cuando funcionan correctamente, estos genes pueden ayudar a mantener en silencio e inactivos a otros genes inductores de cáncer.
- **Limpian el cuerpo de carcinógenos y mutágenos.** Eliminar los carcinógenos requiere un hígado que funcione bien y la eliminación eficaz de carcinógenos por parte de unas células especiales del cuerpo llamadas *macrófagos* (latín: «gran comedor»).

Noes de la dieta del Maestro

Los **noes del Maestro** son alimentos que es preferible reducir al máximo o evitar directamente. Los noes del Maestro excluyen de la dieta aquellos alimentos que:

- **Fomentan el crecimiento microbiano.** Muchos alimentos que contienen azúcares simples y almidones fomentan un excesivo desarrollo microbiano en el intestino del Maestro, lo que crea tensión en la eficacia inmune global del Maestro.
- **Contienen una proporción no deseable de grasas beneficiosas y perjudiciales.** Una proporción no deseable de grasas omega-6 y omega-3 puede ralentizar tu metabolismo e interferir en el funcionamiento adecuado de tu sistema inmune.
- **Bloquean tus defensas anticancerígenas.** Los Maestros raramente necesitan terapia hormonal. Lo que sí necesitan más a menudo que se haga algo para recuperar la sensibilidad a sus propias hormonas. Hay que evitar los alimentos que interfieren en el óptimo funcionamiento hormonal del Maestro, especialmente en las primeras etapas de la dieta.
- **Inhiben tu metabolismo.** Sorprendentemente, muchos de los alimentos que fomentan el excesivo desarrollo bacteriano o bloquean tus defensas anticancerígenas también inhiben a tu metabolismo y provocan un aumento de peso.

Algunos alimentos de la lista de *noes del Maestro* sólo hace falta que los evites durante un período corto de tiempo, para poder recuperar el equilibrio. Tras 3-6 meses, puedes reintroducirlos en tu dieta en cantidades modestas. Estos alimentos se identifican con un punto negro (•). Por supuesto, si estás combatiendo una enfermedad o notas que tu peso vuelve a aumentar poco a poco, tal vez sea preferible hacer más estricto el cumplimiento de la dieta volviendo a evitar estos alimentos durante un tiempo.

Alimentos no listados

Los alimentos no listados son alimentos que no parecen ser especialmente beneficiosos ni perjudiciales, o sea que son básicamente neutrales y pueden ser consumidos juiciosamente (2-5 veces por semana). Sus nutrientes te beneficiarán, aunque no te ayudarán específicamente a recuperar el equilibrio de tus genes o la salud de tus células. Puedes comerlos libremente, pero sin descuidar los alimentos que yo recomiendo. La Dieta del GenoTipo evoluciona en todo momento y con frecuencia añado nuevos alimentos, o sea que consulta mi página web *(www.genotypediet.com)*, especialmente si tienes dudas sobre algún alimento en concreto.

Bueno, Maestro, ha llegado el momento de pasar de las palabras y las intenciones a la acción. Desde aquí, salta al capítulo 14 para saber cómo puedes sacar el máximo provecho de las Dietas del GenoTipo. Después ya pasaremos al capítulo 17 y a las prescripciones de alimentos, suplementos y ejercicio para los Maestros.

CAPÍTULO ONCE

GenoTipo 4: El Explorador

Musculoso y aventurero, el Explorador soluciona problemas biológicos de manera innata, y tiene una aptitud impresionante para adaptarse a los cambios del entorno y una capacidad más que notable para reparar sus genes. La vulnerabilidad del Explorador a los desequilibrios hormonales y la tensión mental se puede superar con una dieta y un estilo de vida equilibrados.

La primera vez que vi a Simone, llevaba una máscara facial N95 de alta tecnología, y no pude evitar pensar que parecía una atracadora de bancos. De hecho, para hacer una gracia que no venía a cuento, uno de los residentes clínicos levantó las manos y gritó: «No dispare», como si se tratase de un atraco. «Muy gracioso —respondió ella secamente—. Aunque no serías tan chistoso si tuvieras que llevar este trasto un día tras otro simplemente para salir a la calle.»

Pronto se me hizo evidente que Simone, una mujer afroamericana de sesenta y tres años de edad, había visitado ya a casi to-

Características típicas del Explorador		
Psicológicas	**Biométricas**	**Bioquímicas**
• «Pensador lateral», preocupado por los conceptos y las percepciones cambiantes • «Simultaneidad visual», escruta diversos estímulos sensoriales simultáneamente • Estrafalario • Gran emprendedor • Inteligencia por encima de la media	• Huellas dactilares asimétricas de una mano a la otra • Los dedos índices y pulgares de ambas manos suelen tener huellas dactilares diferentes • A menudo es zurdo • La proporción en las longitudes de los dedos índice-anular suele ser inversa a la habitual por género (es decir, dedos anulares más largos en las mujeres, dedos índices más largos en los hombres) • A menudo musculoso (mesomorfo) • De cabeza ancha, a menudo con rasgos faciales «cincelados» • Mandíbula y cara cuadradas (ángulo gonial cerrado) • A menudo tiene los incisivos en pala • El torso suele ser más largo que las piernas	• «Multiusos»: puede ser prácticamente de cualquier grupo sanguíneo (ABO) • A menudo no secretor • A menudo Rh negativo • A menudo «supergustador» de PROP/PTC • A menudo al borde de la anemia • Sensible a la cafeína, los perfumes y los medicamentos

Características típicas del Explorador *(continuación)*
Exploradores superfamosos	• Julio César (emperador de Roma) • Charles Chaplin (actor, cómico) • Juana de Arco (santa francesa) • Charles Windsor (príncipe de Gales)
Lema	«Lo haré a mi manera»
Puntos fuertes con los que cuenta	• Buena capacidad de reparación de los genes y recuperación de las enfermedades • Resistencia física • Gran retentiva en edades avanzadas • Soluciona problemas con eficacia • Envejece con gracia
Puntos débiles que debe vigilar	• «Canario en la mina de carbón»: hipersensibilidad ambiental y química • Propenso a los accidentes • La desintoxicación de hígado puede ser ineficaz • Difícil de diagnosticar médicamente • Tendencia a las irregularidades en la sangre
Riesgos para la salud	• Diabetes de tipo 1 • Anemia • Autismo, dislexia, epilepsia • Cáncer de mama (especialmente en mujeres del grupo sanguíneo A y zurdas) • Alergias a los alimentos y el entorno • Problemas de hígado • Infecciones por levaduras

dos los alergólogos, inmunólogos, homeópatas y nutricionistas de la Costa Este de Estados Unidos por su exagerada sensibilidad química y ambiental. Se presentó en mi clínica como último recurso, con dos enormes carpetas de informes médicos que contenían paneles de todas las alergias que yo conocía, e incluso algunas más de las que jamás había oído hablar.

Mujer brillante y elocuente, Simone y su marido eran los clásicos empresarios que habían pasado de la miseria a la riqueza. Habían empezado planchando pantalones para acabar construyendo una cadena de siete establecimientos de limpieza en seco durante las últimas tres décadas. Sin embargo, desde hacía unos diez años, Simone había notado que ya no podía ir a trabajar sin que le dieran terribles jaquecas y mareos. Por suerte, su marido y sus seis hijas habían logrado tirar adelante el negocio, aunque la sensibilidad de Simone pronto empezó a adquirir manifestaciones más peligrosas. Un tratamiento con alheña para el pelo cinco años atrás la había llevado al hospital por un choque alérgico anafiláctico que la tuvo entre la vida y la muerte. Se le hinchaban los ojos, la garganta se le cerraba y tenía grandes dificultades para respirar si entraba en contacto con alguien que llevase perfume o con habitaciones recién pintadas o enmoquetadas.

Su historial familiar era único, y me quedo corto. Su hermano mayor casi había muerto por un tratamiento con antibióticos de tipo sulfamidas y le habían dicho que «evitase ciertas legumbres». Su padre había muerto por una enfermedad sanguínea muy grave llamada anemia aplástica. Su madre se mantenía muy sana a sus noventa y un años, vivía sola, tocaba el saxofón y se negaba a tener una mujer de la limpieza.

Yo solía tener pavor a las pacientes como Simone, que habían visitado a innumerables médicos, habían intentado prácticamente todos los enfoques posibles, y ahora era mi turno. Años atrás, les hacía la broma a mis alumnos de que éste era el tipo de paciente que te llevaba a insistir en tener una puerta trasera en la clínica... para poder salir corriendo.

Pero ahora ya no me vienen ganas de salir huyendo de los pacientes como Simone. Tras algunos análisis de sangre y mediciones físicas, estaba claro como el agua que Simone era una GT4 Explorador. Le pregunté si tenía sensibilidad al café. «No se lo sabría decir —respondió—. Nunca bebo. Antes tomaba té, pero ya no puedo. No me deja dormir en toda la noche.» ¿Y al perfume? ¡Mejor no hablar!

Tras explicarle un poco acerca del GenoTipo Explorador, Simone y yo nos pusimos a trabajar. Un problema importante que tuvimos fue ver cómo «desprogramarla» de todos los fatales consejos sobre nutrición que había recibido a lo largo de los años. Tantísima gente había tratado de ayudarla imponiéndole dietas más y más restrictivas que ahora le aterrorizaba comer cualquier cosa. Yo le expliqué que no eran los alimentos lo que causaba el problema, sino más bien sus reacciones descontroladas a esos alimentos y demás componentes químicos. Pasarse el resto de la vida en una burbuja de plástico no le proporcionaría la nutrición para curarse: necesitábamos devolver el equilibrio a sus vías de desintoxicación.

Poco a poco, con la dieta y los suplementos apropiados, Simone fue capaz de funcionar cada vez mejor. Su energía, que de entrada jamás había sido robusta, empezó a aumentar. Los análisis de sangre demostraron que su número de glóbulos rojos, aunque no era terriblemente bajo de antemano, estaba ahora dentro de lo normal. En su segunda visita, Simone exclamó: «Me daría con un canto en los dientes. Todos esos otros médicos que me decían qué NO debía comer, y aquí lo único que ha funcionado ha sido una dieta que me decía lo que SÍ debía comer. Y pensar que estaba tan asustada que casi ni lo intento...»

A los dos meses, la máscara había desaparecido y me la ofreció como regalo de despedida en su tercera y última visita. ¡La he guardado en mi taller desde aquel día para cuando se me ocurra pintar!

Los Exploradores en plena forma

Los Exploradores suelen gozar de una mayor longevidad que los demás GenoTipos. Muchos de los genes que encontramos típicamente en los Exploradores, como el grupo sanguíneo Rh negativo, son comunes en zonas del mundo donde la gente parece vivir eternamente, como el País Vasco en España y los Montes Caucásicos de Asia. Los Exploradores pueden beneficiarse mucho de la Dieta del GenoTipo y deberían esperar una vida larga y saludable si siguen las instrucciones de este libro.

He llamado a este GenoTipo «Explorador» por la capacidad única y a menudo poco convencional de los pertenecientes a este GenoTipo para buscar y descubrir quiénes son en este mundo. Aunque pueda sonar muy tópico, la frase «piensa diferente» es perfectamente aplicable a esta gente. Tal vez sea porque los Exploradores son los actuales descendientes de los «refugiados glaciales» que sobrevivieron buscando una ruta a través de los témpanos de hielo en constante movimiento de la última Era Glacial, hace 12.000 años. O tal vez sea simplemente la manera en que se desconectan del útero.

Aspectos problemáticos para el Explorador

Los Exploradores son con mucha frecuencia un enigma médico. Pueden resultar complicados de diagnosticar, ya que los problemas no se presentan de forma aparente u obvia. Físicamente, puede parecer que gozan de buena salud, pero se quejarán de una repentina pérdida de energía o de una repentina incapacidad para tolerar cierto alimento, suplemento o medicamento. Las mujeres suelen sufrir candidiasis crónica o períodos muy dolorosos. Los análisis de sangre a menudo revelan anemia u otro trastorno de la sangre.

Los Exploradores suelen tener problemas de hígado o de vesícula biliar, lo que puede manifestarse en forma de intolerancia a las grasas o erupciones repentinas en la piel. Las migrañas tampoco son infrecuentes en los Exploradores.

La sensibilidad a la cafeína es un sello distintivo de los Exploradores, porque son casi siempre lo que los genetistas llaman «acetiladores lentos» (manera curiosa de decir que los fármacos pasan mucho más tiempo en su hígado, dando vueltas y vueltas cuando habría que procesarlos y eliminarlos). Como el tipo que levanta el puño quejándose por la bicicleta que ha estado a punto de atropellarle y no se fija en el autobús que se le viene encima, el hígado del GenoTipo Explorador a menudo reacciona exageradamente ante pequeñas cantidades de toxinas, hasta el punto de dejar pasar cantidades mayores de toxinas sin hacer nada al respecto.

Los Exploradores pueden ser propensos a los accidentes, lo que probablemente sea consecuencia de la misma personalidad peculiar que les hace tener tanto éxito en muchas actividades creativas o empresariales. Sin embargo, si vas de pasajero en un coche conducido por un Explorador, y tenéis que girar a la derecha de inmediato, casi es mejor que grites: «¡Gira a la izquierda!» ¡Un Explorador casi siempre girará a la derecha!

El aviador Douglas *Wrong Way* Corrigan era probablemente un GT4 Explorador. En 1938, Douglas Corrigan pidió permiso para despegar de Nueva York y volar hasta Irlanda. Le denegaron el permiso porque consideraron que su avión, valorado en 299 doláres, no reunía las condiciones para volar. Corrigan decidió entonces volar hacia California, donde vivía. Al día siguiente aterrizó en Dublín, afirmando que un error en la brújula le había hecho volar en la dirección equivocada. Su «error» llamó la atención de los medios de comunicación, y así nació la leyenda de «Wrong Way Corrigan» (Corrigan Dirección Equivocada).

El perfil metabólico del Explorador

El perfil metabólico único del Explorador se manifiesta en características físicas muy diferentes. Son típicamente mesomorfos, y tienen un porcentaje entre bajo y medio de grasa corporal, un metabolismo alto, gran cantidad de masa muscular y músculos grandes. Pueden ser de huesos bastante grandes, y los hombres tienden a tener caras asimétricas, y con las facciones muy marcadas. La longitud de su tronco suele ser mayor que la longitud total de las piernas, y la parte superior de sus piernas suele ser más larga que la parte inferior.

Los Exploradores tienden a la asimetría y suelen tener huellas dactilares diferentes en uno y otro índice, a menudo con el dibujo poco común de círculos radiales en uno de ellos. Otra asimetría bastante común en los Exploradores es que la longitud de sus dedos suele ser inversa a su género: hombres con el dedo índice más largo en una o ambas manos, y el dedo anular en el caso de las mujeres.

Muchos zurdos son Exploradores, así como la gente con el Rh negativo, y aunque pueden ser Exploradores personas de casi todos los grupos ABO , son más comunes los «no secretores».

El perfil del sistema inmune del Explorador

Los Exploradores suelen tener un funcionamiento indolente de la médula espinal y dificultades para mantener los niveles de glóbulos blancos en la sangre. Este GenoTipo es propenso a muchos tipos de anemia, como las derivadas de niveles inadecuados de ácido fólico, B_{12} y hierro, y otros tipos de anemia derivados de la supresión de la médula espinal o de bajos niveles de una enzima llamada G6PD. La G6PD es crítica para el cuerpo, ya que posibilita la producción de un antioxidante crucial llamado glutationa. Además de sus potentes efectos de desintoxicación del hígado, la glutationa protege a los glóbulos rojos de los daños provocados por ciertos fármacos y alimentos.

Los Exploradores suelen tener problemas para eliminar los compuestos químicos ajenos o artificiales de su sangre. A este proceso de eliminación se lo llama acetilación. Una acetilación eficaz contribuye a que los medicamentos sean más eficaces y elimina la toxicidad de las sustancias cancerígenas. Los GT4 Exploradores tienen problemas para eliminar la toxicidad de los fármacos, sustancias carcinógenas y diversos compuestos que han sido introducidos en el medio ambiente por medios artificiales, como los pesticidas, fertilizantes e hidrocarburos.

Debido a estos problemas, los Exploradores pueden ser bastante sensibles químicamente, y con frecuencia reaccionan negativamente a «dosis típicas» de fármacos, antibióticos e incluso vitaminas y minerales. Cuando tomen este tipo de medicamentos, siempre deberían empezar con las dosis más bajas y aumentarlas gradualmente.

La Dieta del GenoTipo Explorador

Los exploradores que mantengan una dieta desintoxicante que al mismo tiempo nutra a la sangre y a la médula espinal tendrán pocos problemas de salud y normalmente no tendrán demasiados problemas para lograr un peso saludable.

Si eres un Explorador, puedes modificar tus propios genes causantes de una deficiente eliminación de la toxicidad, pero, lo que es mejor aún, puedes dar los pasos necesarios para cambiar la previsión para las generaciones venideras. Con la dieta y el estilo de vida adecuados para tu GenoTipo, podéis ser cuidadores tanto de los jóvenes como de los ancianos. Tal vez, como a Simone, os sorprenda descubrir que es mejor tratar la sensibilidad a los alimentos y a la toxicidad consumiendo los alimentos adecuados para el propio organismo que simplemente evitando los alimentos inadecuados.

Síes y noes de la dieta del Explorador

Se podría describir la dieta del Explorador como «neolítica de nivel inicial», ya que las circunstancias de su creación parecen estar en el punto de no retorno entre el ocaso de las tecnologías puramente cazadoras-recolectoras y el alba de la revolución agrícola. Los *síes del Explorador* son superalimentos y suplementos que reprograman genéticamente sus genes reactivos, ayudan a mantener en plena forma sus mecanismos de desintoxicación, y ayudan a optimizar el metabolismo, lo que comporta un aumento de energía y un peso óptimo.

Síes de la dieta del Explorador

Los mejores superalimentos para el GenoTipo Explorador contienen nutrientes que:

- **Contienen los cimientos nutricionales necesarios para la mejora genética.** Estos superalimentos son ricos en nutrientes metiladores de los genes como la vitamina B_{12}, la colina, el aminoácido metionina, y reguladores de la histona, como la curcumina, el cobre y la biotina.
- **Aumentan la masa muscular y reducen la grasa corporal.** Desintoxicar a los Exploradores mejora su ritmo metabólico, lo que acelera la adecuada pérdida de peso. Los principales alimentos para una pérdida de peso del Explorador se identifican con un rombo (◊).
- **Fortalecen la sangre.** Los Exploradores necesitan una sangre rica en nutrientes que pueda maximizar su capacidad de transportar oxígeno y mantenga su resistencia y sus niveles de energía en plena forma. Los alimentos ricos en selenio, hierro y la vitamina B tiamina son superalimentos para el Explorador.
- **Eliminan las toxinas del cuerpo.** Eliminar toxinas requiere un

hígado y un conducto biliar que funcionen correctamente. Los Exploradores harán mejor este trabajo si comen verduras que contengan nutrientes polisacáridos que ayuden a estas células. El Explorador también se beneficiará de alimentos que mejoren las vías de desintoxicación Fase I y Fase II del hígado.

Noes de la dieta del Explorador

Los *noes del Explorador* son alimentos que es preferible reducir al máximo o evitar directamente. Los noes del Explorador excluyen de la dieta aquellos alimentos que:

- **Contienen toxinas o mohos.** Muchos cereales, frutos secos, semillas y productos lácteos pueden interferir en el correcto funcionamiento desintoxicador del Explorador. La dieta del Explorador minimiza tu exposición a los pesticidas y otras toxinas no deseables del entorno.
- **Inhiben tu metabolismo.** Sorprendentemente, muchos de los alimentos que fomentan la acumulación tóxica en el Explorador también inhiben su metabolismo y provocan un aumento de peso.
- **Contienen una proporción no deseable de grasas beneficiosas y perjudiciales.** Una proporción no deseable de grasas omega-6 y omega-3 puede ralentizar tu metabolismo e interferir en el funcionamiento adecuado de tu sistema inmune.
- **Contienen lectinas u otros alergenos.** Las lectinas son proteínas que pueden interferir en el correcto funcionamiento digestivo e inmune. Los fenoles son compuestos vegetales que causan reacciones alérgicas en muchos Exploradores.

Algunos alimentos de la lista de *noes del Explorador* sólo hace falta que los evites durante un período corto de tiempo, para poder recuperar el equilibrio. Tras 3-6 meses, puedes reintroducirlos en tu dieta en cantidades modestas. Estos alimentos se identifican con un punto negro (•). Por supuesto, si estás combatiendo una enfermedad o notas que tu peso vuelve a aumentar poco a poco, tal vez sea preferible hacer más estricto el cumplimiento de la dieta volviendo a evitar estos alimentos durante un tiempo.

Alimentos no listados

Los alimentos no listados son alimentos que no parecen ser especialmente beneficiosos ni perjudiciales, o sea que son básicamente neutrales y pueden ser consumidos juiciosamente (2-5 veces por semana). Sus nutrientes te beneficiarán, aunque no te ayudarán específicamente a recuperar el equilibrio de tus genes o la salud de tus células. Puedes comerlos libremente, pero sin descuidar los alimentos que yo recomiendo. La Dieta del GenoTipo evoluciona en todo momento y con frecuencia añado nuevos alimentos, o sea que consulta mi página web *(www.genotypediet.com)*, especialmente si tienes dudas sobre algún alimento en concreto.

Bueno, Explorador, ha llegado el momento de pasar de las palabras y las intenciones a la acción. Desde aquí, salta al capítulo 14 para saber cómo puedes sacar el máximo provecho de las Dietas del GenoTipo. Después ya pasaremos al capítulo 18 y a las prescripciones de alimentos, suplementos y ejercicio para los Exploradores.

CAPÍTULO DOCE

GenoTipo 5: El Guerrero

Alto, esbelto y sano en su juventud, el Guerrero está sometido a una rebelión corporal al llegar a la mediana edad. Con la dieta y el estilo de vida óptimos, el Guerrero puede superar a los genes metabólicos de envejecimiento rápido y experimentar una segunda juventud o «edad de plata» en su salud.

Recibí la llamada un sábado a última hora de la noche: «¿Puede llamar al rabino lo antes posible, por favor?» Volvía de un recital de la orquesta escolar de mi hija, escuché el mensaje y supe que, dadas las circunstancias, no se trataba de una llamada corriente. Al rabino le había ido muy bien la atención naturopática, como tal vez recordarán los lectores de mi primer libro *Los grupos sanguíneos y la alimentación*.

Sin embargo, esto se trataba de un nuevo desafío. El hijo mayor del rabino, también rabino, había empezado a desarrollar lo que parecía ser una serie de miniataques, que le dejaban en ocasiones confuso, desorientado y postrado. Tenía cuarenta y pocos años, era

Características típicas del Guerrero		
Psicológicas	Biométricas	Bioquímicas
• «Temperamento colérico»: carismático, aunque ocasionalmente de mal humor • Mente rápida y ágil tipo ordenador • Tiene que aprender a relajarse • Inexorable frente a los desafíos mentales hasta que los domina	• Piernas habitualmente más largas que el torso • A menudo de pecho fuerte y grueso en edades avanzadas • Dolicocéfalo: de «cabeza alargada» • Perfil de la mandíbula ovalado, suave, que tiende a retroceder con la edad • Esbelto de joven; con los años adquiere forma de pera o se le ensancha el pecho • Tiende a ruborizarse cuando está nervioso o tenso • Suele tener una o dos huellas dactilares arquetípicas • Las proporciones entre los dedos índice y anular suelen ser simétricas	• A menudo del grupo sanguíneo A o AB • No secretores y secretores • Típicamente Rh positivo • No gustadores o supergustadores de PROP/PTC • Tendencia de la piel a ruborizarse • Tendencia de la sangre a coagular demasiado fácilmente

Características típicas del Guerrero *(continuación)*	
Guerreros superfamosos	• James Gandolfini (actor) • *David*, de Miguel Ángel • Julia Child (chef, actriz) • Hillary Clinton (política estadounidense)
Lema	«El tiempo pasa volando cuando te diviertes»
Puntos fuertes con los que cuenta	• Fuerte como un buey • Buena recuperación de las enfermedades • Especímenes físicamente hermosos en su juventud
Puntos débiles que debe vigilar	• Metabolismo ahorrativo; acumula las calorías en forma de grasa • Envejece prematuramente y sin cesar • La tensión tiende a deprimir su sistema inmune y hace que la sangre se espese
Riesgos para la salud	• Resistencia a la insulina y obesidad en la mediana edad • Problemas digestivos crónicos, retortijones o estómago hinchado • Desequilibrio hormonal e infertilidad, a menudo en adultos jóvenes • Enfermedades cardíacas, hipertensión, ataques de parálisis cerebral

la mano derecha del rabino y estaba destinado a ser su sucesor, por lo que este trastorno tenía alborotada a la congregación.

A la semana siguiente, recibí a Mordecai en la clínica. Su fama de contar con un intelecto prodigioso le había precedido; su hermana le había descrito como «un ordenador con patas», y su conocimiento de la escritura judía se consideraba fotográfico. Físicamente, su aspecto me resultó un poco chocante. Los estudiosos rabínicos que había conocido en el pasado eran típicamente bajitos y frágiles, de complexión pálida, el llamado bronceado de interior. Mordecai era fuerte como un oso. Alto, con una enorme barba grisácea y una complexión sonrosada y rojiza, tenía unos ojazos marrones que eran a la vez intensos y juguetones, acompañados de una sonrisa contagiosa. Al poco rato, a mis ayudantes y a mí nos dio por llamarle El Oso.

De hecho, olí la presencia de El Oso incluso antes de verlo. Era evidente que el tipo era un fumador empedernido, pues la nicotina había impregnado hasta el último rincón de su piel y de su ropa. Cuando le pregunté por qué seguía fumando a pesar del evidente riesgo para la salud, me dio una típica respuesta de Oso: sí, realmente le asustaba que el fumar le provocase cáncer, pero pensaba que mientras tanto los cigarrillos podían estar ahogando a otras células potencialmente cancerígenas.

Un vistazo a la cabeza de El Oso me dijo que era un GT5 Guerrero. De frente parecía bastante normal; sin embargo, de lado, ¡parecía enorme! Era bastante alto, aunque achaparrado, con el pecho fornido. Ruth, su esposa, de veinticinco años, me contó que El Oso nunca había cuidado mucho de su salud, y comía cuanto le apetecía. De joven era bastante delgado, pero con el tiempo había ido ganando peso regularmente, aunque nunca había cambiado sus hábitos alimenticios. Tenía una vida bastante estresada como segundo de a bordo del rabino. Se pasaba el día apagando fuegos en la comunidad, desde buscar cobijo para una viuda desahuciada o aconsejar a parejas recién casadas sobre la enfermedad de Tay-Sachs, hasta reunir dinero para reparar las goteras del techo de la sinagoga. El Oso era infatigable.

Sin embargo, los problemas de salud, largamente ignorados, ahora pasaban factura. La presión sanguínea había subido constantemente durante los últimos años y ahora alcanzaba cifras alarmantes: 200/130, a pesar de la medicación. Estaba perdiendo proteínas a través de la orina, señal segura de que la hipertensión estaba desgastando los delicados mecanismos de filtrado de los riñones. Recientemente, había sufrido lo que los cardiólogos llaman «miniataques», que le dejaban bastante torpe, le trababan la lengua y le producían visión doble. Le habían advertido que estos síntomas eran una señal evidente de que corría el riesgo de sufrir un auténtico ataque de parálisis cerebral en el futuro.

Les expliqué tanto a Ruth como a El Oso que, como GT5 Guerrero, sus arterias eran propensas a un tipo de inflamación que literalmente quema los lados de los vasos sanguíneos. Si podíamos controlar esas arterias en llamas, tal vez podríamos controlar los miniataques. Todo el personal de la clínica estaba encantado con El Oso y especialmente maravillado con la amabilidad de Ruth, que siempre se presentaba en la clínica con algo especial. Los higos de Israel y el pan de *matzo* eran sus dos obsequios favoritos. Pronto se hizo patente que ella era el poder oculto tras el trono, y con su ayuda elaboramos un enfoque que le permitiese controlar la dieta de El Oso y asegurarse de que tomara los suplementos. Pronto descubrí que resultaba inútil hablar con El Oso acerca de cambiar cosas para su propio beneficio: su mentalidad seguía en el pasado, cuando siendo joven podía comer de todo con impunidad. Sin embargo, con la ayuda de Ruth pronto descubrimos que podíamos lograr que El Oso hiciese casi cualquier cosa si lográbamos formularlo de modo que pareciese que la demás gente se vería perjudicada si continuaba resistiéndose a cambiar de estilo de vida.

Pronto las cosas empezaron a mejorar. El Oso empezó a andar todos los días. Perdió peso. Su colesterol empezó a reducirse. A los seis meses de programa, empezó a utilizar los parches de nicotina, y dos semanas después había dejado el tabaco por completo. Ahora dormía bien, algo que su esposa no había visto jamás. Hasta ese momento, tenía un sueño tan agitado que su esposa se había referido a él en broma como «el meneíto».

Desgraciadamente, el padre de El Oso, el anciano rabino, falleció poco tiempo después. Ahora, como cabeza de la congregación, El Oso tiene más responsabilidad y tensiones. Aun así, los fieles de la sinagoga (muchos de los cuales son ahora también pacientes míos) dicen que está más agudo y ágil mentalmente si cabe tras la enfermedad de lo que ya era antes.

Los Guerreros en plena forma

El Guerrero es básicamente juventud. Los Guerreros salen del útero fuertes y sanos, y son niños guapos, con pocos problemas de salud y una buena forma que es producto de su metabolismo envidiablemente eficaz. Los Guerreros jóvenes tienen un elevado nivel de actividad del factor de crecimiento, lo que les confiere piernas largas y tendones y ligamentos fuertes y visibles.

De adolescentes, los Guerreros suelen ser bastante atractivos. Los chicos suelen ser «guapos» de un modo casi andrógeno, mientras que las chicas rebosan un encanto difícil de definir. Su mente inquisitiva y su juventud en eclosión suelen manifestarse en forma de una intensa vitalidad en sus rasgos faciales.

Los Guerreros tienen el rostro oval, de rasgos suaves, pero sin relleno adicional bajo la piel. De hecho, aunque suelen tener un apetito voraz cuando son jóvenes, a menudo están tan delgados que pesan menos de lo que deberían.

El GenoTipo Guerrero suele tener una mente rápida y ágil, y una capacidad tremenda para la retentiva. Como el Maestro, saben cómo llegar al meollo de una cuestión, entender la esencia de un asunto. En los primeros años de edad adulta, no sólo son carismáticos y atractivos para el sexo contrario, sino que también se encuentran entre los GenoTipos más fértiles.

Aspectos problemáticos del Guerrero

Esta época feliz para el Guerrero persiste durante la adolescencia y la juventud, pero cuando se acerca la mediana edad, sus genes metabólicos anteriormente eficaces parecen «llegar a un tope» y prácticamente dejan de funcionar. Estos cambios empiezan a darse de manera imperceptible, pero en un período de tiempo relativamente corto el proceso de envejecimiento se acelera.

Raramente veo a Guerreros en mi clínica antes de la mediana edad. Simplemente están demasiado ocupados construyendo sus vidas, criando a sus familias y entregados a su profesión. Con frecuencia se olvidan de las revisiones: ¿por qué molestarse, si normalmente se encuentran en tan buena forma? Como El Oso, en sus años mozos los Guerreros no suelen prestarle demasiada atención a la dieta ni al ejercicio. Los Guerreros jóvenes son el tipo de persona que puede perder cinco quilos sin muchos problemas.

Pero cuando llegan a los treinta largos, su herencia epigenética ahorrativa empieza a meter baza y su proceso de envejecimiento se acelera. Al llegar a la mediana edad, los Guerreros tienen problemas para perder peso. El perfil de su cintura engorda gradualmente, acumulando grasa muy destructiva en la barriga.

A los cuarenta suelen quejarse de que «ya no soy lo que era». Cuando se miran en el espejo, los Guerreros ven cada vez más carne. La parte del cuello se vuelve más gruesa, blanda y menos definida. Los guerreros con ángulos de mandíbula especialmente abiertos pueden descubrir que el perfil de su mandíbula retrocede gradualmente. El IMC y la proporción cintura-caderas aumentan regularmente con el tiempo, especialmente si consumen dietas altas en grasa y en azúcares y no hacen ejercicio. Su cuerpo previamente esbelto y fuerte empieza a flaquear y la grasa se acumula alrededor de la cintura. Tanto en hombres como en mujeres, suelen aparecer bolsas bajo los ojos.

El sistema circulatorio es el talón de Aquiles del Guerrero. Programado para una enorme actividad casi desde el momento de su concepción, el sistema cardiovascular único del Guerrero es el origen de sus problemas de salud: desde la tendencia a desarrollar «manchas moradas» de tipo hemangioma en la piel a muy temprana edad, hasta la tendencia a sonrojarse cuando están nerviosos a mediana edad, o hasta problemas con la presión sanguínea y el corazón a edad más avanzada.

El Guerrero también puede tener problemas para controlar la viscosidad, o espesor, de su sangre. Esto es especialmente cierto en Guerreros sometidos a una tensión intensa y prolongada.

Una desafortunada tendencia de muchos Guerreros en edades avanzadas es el empeoramiento de su función intestinal. Las deposiciones se vuelven más compactas, difíciles de eliminar e infrecuentes. El estreñimiento crónico, los retortijones, los gases y la hinchazón son causados en parte por el debilitamiento de los músculos abdominales y la presión adicional que causan en los órganos internos. Por suerte, estos síntomas se pueden aliviar con la dieta y el programa de ejercicio adecuados.

El perfil metabólico del Guerrero

Aunque la visión del mundo del Guerrero es esencialmente ahorrativa, al contrario que el GenoTipo Recolector el Guerrero no es una reacción a la escasez ambiental, sino más bien el resultado del efecto fundador aplicado a muchas de las civilizaciones emergentes, empezando por la Era Neolítica (hace 11.000 años) y terminando por la Edad de Hierro (hace 2.500 años). Las guerras, epidemias y alimentación de subsistencia casi constantes de esos tiempos tuvieron importantes efectos epigenéticos sobre la población (especialmente en Europa), y el Guerrero es un superviviente de todo ello.

Los Guerreros jóvenes tienen un nivel elevado de actividad del factor de crecimiento, lo que les confiere piernas largas con tendones y ligamentos fuertes y visibles. Las mujeres Guerreras tienen las piernas particularmente largas. La cara de rasgos suaves y ovalada, aunque al contrario que los tipos genéticos ahorrativos anteriores, los Guerreros no son redondeados ni tienen un acolchado adicional bajo la piel. En realidad, aunque tienen un apetito voraz, a veces están por debajo de su peso ideal. Su economía es una respuesta epigenética a la urgencia, no a la escasez.

Como el Maestro, el Guerrero es un GenoTipo de antígeno de grupo sanguíneo A (grupos sanguíneos A y AB). Los Guerreros tienen una relación curiosa con la capacidad para notar el sabor del PROP. Tanto pueden no notarlo (no gustador) como que les resulte tan desagradable que escupan sin pensárselo la tira de prueba (supergustador).

Los Guerreros tienden a tener la cabeza larga, lo que se podría decir que les da un aire intelectual. La cabeza del Guerrero es más larga que ancha. Los estudios han demostrado que los humanos modernos tenemos dos características físicas que nos diferencian de nuestros antepasados antiguos y medievales: somos más altos y nuestra cabeza es más alargada. El Guerrero suele tener ambas características en cierto grado. Los Guerreros suelen ser altos y de piernas largas y, debido a ello, pueden cargar una cantidad de peso sorprendente sobre su esqueleto sin parecer obesos.

Las huellas dactilares en forma de arcos son un sello distintivo del Guerrero y suelen observarse en los dedos pulgares e índices.

Los Guerreros suelen ser acetiladores rápidos. Al contrario que el GT4 Explorador, que es un infraacetilador y puede tener problemas para eliminar la toxicidad de los compuestos químicos del entorno, el GT5 Guerrero a menudo crea sus propios problemas únicos al acetilar excesivamente las toxinas del entorno. Por este motivo, la carne roja no es la mejor opción alimenticia para los Guerreros, que convierten los subproductos que se hallan en la carne roja bien cocida en carcinógenos que se pegan al ADN y causan cáncer de estómago, de colon y de mama. La combinación de su epigenética ahorrativa y del polimorfismo acetilador rápido también convierte al Guerrero en un firme candidato a la diabetes del adulto.

El perfil del sistema inmune del Guerrero

Los Guerreros suelen tener una gran vigilancia inmune. No enferman durante largos períodos de tiempo, y normalmente cuando enferman tienen un índice de recuperación superior a la media.

Guerreros son a menudo aquellos pacientes que superan un cáncer o sobreviven a un ataque al corazón. Son capaces de metabolizar los medicamentos e incluso las toxinas con bastante facilidad, y no son demasiado propensos a las alergias. Esta herencia genética se remonta a la antigüedad. Los Guerreros se encontraban entre los primeros supervivientes urbanos, capaces de sobrevivir a plagas y pestes que dejaron fuera de juego a los GenoTipos menos aptos.

La Dieta del GenoTipo Guerrero

El Guerrero evolucionó como GenoTipo campesino-agrario, por lo que parece casi contradictorio que de él hayan salido algunos de los mejores guerreros de la historia. Tendemos a imaginar como típico guerrero a GenoTipos como el Cazador, pero es un error; la mayor parte de los cazadores no fue guerrera. Su misión era cazar presas, no combatir. Como no poseían nada, no tenían nada que defender. Las sociedades campesinas producían a los mejores guerreros por la razón más simple de todas: estaban bien organizados y tenían bienes tangibles y personas queridas que defender. Así, la dieta ideal para los Guerreros es una dieta mediterránea que incorpore una combinación de pescado, aceites, cereales, verduras y frutas.

Muchos de mis pacientes temen que al llegar al punto en que salen en las fotos con papada y michelines ya es demasiado tarde para volver atrás. Yo les digo: «Ya no eres un niño, pero puedes convertirte en un cuarentón o cincuentón en forma y juvenil.» Sólo hace falta determinación y el plan adecuado. Si eres un GenoTipo Guerrero, con un esfuerzo modesto puedes recuperar la buena forma y concederte una segunda juvetud, una «edad de plata» de salud y vitalidad. Tal vez no tan invulnerable como la primera, pero bastante buena, puede que incluso mejor, en realidad, ya que viene con una gran experiencia en la vida.

A fin de cuentas, ¿no fue George Bernard Shaw quien dijo: «Ah, lástima que los consejos, como la juventud, se desperdicien con los jóvenes»?

Síes y noes de la dieta del Guerrero

La Dieta del GenoTipo Guerrero es una dieta «mediterránea modificada», basada en las verduras, hipoglucémica y alta en fitonutrientes. Los *síes del Guerrero* son superalimentos y suplementos que reprograman epigenéticamente sus genes ahorrativos, y ayudan a ralentizar el proceso de envejecimiento y a optimizar el metabolismo, lo que comporta una mayor energía y un peso óptimo.

Síes de la dieta del Guerrero

Los mejores superalimentos para el GenoTipo Guerrero contienen nutrientes que:

- **Contienen los cimientos nutricionales necesarios para la mejora genética.** Estos superalimentos son ricos en nutrientes metiladores de los genes como la vitamina B_{12}, la colina y la betaína, y reguladores de la histona como la curcumina, el cobre y la biotina.
- **Son ricos en lignanos que equilibran las hormonas.** Los lignanos son denominados en ocasiones fitoestrógenos. Sin embargo, este término es erróneo. Muchas de las propiedades antipiréticas de los lignanos no tienen nada que ver con ningún tipo

de actividad hormonal. Los lignanos parecen ofrecer al Guerrero protección contra muchas enfermedades, incluidos los cánceres de mama o de próstata que dependen de hormonas, la osteoporosis, enfermedades cardiovasculares e inflamación. Son fuentes importantes de lignanos las semillas de lino, las semillas de sésamo y muchas frutas.

- **Aumentan la masa muscular y reducen la grasa corporal.** Equilibrar las hormonas del Guerrero mejora su ritmo metabólico, lo que acelera una pérdida de peso adecuada. Los principales alimentos para la pérdida de peso del Guerrero se identifican con un rombo (◊).
- **Protegen y nutren las arterias y el corazón.** Con la edad, muchos Guerreros desarrollan problemas circulatorios. Unos alimentos ricos en antioxidantes llamados flavonas ayudan a proteger el delicado revestimiento de las arterias. Muchas de estas flavonas se encuentran en el té, las frutas y las verduras.
- **Ralentizan el reloj biológico.** Otros antioxidantes, como el resveratrol, la vitamina E y el selenio pueden ayudar a controlar el envejecimiento acelerado del GenoTipo Guerrero.

Noes de la dieta del Guerrero

Los **noes del Guerrero** son alimentos que es preferible minimizar o evitar directamente. Los noes del Guerrero excluyen de la dieta aquellos alimentos que:

- **Queman las arterias.** Habría que evitar las carnes rojas y todas las fuentes de grasas trans, que causan inflamación arterial, espesan la sangre y aceleran el proceso de envejecimiento de los Guerreros.
- **Inhiben tu metabolismo.** Sorprendentemente, muchos de los alimentos que causan el desequilibrio hormonal del Guerrero también inhiben su metabolismo y provocan un aumento de peso.

- **Contienen una proporción no deseable de grasas beneficiosas y perjudiciales.** Una proporción no deseable de grasas omega-6 y omega-3 puede ralentizar tu metabolismo e interferir en el funcionamiento adecuado de tu sistema inmune.
- **Son alimentos hiperglucémicos.** Los alimentos hiperglucémicos producen grandes fluctuaciones en los niveles de glucosa en sangre e insulina. Evitarlos es el secreto para reducir el riesgo de enfermedades cardíacas y diabetes, y es clave para una pérdida de peso sostenible.

Algunos alimentos de la lista de *noes del Guerrero* sólo hace falta que los evites durante un período corto de tiempo, para poder recuperar el equilibrio. Tras 3-6 meses, puedes reintroducirlos en tu dieta en cantidades modestas. Estos alimentos se identifican con un punto negro (•). Por supuesto, si estás combatiendo una enfermedad o notas que tu peso vuelve a aumentar poco a poco, tal vez sea preferible hacer más estricto el cumplimiento de la dieta volviendo a evitar estos alimentos durante un tiempo.

Alimentos no listados

Los alimentos no listados son alimentos que no parecen ser especialmente beneficiosos ni perjudiciales, o sea que son básicamente neutrales y pueden ser consumidos juiciosamente (2-5 veces por semana). Sus nutrientes te beneficiarán, aunque no te ayudarán específicamente a recuperar el equilibrio de tus genes o la salud de tus células. Puedes comerlos libremente, pero sin descuidar los alimentos que yo recomiendo. La Dieta del GenoTipo evoluciona en todo momento y con frecuencia añado nuevos alimentos, o sea que consulta mi página web *(www.genotypediet.com)*, especialmente si tienes dudas sobre algún alimento en concreto.

Bueno, Guerrero, ha llegado el momento de pasar de las palabras y las intenciones a la acción. Desde aquí, salta al capítulo 14 para saber cómo puedes sacar el máximo provecho de las Dietas del GenoTipo. Después ya pasaremos al capítulo 19 y a las prescripciones de alimentos, suplementos y ejercicio para los Guerreros.

CAPÍTULO TRECE

GenoTipo 6: El Nómada

GenoTipo de extremos, con una gran sensibilidad a las condiciones medioambientales, especialmente a los cambios en altitud y presión atmosférica, el Nómada es vulnerable a problemas neuromusculares e inmunes. De todos modos, un Nómada en buenas condiciones tiene el don envidiable de controlar el consumo de calorías y envejecer graciosamente.

A veces tengo dificultades para relacionarme con mis pacientes adolescentes porque tengo la sensación de que sus padres les han arrastrado hasta mi clínica. Muchos de ellos simplemente se comportan de un modo pasivo o agresivo conmigo, mirándose los zapatos, respondiendo con monosílabos, suspirando en ese tono exagerado del que sólo son capaces los adolescentes. Los médicos tampoco solemos hacer las cosas mucho mejor, relacionándonos habitualmente con el chico a través del intermediario que son los padres, o tratando de motivar a estos muchachos con conceptos abstractos como «salud». La mayoría de los médicos

Características típicas del Nómada		
Psicológicas	**Biométricas**	**Bioquímicas**
• Personalidad flemática, despreocupada, de capear el temporal • Silencioso pero ingenioso • Generalmente optimista, racional y amante de la diversión • Tiende a ocultar sus emociones • Capacidad para utilizar la visualización para la salud y la recuperación	• Líneas blancas en las huellas dactilares • Alta frecuencia de huellas dactilares con lazos cubitales • Físicamente simétrico • La longitud de los dedos índices y anulares suele ser simétrica al género • Estaturas extremas: o bajos o altos • Cabeza cuadrada • Piernas normalmente más largas que el torso • Proporción cintura-caderas alta en los hombres, baja en las mujeres • Dientes pequeños; son comunes los incisivos en pala • Número superior a la media de pelirrojos, y de ojos verdes	• Grupo sanguíneo B o AB • Gustador de PROP • Casi siempre Rh positivo

Características típicas del Nómada *(continuación)*	
Nómadas superfamosos	• Isabel I (reina de Inglaterra) • Peppermint Patty (personaje de los Peanuts) • Abraham (patriarca bíblico) • Winston Churchill (primer ministro británico)
Lema	«Una nueva profesión en una nueva ciudad»
Puntos fuertes con los que cuenta	• Gran conexión mente-cuerpo • Sistema inmune equilibrado, cuando está sano, no es propenso a las alergias ni a la inflamación • Buena capacidad para manejar la tensión
Puntos débiles que debe vigilar	• Los extremos y las variables dificultan el diagnóstico • Tracto digestivo sensible, puede ser intolerante al gluten • La «eliminación de basura» por parte del sistema inmune puede correr peligro
Riesgos para la salud	• Tendencia a «infecciones lentas» como trastornos virales largos y persistentes, verrugas o parásitos • Enfermedades neuromusculares con la edad • Se cansa fácilmente

ha olvidado cómo es ser un chaval. Al contrario que los adultos, los chicos se relacionan con el mundo en términos muy concretos: basta con que observes a un tutor escolar hablando con un adolescente y entenderás lo que quiero decir.

Pero Claire era distinta del paciente adolescente medio. De entrada, era evidente que ya había visto a muchos médicos por su historial de fatiga aplastante. En su mayoría habían sido pediatras, pero también se incluía un inmunólogo y un especialista en enfermedades infecciosas. También había visitado a algunos nutricionistas. Y a pesar de tantas penas y preocupaciones, Claire era una chica de dieciocho años muy agradable y encantadora, con unos padres y hermanos cariñosos.

Sin embargo, excepto un diagnóstico tentativo de síndrome de fatiga crónica y enfermedad de Lyme, nadie había podido averiguar qué fallaba en esta joven. Aunque técnicamente cursaba el segundo año de bachillerato, Claire no había asistido a clase desde que habían empezado sus problemas de salud hacía unos tres años. En su lugar, recibía clases de profesores particulares que la visitaban en su casa varios días a la semana. Aun así, incluso los deberes más ligeros la agotaban, y ella estaba muy angustiada por retrasarse cada vez más en sus estudios.

Un examen físico reveló que Claire tenía ganglios inflamados bajo la barbilla y alrededor del cuello. También tenía el bazo ligeramente hinchado. De pequeña, Claire había tenido una enfermedad llamada «telarquia precoz», la aparición prematura de pechos en niñas. Su grupo sanguíneo era B y era no secretora. Tenía la presión sanguínea muy baja y con frecuencia se mareaba si se levantaba rápidamente estando sentada. Claire presentaba lazos cubitales en las diez huellas dactilares, y todas estaban atravesadas por «líneas blancas», zonas donde la huella no queda impresa porque las cordilleras de la huella dactilar están desgastadas. Tenía ambos dedos índices muy largos.

La madre de Claire me confesó que «Claire era como dos personas muy distintas, dependiendo del clima». Una caída en la presión atmosférica, indicio típico de que se avecina tormenta, solía enviar a Claire a la cama con una jaqueca terrible. Si hacía un día claro y soleado, ella se mostraba llena de vitalidad.

Los cálculos genotípicos de Claire demostraron muy claramente que era un GT6 Nómada, desde la elevada frecuencia de lazos cubitales hasta su grupo sanguíneo B, pasando por la gran sensibilidad al clima y a la presión atmosférica. No son pocos los Nómadas que sufren el síndrome de fatiga crónica, y la causa y la cura para esto, así como para la miríada de problemas de salud de Claire, se reduce a una diminuta molécula llamada óxido nítrico.

Compuesto únicamente por un átomo de nitrógeno y otro de oxígeno, y tan efímero que desaparece prácticamente en cuanto se forma, el óxido nítrico (abreviado habitualmente como NO) había pasado desapercibido para los investigadores médicos hasta hace sólo unos pocos años, simplemente porque nadie sabía que existía o cómo encontrarlo. Aun así, el NO hace un montón de cosas importantes en el cuerpo. Ayuda a activar unas células llamadas macrófagos, células del sistema inmune que se deshacen de los cuerpos extraños «malos» producidos por una herida o enfermedad. Como «barrenderos» del sistema inmune, los macrófagos utilizan el óxido nítrico para barrer parásitos, virus y otros escombros infecciosos de forma que puedan ser eliminados.

Como Claire, muchos GT6 Nómadas luchan por mantener un nivel saludable de NO regularmente distribuido por su cuerpo. A menudo pueden tener cantidades excesivas en algunas zonas y estar carentes en otras. En el caso de Claire, no había escasez de NO en su sistema circulatorio, y eso causaba la baja presión sanguínea y tal vez la sensibilidad al tiempo atmosférico. Sin embargo, otras partes del cuerpo (el sistema inmune y el sistema nervioso, por ejemplo) parecían claramente carentes de este nutriente vital.

Afortunadamente, la regulación del NO se puede mejorar mediante la dieta y suplementos. Iniciamos con Claire la Dieta del GT6 Nómada y le añadimos diversos suplementos al protocolo, además de aconsejar a sus padres que dejaran de administrarle los más de cuarenta suplementos distintos que tomaba diariamente por consejo de sus demás médicos y nutricionistas. También hice que Claire empezase a realizar ejercicios de visualización, que se imaginase a sí misma llena de una energía desbordante, con todos los sistemas de su organismo funcionando conjuntamente en total armonía.

Tardamos algún tiempo, unos seis meses, pero gradualmente Claire empezó a dar un giro. Le encantaba realizar los ejercicios de visualización, me decía que la hacían sentir «centrada y relajada». A las pocas semanas, empezó a salir de compras con su madre y pronto comenzó a sacar a pasear al perro cada día antes de anochecer. De niña le gustaba mucho trabajar con su padre en su Mustang de 1968, y más o menos por la época en que volvió al colegio aquel otoño, pudo volver a retomar aquel pasatiempo tan especial.

Pensé que jamás volvería a saber de Claire cuando su familia se mudó a Tejas por un ascenso laboral de su padre. Pero justo hace unos días recibí una amable nota y una bonita foto del baile de graduación de Claire y su novio, apuesto aunque excesivamente tatuado y lleno de *piercings* para mi gusto.

La nota decía simplemente: «No habría llegado aquí sin usted. Un beso, Claire.»

Los Nómadas en plena forma

Todo el mundo debería tener un Nómada por amigo, incluidos los demás Nómadas. Este GenoTipo tiene una personalidad despreocupada, de capear el temporal. Los Nómadas suelen ser optimistas, racionales y amantes de la diversión.

Se podría decir que el Nómada es un «gran comunicador». Esto no es sólo una característica psicológica, sino una característica que afecta a todos los aspectos de su fisiología. Su extraordinaria capacidad para controlar la actividad del óxido nítrico coincide con su capacidad para pensar o visualizar la forma de llegar a una salud mejor. Los Nómadas son los pacientes que obtienen resultados espectaculares de curación a través de la meditación y los ejercicios mentales, ejemplo definitivo de su conexión mente-cuerpo.

En general, los Nómadas tienen una capacidad metabólica excelente y en un estado de buena salud y equilibrio no son propensos a la obesidad, la diabetes ni las enfermedades cardio-vasculares. Suelen tener un funcionamiento hormonal normal, tienden a tener pocos problemas con la tensión y duermen apaciblemente.

Aspectos problemáticos del Nómada

La pérdida de un control adecuado del óxido nítrico puede interferir en un envejecimiento saludable para los Nómadas. Esta capacidad debe sostenerse mediante dieta y estilo de vida: un trastorno de esta función importante para los Nómadas viene casi siempre acompañada por problemas en el sistema inmune, el flujo circulatorio y el funcionamiento del cerebro con la edad.

Los Nómadas tienen tendencia a desarrollar enfermedades neurodegenerativas de crecimiento lento, provocadas por infecciones víricas en la juventud que no se manifiestan hasta mucho más avanzada la vida. Parecen tener un índice superior a la media de enfermedades autoinmunes como lupus, esclerosis múltiple y la enfermedad de Lou Gehrig.

El hígado y el bazo pueden ser áreas problemáticas para el Nómada, y por consiguiente este GenoTipo tiene más que su justa parte de enfermedades inflamatorias del hígado, hepatitis y cirrosis.

El perfil metabólico del Nómada

Los Nómadas tienden a tener los huesos grandes, y su IMC y su proporción cintura-caderas suele ser superior a la media; esto no significa necesariamente un exceso de grasa, sino más bien de masa muscular. Los Nómadas suelen ser mesomorfos, poseen un porcentaje medio-bajo de grasa corporal, un tamaño de los huesos medio-grande, un metabolismo entre medio y alto, y una gran cantidad de masa muscular, con músculos grandes. Los Nómadas más bajos tienen un tipo más larguirucho, con el cuello y el tórax menos musculosos. La mayor parte de los Nómadas altos tiene la cara y la nariz anchas y equilibradas, y muchos tienen la mandíbula cuadrada. Los Nómadas más bajos tienden a tener unos rasgos más proporcionados y un perfil de mandíbula más redondeado.

El desarrollo fetal del Nómada parece estar muy influido por la altitud. En entornos de gran altitud los Nómadas serán habitualmente altos, mientras que en altitudes menores serán más bajos. Los Nómadas más bajos suelen ser más asimétricos, mientras que los Nómadas más altos tienden a tener un aspecto más simétrico. Una señal común de asimetría en los Nómadas es la diferencia en el tamaño de los senos en las mujeres y de los testículos en los hombres, mientras que una señal común de simetría es que su proporción entre los dedos índice y anular suele ser la esperada, o sea, hombres con dedos anulares más largos en ambas manos y mujeres con índices más largos. Casi todos los Nómadas más altos tienden a ser simétricos, señal evidente de que disfrutaron de su vida en el útero.

Los dermatoglifos de las huellas dactilares de los Nómadas suelen ser característicos, a menudo con abundantes lazos cubitales. Si el total de lazos cubitales es mayor a ocho y existe un historial de Alzheimer en la familia, podrían beneficiarse en gran medida de seguir las recomendaciones que encontrarán en el apartado de Suplementos del Plan de Dieta del Nómada para mantener las capacidades cognitivas y de memoria al llegar a edades avanzadas.

El perfil del sistema inmune del Nómada

Como casi todos los demás aspectos de los Nómadas, su sistema inmune es un estudio de extremos. Dedicados antiguamente al pastoreo, eso les permitió una migración rápida y casi continua y los expuso a una amplia variedad de climas, flora y fauna. Las primeras sociedades que adoptaron una existencia a caballo fueron los GenoTipos Nómadas, un avance tecnológico que transformó la relación humana con el tiempo y el espacio. La migración podía extenderse ya a cientos de kilómetros, en vez de limitarse a subir a la montaña en una estación y bajar al valle a la siguiente. Ésta podría ser la razón de la excesiva tolerancia del sistema inmune del Nómada. Al contrario que el Maestro, que básicamente iba andando de un lugar a otro y así tenía más tiempo para adaptarse a sus nuevos hogares, el Nómada montado podía entrar rápidamente en contacto con gran variedad de nuevos microbios peligrosos. Éste es exactamente el tipo de problema que preocupa a los especialistas en enfermedades infecciosas actuales: los pasajeros que pueden subirse a un avión, contraer una enfermedad tropical y volver a casa para infectar a sus vecinos que no tienen una resistencia natural.

Esto le dio al Nómada una tolerancia más específica e idiosincrásica que al Maestro, y un sistema inmune con más probabilidades para combatir infecciones virales crónicas de poca importancia, muchas de las cuales pueden persistir toda la vida. Si su producción de óxido nítrico se desequilibra, su sistema inmune reaccionará lentamente cuando se trate de atacar y eliminar a estos invasores. Una señal evidente de esto en los Nómadas es una fatiga aplastante y entumecedora.

Aun así, en algunos Nómadas el escenario inmune será, si es posible, excesivamente activo. En tal caso, la causa es casi siempre un exceso de actividad de las llamadas células asesinas del sistema inmune. Si es el caso, el Nómada puede sufrir enfermedades autoinmunes como lupus, artritis reumatoide y sarcoidosis. Este escenario es especialmente común en Nómadas con antepasados africanos o asiáticos y Nómadas que tengan líneas blancas en sus huellas dactilares.

La dieta del GenoTipo Nómada

Los Nómadas presentan una imagen dietética mixta, que requiere un poco de trabajo adicional para lograr el equilibrio adecuado. Tienden a presentar ciertas sensibilidades, especialmente a unas proteínas llamadas lectinas que están presentes en muchos alimentos. Algunos Nómadas también son sensibles al gluten, como se evidencia por las líneas blancas de sus huellas dactilares. Estas variaciones convierten la Dieta del Nómada en más idiosincrásica que la mayoría.

Los Nómadas son uno de los pocos GenoTipos genéticamente adaptados al consumo de productos lácteos fermentados, aunque hay algunos Nómadas que son intolerantes a la lactosa. Esta adaptación por parte de las sociedades pastoras y ordeñadoras permitió a la gente un consumo continuado de abundantes alimentos lácteos durante toda la vida. Una señal evidente de que los Nómadas han tenido antepasados pastores en su historia genética es la presencia de los incisivos en pala, un ahuecamiento en la superficie posterior de los incisivos superiores. Otra señal de adaptación a sociedades ordeñadoras es la tendencia de los Nómadas a tener dientes más pequeños.

Como GenoTipo Nómada, posees muchos dones naturales. Y aunque ser «especial» pueda resultar a veces un poco frustrante porque no encajas de lleno en los modelos prescritos, si encuentras tu propio camino, puedes sentirte sano, vital y sabio cuando alcances una edad avanzada. La Dieta del GenoTipo es básicamente la ciencia de la individualidad, y los Nómadas sois auténticamente individuales.

Síes y noes de la dieta del Nómada

La Dieta del GenoTipo Nómada es una «dieta de pastor»: una dieta omnívora, baja en lectinas y baja en gluten. Los *síes del Nómada* son superalimentos y suplementos que reprograman genéticamente sus genes ahorrativos, ayudando a ralentizar el proceso de envejecimiento, y que ayudan a optimizar el metabolismo, lo que comporta una mayor energía y un peso óptimo.

Síes de la dieta del Nómada

Los mejores superalimentos para el GenoTipo Nómada contienen nutrientes que:

- **Contienen los cimientos nutricionales necesarios para la mejora genética.** Estos superalimentos son ricos en nutrientes metiladores de los genes como la vitamina B_{12} y el té verde, y reguladores de la histona como la curcumina, el ginseng, la salvia y la biotina.
- **Optimizan la producción y la regulación del óxido nítrico.** Al mantener los sistemas cardiovascular, inmune y nervioso del Nómada suficientemente abastecidos de óxido nítrico, mejora su funcionamiento global, puesto que en los Nómadas el funcionamiento de los tres como un todo es superior a la suma de las partes. Para el Nómada, los alimentos ricos en los aminoácidos arginina y citrulina son superalimentos de NO.
- **Regeneran la mucosa intestinal.** Los Nómadas suelen tener problemas con la mucosa intestinal, que a menudo se evidencia en forma de líneas blancas en las huellas dactilares. Los alimentos ricos en ácidos grasos de cadena corta y probióticos (bacterias beneficiosas) ayudarán a corto plazo a la regeneración del tracto digestivo.
- **Aumentan la masa muscular y reducen la grasa corporal.** Optimizar la producción de óxido nítrico en los Nómadas mejora su

ritmo metabólico, lo que acelera una adecuada pérdida de peso. Los principales alimentos para la pérdida de peso de los Nómadas se identifican con un rombo (◊).

Noes de la dieta del Nómada

Los *noes del Nómada* son alimentos que es preferible minimizar o evitar directamente. Los noes del Nómada excluyen de la dieta aquellos alimentos que:

- **Causan hipoglucemia.** Dado que la falta de azúcar en sangre puede causar tal fatiga debilitadora en los Nómadas, es aconsejable mantener una dieta que mantenga los niveles de azúcar en sangre dentro de una estrecha franja óptima.
- **Inhiben tu metabolismo.** Sorprendentemente, muchos de los alimentos que causan hipoglucemia o que interfieren en el correcto funcionamiento del óxido nítrico del Nómada también inhiben su metabolismo y provocan un aumento de peso.
- **Irritan el intestino.** Muchos alimentos contienen ingredientes que pueden irritar la mucosa intestinal del Nómada, y provocarle fatiga e inflamación. Muchos alimentos que contienen mohos y hongos pueden causar un aumento de la inflamación en los Nómadas.
- **Contienen gluten.** El gluten es una proteína que se encuentra en muchos cereales y puede irritar la mucosa intestinal en individuos sensibles. Si eres un Nómada y has descubierto que tienes líneas blancas en las huellas dactilares, es aconsejable limitar la ingesta de alimentos que contengan gluten.

Algunos alimentos de la lista de *noes del Nómada* sólo hace falta que los evites durante un período corto de tiempo, para poder recuperar el equilibrio. Tras 3-6 meses, puedes reintroducirlos en tu dieta en cantidades modestas. Estos alimentos se identifican con un punto negro (•). Por supuesto, si estás combatiendo una enfermedad o notas que tu peso vuelve a aumentar poco a poco, tal vez sea preferible hacer más estricto el cumplimiento de la dieta volviendo a evitar estos alimentos durante un tiempo.

Alimentos no listados

Los alimentos no listados son alimentos que no parecen ser especialmente beneficiosos ni perjudiciales, o sea que son básicamente neutrales y pueden ser consumidos juiciosamente (2-5 veces por semana). Sus nutrientes te beneficiarán, aunque no te ayudarán específicamente a recuperar el equilibrio de tus genes o la salud de tus células. Puedes comerlos libremente, pero sin descuidar los alimentos que yo recomiendo. La Dieta del GenoTipo evoluciona en todo momento y con frecuencia añado nuevos alimentos, o sea que consulta mi página web *(www.genotypediet.com)*, especialmente si tienes dudas sobre algún alimento en concreto.

Bueno, Nómada, ha llegado el momento de pasar de las palabras y las intenciones a la acción. Desde aquí, salta al capítulo 14 para saber cómo puedes sacar el máximo provecho de las Dietas del GenoTipo. Después ya pasaremos al capítulo 20 y a las prescripciones de alimentos, suplementos y ejercicio para los Nómadas.

CUARTA PARTE

Las Dietas del GenoTipo

Seis caminos individuales hacia la salud

CAPÍTULO CATORCE

Aprovecha al máximo la dieta de tu GenoTipo

Aunque muchos lectores ya estarán familiarizados con las bases de una buena alimentación y sabrán aplicar esta información a la hora de comprar alimentos, sigue siendo aconsejable revisar algunos de los fundamentos de la comida saludable. Aquí están algunas de las reglas básicas de una vida sana que comparto con todos mis pacientes sin tener en cuenta su GenoTipo.

Los diez mandamientos de cualquier estilo de vida próspero

1. Lo que te hace avanzar es lo que comes, no lo que dejas de comer. Como estudiantes de medicina naturópata, teníamos que buscar las causas que originan la enfermedad y empezar siempre por la dieta. Sin embargo, mis instructores estaban muy metidos en pruebas de alergias y dietas de tipo eliminatorio, y muchas veces, al terminar de examinar un caso, al pobre paciente no le queda más que un vaso de agua con limón y un pastel de arroz.

Veinticinco años de prácticas clínicas más tarde, sé que la cosa no va así. Por supuesto, a veces si les dices a tus pacientes lo que deben evitar, se pondrán «menos enfermos», aunque de hecho es lo que les dices que coman lo que en realidad les dará salud. De manera que cuando empieces la Dieta de tu GenoTipo, empieza enfatizando lo que le da más alas a tu GenoTipo, y luego poco a poco elimina de la despensa o nevera algunas de las comidas no recomendadas.

2. No comas si estás nervioso o tenso. Comer estando tenso o en circunstancias que te impidan relajarte puede tener efectos importantes en la digestión.

3. No comas fuerte pasadas las 7 de la tarde. Si estás interesado en mantenerte delgado y en forma, es preferible que traslades tu comida principal a una hora anterior del día. Los estudios han demostrado que entre dos grupos de personas sujetas a investigación que comieron las mismas comidas pero a distintas horas, el grupo que comía la comida principal por la noche se engordaba, mientras que el grupo que comía su comida principal por la tarde no.

4. No hagas ejercicio hasta agotarte. Llévate hasta el máximo, pero no más allá. Si tienes que tumbarte después de hacer ejercicio, es que lo haces con demasiada intensidad.

5. No hagas dieta. Sé que puede parecer una estrategia extraña en un libro de dietas, pero lo que quiero decir es que muchos Guerreros y Recolectores ahorrativos están acostumbrados a «ponerse» a dieta y «quitarse» de dieta. La Dieta del GenoTipo es un mapa de carreteras, no una camisa de fuerza. Si incorporas gradualmente la Dieta del GenoTipo en tu vida diaria, los beneficios serán evidentes. Una pista: una dieta adecuada siempre te hará sentir mejor, nunca peor.

6. Levántate cuando te despiertes. En cuanto abras los ojos, salta de la cama para empezar el nuevo día. Eso te ayudará a sincronizar tu ciclo sueño-vigilia y también te permitirá empezar el día en plena forma. Intentar ganar unos minutos de sueño en realidad acabará haciendo que te sientas peor.

7. No te acuestes nunca tenso. Tómate un ratito para distenderte antes de acostarte. Tómate un baño caliente. Mira una comedia en DVD. Habla con tu pareja o con un buen amigo.

8. Intenta no combinar almidones y proteínas. Una buena combinación de alimentos (comer carnes con verduras altas en fibra y sus propios hidratos de carbono) mejora el tiempo de tránsito de la comida por el intestino, lo que reduce la exigencia para las células inmunes que revisten el tracto digestivo. Reducir la cantidad de trabajo del sistema inmune del intestino aumenta su capacidad para funcionar eficientemente, lo que reduce la inflamación. No le des una importancia excesiva, pero si el plato de la comida parece una buena combinación de alimentos, sonríe y date unas palmaditas en la espalda.

9. Exprésate. Seguir la Dieta de tu GenoTipo debería ser una aventura, no un calvario. Mantén una mentalidad abierta; explora nuevas comidas y nuevas maneras de prepararlas. Comparte ideas con tus amistades. Utiliza herramientas como Internet para crear una comunidad y encontrar apoyo y camaradería.

10. Toma lo bueno, descarta lo demás. Todo sistema de creencias inhibe el crecimiento. Si hay algo de tu Dieta del GenoTipo que no te funciona, sáltatelo de momento y concédete cierto tiempo para cumplir lo que puedas. Cuando te sientas a gusto con estos cambios iniciales, tal vez podrás intentar darles una segunda oportunidad a los demás.

Comprender las categorías de alimentos de la Dieta del GenoTipo

Bueno, ahora echaremos un vistazo a cada categoría de alimentos, a los pros y los contras para cada GenoTipo, y a cómo puedes ser mejor comprador y consumidor.

Carnes rojas

A pesar de las fuentes que siguen afirmando que todas las personas pueden ser vegetarianas sin problemas, los antecedentes antropológicos indican que eso no es cierto. Aunque no sea una opción alimenticia prudente para los GenoTipos Maestro y Guerrero, la carne roja de granjas orgánicas y la caza son esenciales para el éxito de varios GenoTipos, incluidos el Cazador y el Recolector y, en menor grado, el Nómada y el Explorador. Sin embargo, los animales engordados con esteroides y antibióticos y criados en condiciones inhumanas no sólo no logran imitar las condiciones medioambientales originales, sino que también tienden a aumentar las concentraciones de grasas y toxinas proinflamatorias. A los GenoTipos Recolector y Explorador les va mejor con cortes más finos de carne con un bajo contenido en grasa, mientras que los GenoTipos Cazador y Nómada no hace falta que se preocupen demasiado por el contenido graso. Es bueno elegir etiquetas como «de granja» y «orgánico», aunque la mejor de todas es «alimentado con hierba», puesto que incluso las carnes de granja y orgánicas pueden haber sido alimentadas exclusivamente con maíz y soja, y ninguno de estos dos alimentos forma parte de la dieta tradicional de los animales rumiantes.

Carnes blancas

A algunos GenoTipos, como el Recolector y el Nómada, no les convienen demasiado ciertos tipos de carne blanca, o carne de ave, como el pollo. Otros, como el Maestro, deben mantener bajo su consumo total. A los Cazadores y Exploradores les van bien la mayoría de carnes blancas, especialmente las de aves voladoras, que para ellos son una mejor opción entre las carnes blancas que las variedades de aves terrestres. Las voladoras tienen una mayor proporción de carne oscura, lo que significa más mioglobina, una proteína muscular que es una materia prima de primera para sus hornos metabólicos. Igual que ocurre con la carne roja, cuando consumas una comida que está tan arriba en la cadena alimenticia tendrás que buscar las fuentes más limpias: indispensable que sean criadas al aire libre, libres de hormonas y antibióticos.

Huevos

En uno u otro grado, todos los GenoTipos pueden consumir los huevos que se comercializan como fuente de proteína completa y asequible. Muchas granjas se esfuerzan por aumentar el contenido de omega-3 de sus huevos incluyendo un 10-20 por ciento de lino en la dieta de las gallinas, lo que tiene como consecuencia que estos huevos contengan más ácidos grasos omega-3 que los huevos convencionales. Mira que sean «enriquecidos con DHA», uno de los principales ácidos grasos omega-3, esenciales para una salud óptima de los sistemas nervioso e inmune.

Pescado y marisco

A los Cazadores y Exploradores (GenoTipos con una visión reactiva del mundo) y a los Guerreros (un GenoTipo con una sangre bastante espesa y viscosa) les sientan mejor los tipos aceitosos de pescado oceánico, que son ricos en ácidos grasos omega-3 y omega-6. Estos ácidos grasos ayudan a modular y pueden corregir las capacidades proinflamatorias, y por sorprendente que sea también pueden ayudar a equilibrar el eje hipotálamo-pituitaria (HPA por sus siglas en inglés), a levantar el ánimo y a mejorar la capacidad de responder hábilmente a la tensión. Los pescados aceitosos contienen aceites en todo el filete y en la cavidad abdominal alrededor del intestino, en vez de tenerlo sólo en el hígado como el pescado blanco. A los GenoTipos Nómada y Maestro les conviene más el pescado blanco, que tiene proteínas que ayudan a equilibrar y curar la mucosa intestinal y a minimizar el crecimiento bacteriano excesivo. Asegúrate de que el salmón que compres no sea «criado en piscifactoría» sino pescado en estado salvaje. Todos los GenoTipos, sobre todo los Exploradores, deberían estar alerta sobre posibles noticias de contaminación del pescado; la situación cambia constantemente, por lo que lo más aconsejable sería ponerse en contacto con las autoridades pesqueras para obtener la información más actualizada.

Productos lácteos

Los productos lácteos, un añadido relativamente reciente a la dieta humana, son muy específicos para cada GenoTipo. Muchos productos lácteos que podrían ser un problema para un GenoTipo son a veces la solución para otro. Por ejemplo, puesto que puede reaccionar exageradamente a las micotoxinas, el GenoTipo Explorador debería evitar los quesos «azules»: gorgonzola, limburger, stilton, roquefort, que se elaboran inoculando en los requesones poco prensados los hongos *Penicillium roqueforti* o *Penicillium glaucum*. Por otra parte, algunos de estos quesos son quesos de «bajo superdesarrollo» y de hecho pueden ayudar a reconstituir el tracto digestivo de los Maestros. Los quesos más suaves, como ricotta y mozzarella, suelen ser mejor tolerados por los GenoTipos Guerrero y Nómada, mientras que al GenoTipo Cazador no le conviene la mayoría de los quesos, por no decir ninguno.

Proteínas vegetales

Un escritor señaló en una ocasión que si hiciésemos montones de todos los alimentos que hemos consumido los humanos desde el nacimiento de nuestra especie, el montón de bellotas seguiría siendo el más alto. Con frecuencia se ha recurrido a las proteínas vegetales en etapas históricas de escasez, típicamente en forma de judías, frutos secos y semillas, y son una buena fuente de proteínas para los Cazadores, si las eligen bien. Muchos de los frutos secos y semillas de la dieta humana son específicas para cada GenoTipo, especialmente las que contienen alergenos y lectinas. Compra en tiendas que tengan mucho movimiento, así te aseguras de que semillas, frutos secos y legumbres sean lo más frescos posible.

Al contrario que las proteínas animales, muchas proteínas vegetales no son «proteínas completas», puesto que no contienen todos los aminoácidos esenciales; una proteína a la que le falten uno o dos aminoácidos es una proteína «incompleta». La mayoría de proteínas incompletas puede combinarse para lograr todo el espectro de aminoácidos esenciales. Antiguamente, los nutricionistas pensaban que las proteínas incompletas tenían que combinarse en la misma comida. Sin embargo, ahora sabemos que si consumes gran variedad de proteínas vegetales, está casi garantizado que terminarás con todos los aminoácidos que necesitas. La soja es una fuente especialmente buena para los GenoTipos Maestro y Guerrero; es rica en isoflavonas antioxidantes, que ayudan a mantener la integridad del ADN. También tiene otros ingredientes anticancerígenos únicos. Puede que hayáis leído alguna vez cosas negativas acerca de la soja, y para algunos GenoTipos puede que sea cierto, pero si eres un Guerrero o un Maestro, es un buen alimento.

Grasas y aceites

La elección del aceite es a menudo específica de cada Geno-Tipo, tal vez con la excepción del aceite de oliva. A los GenoTipos reactivos como el Cazador y el Explorador les va mejor con aceites monoinsaturados, o una combinación de monoinsaturados y saturados. A los GenoTipos tolerantes como el Maestro y el Nómada les convienen más los ácidos grasos de cadena corta, como el butirato del *ghee* (mantequilla clarificada), que son maravillosos para reconstituir el tracto digestivo y mejorar una asimilación apropiada. Una elección adecuada de aceites y grasas también resulta esencial para devolver la forma a los metabolismos ahorrativos del Guerrero y el Recolector. Intenta siempre comprar aceites de alta calidad, preferiblemente prensados en frío cuando sea posible. Los aceites se estropean (se vuelven rancios), así que procura no comprar nunca más del que consumirás en dos meses.

Hidratos de carbono

Ninguna categoría de alimento ha sufrido los reveses de fortuna que han experimentado los hidratos de carbono en la conciencia pública. De los ochenta, bajos en grasa y altos en hidratos de carbono, a los noventa, sin hidratos de carbono, hemos visto esta clase de alimento en ambos extremos del espectro de las dietas. Por supuesto, la realidad es que ciertos hidratos de carbono son buenos para cierta gente. Si eres sensible al gluten, como los GenoTipos Cazador y Nómada, deberás vigilar tu consumo de alimentos que contengan gluten o lectina. Si tienes problemas de excesivo desarrollo bacteriano como el GenoTipo Maestro, conviene que enfatices aquellos alimentos que producen sólo ligeros residuos. Si eres ahorrativo como el Guerrero o el Recolector, conviene que aumentes el consumo de hidratos de carbono con un bajo índice glucémico. Si has descubierto que tienes líneas blancas en las huellas dactilares y sigues estas recomendaciones respecto a los hidratos de carbono, tu mucosa intestinal mejorará a los pocos meses. Sin embargo, puede pasar un año antes de que desaparezcan las líneas blancas de tus huellas dactilares. Muchos tipos de problemas articulares y musculares, como la artritis y la fibromialgia, son trastornos inflamatorios que empeoran por el trigo en la dieta. Una primera señal de que estás eligiendo los hidratos de carbono adecuados para tu GenoTipo será la grata desaparición de los dolores matinales causados por el agarrotamiento.

Verduras, algas y setas

Las verduras, las algas marinas y las setas forman parte de los llamados alimentos vivos, o alimentos vegetales ricos en enzimas. Las que se consideran mejores opciones de estos alimentos para cada GenoTipo son las diseñadas para que sean bajas en lectinas, alergenos, quitinasa, pesticidas, conocidas especies modificadas genéticamente, y hongos. Las opciones excelentes para cada GenoTipo son las altas en fibras, lignanos, isoflavonas, antioxidantes y todo tipo de golosinas más específicas para los metabolismos y los problemas de salud de ese GenoTipo. Elige verduras y vegetales orgánicos, libres de pesticidas y radiación y no modificados genéticamente, y lávalos, lávalos, lávalos.

Frutas

Las mejores frutas para todos los GenoTipos son las ricas en antioxidantes, vitaminas y fibra. Bayas y cerezas en particular son superantioxidantes. Muchos de estos antioxidantes vegetales son específicos para ciertos tejidos del cuerpo, lo que los convierte en nutrientes especialmente importantes para los GenoTipos con problemas de salud en tales zonas. Por ejemplo, muchas de las frutas con pigmento azul tienen antioxidantes que pueden sanar los tejidos articulares, mientras que los antioxidantes de las frutas con pigmento amarillo protegen los delicados tejidos de los ojos y los ovarios. Lo que resulta especialmente genial sobre el amplio surtido de frutas es lo bien que pueden mitigar las ansias de hidratos de carbono que pueden derivarse de las severas restricciones de cereales en las primeras fases del programa. Todas las frutas deberían lavarse con un jabón suave y dejarse luego en agua durante al menos un minuto.

Especias

Las especias tienen relación con los humanos desde tiempos antiguos, y desempeñaron una función destacada en los primeros tratamientos médicos. Al GenoTipo Cazador le convienen más las especias que ayudan al bienestar del sistema inmune minimizando la inflamación y reduciendo la tensión. Los Guerreros y Recolectores pueden mejorar su metabolismo aumentando el consumo de especias termogénicas. Los Maestros pueden beneficiarse de las acciones antimicrobianas de muchas especias; los Exploradores de sus beneficios desintoxicantes.

Bebidas

Todos los GenoTipos pueden beneficiarse de los polifenoles protectores de los genes que contiene el té verde. Igual que la fruta y la verdura frescas, muchos zumos son específicos de cada GenoTipo. Todos los GenoTipos deberían evitar los refrescos endulzados con jarabe de maíz con alto contenido de fructosa y refrescos con ácido fosfórico, como las colas de dieta. El café puede ser beneficioso para Maestros y Guerreros, pero debería ser utilizado con moderación por parte de Nómadas y Recolectores y evitado por Cazadores y Exploradores.

Condimentos

Los edulcorantes y otros condimentos suelen ser específicos para cada GenoTipo. Muchos condimentos comerciales contienen aditivos y conservantes que todos los GenoTipos deberían evitar. Siempre puedes elaborar, a partir de productos asequibles, versiones caseras de los productos del mercado que resultarán buenas para todos los GenoTipos. Los Recolectores, Guerreros y Nómadas deben mantenerse alerta respecto al jarabe de maíz con alto contenido de fructosa y otros azúcares ocultos. Muchas salsas y preparados contienen espesantes y gomas que los GenoTipos Cazador, Maestro y Explorador deberían evitar.

Suplementos para los GenoTipos

Nuestra necesidad de vitaminas, minerales y hierbas concretas varía según el GenoTipo, por lo que especifico un plan detallado de suplementos en el capítulo correspondiente a cada dieta. Pero incluyo aquí algunas ideas de sentido común que siempre transmito a mis pacientes:

1. Compra siempre la mejor calidad que puedas permitirte. Las vitaminas, hierbas y suplementos varían enormemente en cuanto a calidad y vida útil antes de caducar. Por ejemplo, el SAMe (un complemento muy bueno para mejorar la metilación) pierde potencia literalmente desde el momento de su elaboración. Si lo transportas de la fábrica a la tienda en un remolque no refrigerado, llegará con una actividad biológica prácticamente nula. Comprueba los preparados de hierbas. ¿Vienen en un recipiente estandarizado para ingredientes activos, o simplemente han triturado la hierba seca y la han metido en una cápsula?

2. Compra a fabricantes bien considerados. ¿Tienen buena reputación dentro de la industria? ¿Se puede confiar en que ensayan las fórmulas para garantizar su potencia? ¿Comprueban si hay un elevado número de bacterias en sus suplementos? Las tiendas de alimentos naturales, las revistas de consumidores y las farmacias son a menudo un buen lugar para debatir los méritos relativos de los distintos fabricantes de suplementos.

3. Toma sólo los suplementos que necesites. Actualmente, mi escritorio está repleto de botellines de suplementos que me traen los pacientes en sus consultas. Muchas veces, los mismos nutrientes aparecen una y otra vez en las distintas fórmulas. Esta redundancia no sólo es un derroche, sino que puede ser peligrosa.

Ejercicio para el GenoTipo

Cada uno de los GenoTipos tiene su propio plan de ejercicio para el bienestar tanto físico como emocional. Además de proporcionar los conocidos beneficios para la forma física, el ejercicio también puede ser una manera fabulosa de combatir los efectos bioquímicos de la tensión. Dado que cada GenoTipo tiene su propio perfil de tensión, se detalla un plan de ejercicio propio para cada GenoTipo como parte del capítulo de su dieta. Pero incluyo aquí algunas ideas de sentido común que siempre transmito a mis pacientes:

Si no estás acostumbrado a un régimen regular de ejercicio, estos consejos te ayudarán a ponerte en marcha... y a mantenerte en forma:

1. Busca un compañero de ejercicio. Un vigoroso paseo matinal o un partido de tenis con un amigo pueden ser una gran motivación.

2. Varía tu rutina. Si te alcanza el aburrimiento, cambia de actividad cada tres días. ¿Cansado de hacer ejercicio todos los días como primera actividad de la mañana? Pasa la hora del ejercicio a la tarde durante una semana, y compara cuál de las dos horas te hace sentir mejor.

3. Márcate objetivos concretos que signifiquen un reto. No tengas miedo a forzarte un poco. Para muchos de nosotros, el ejercicio significa un cambio importante de estilo de vida, y el cuerpo con frecuencia se resiste al cambio, a veces incluso aunque el cambio sea positivo para nosotros. Establece una estrategia de ejercicio semanal: ¿dónde estás ahora y dónde quieres estar? Aun así, recuerda lo que he dicho antes: no te fuerces hasta el punto del agotamiento.

Ahora que ya has entendido lo básico, vuelve la página y pasemos al plan concreto de dieta, ejercicio y suplementos para tu GenoTipo.

CAPÍTULO QUINCE

La Dieta del Cazador

¡Bienvenido, Cazador! Este capítulo contiene toda la información que necesitas para iniciar la dieta de tu GenoTipo. Y con sólo un clic del ratón puedes acceder a consejos de amigo para la dieta, nuevos estudios, y ayuda con las recetas y planificación de las comidas, en el sitio web oficial de las Dietas del GenoTipo (*www.genotypediet.com*).

La Dieta del Cazador se divide por categorías de alimentos. Cada categoría (carnes rojas, carnes blancas, etc.) contiene dos listas. La lista de la izquierda contiene los *superalimentos* del Cazador, alimentos que actúan como medicinas en el cuerpo del Cazador, equilibrando las tensiones, regenerando los genes, y reparando el tracto digestivo. Los superalimentos que ayudan al Cazador a mantener el peso ideal, aumentar la masa muscular y reducir la grasa corporal se identifican con un rombo (◊). Para obtener el máximo beneficio de la Dieta del Cazador, deberías consumirlos rutinariamente.

La lista de la derecha contiene lo que son *toxinas* para el Cazador, alimentos que es aconsejable que eviten los del GenoTipo Cazador. Algunos alimentos de la lista de toxinas del Cazador debes evitarlos durante un breve período de tiempo para poder empezar a recuperar el equilibrio. Tras 3-6 meses, puedes reintroducir estos alimentos en tu dieta en cantidades modestas. Los he identificado con un punto negro (•). Por supuesto, si estás combatiendo una enfermedad o notas que tu peso vuelve a aumentar poco a poco, tal vez sea preferible hacer más estricto el cumplimiento de la dieta volviendo a evitar estos alimentos durante un tiempo.

Si un alimento no aparece en la lista es que es básicamente *neutral*, lo que significa que sus nutrientes te beneficiarán, aunque no te ayudarán específicamente a recuperar el equilibrio de tus genes o la salud de tus células. Puedes comerlo libremente, pero sin descuidar los alimentos que yo recomiendo. Tienes a tu disposición en Internet una lista completa de todos los alimentos que he comprobado (*www.genotypediet.com*).

Carnes rojas
Tamaño de la ración: aprox. el tamaño de tu mano
(110-170 gramos)
Frecuencia: 3-5 veces por semana

Superalimentos en que debes insistir	Toxinas que debes limitar o evitar
Vaca ◊	Beicon
Sopas y caldos de tuétano de vaca	Corazón de vaca •
Hígado de vaca	Jabalí
Lengua de vaca	Jamón
Búfalo, bisonte ◊	Canguro
Cabra	Zarigüeya
Cordero ◊	Cerdo
Carnero	
Venado	

Carnes blancas
*Tamaño de la ración: aprox. el tamaño de tu mano
(110-170 gramos)
Frecuencia: 2-4 veces por semana*

Superalimentos en que debes insistir	Toxinas que debes limitar o evitar
Pollo Gallina de Cornualles Pato ◊ Urogallo Faisán Pichón Pavo	Hígado de pollo Hígado de pato Hígado de oca Codorniz

Pescado y marisco
*Tamaño de la ración: aprox. el tamaño de tu mano
(110-170 gramos)
Frecuencia: al menos 4 veces por semana*

Superalimentos en que debes insistir	Toxinas que debes limitar o evitar
Lubina estriada Cacho Bacalao Eglefino Merluza Arenque Caballa atlántica	Abulón Barracuda Perca sol Lubina de mar, lago • Anjova *Pomatomus Saltatrix* Bagre Caracol de mar

Superalimentos en que debes insistir	Toxinas que debes limitar o evitar
Babosa vivípara *Macrozoarces americanus*	Cangrejo •
Platija del Pacífico	Mero •
Lenguado del Pacífico	Rana
Sardina del Pacífico	Lucio
Palometa *Trachinotus falcatus*	Pulpo
Salmón del Atlántico, salvaje ◊	Abadejo atlántico
Salmón real ◊	Salmón del Atlántico, criado en piscifactoría
Salmón rojo ◊	Calamar, chipirón
Sardina ◊	Pez espada
Eperlano arco iris *Osmerus mordax*	Blanquillo *Malacanthus latovittatus*
Esturión	Merluza negra *Dissostichus eleginoides*
Trucha arco iris, salvaje ◊	Tortuga
Trucha marina ◊	
Trucha asalmonada, salvaje ◊	

Huevos y huevas
Tamaño de la ración: 1 huevo
Frecuencia: 7-9 veces por semana

Superalimentos en que debes insistir	Toxinas que debes limitar o evitar
Hueva de carpa	Caviar •
Clara de huevo de gallina ◊	Hueva de arenque
Clara de huevo de pato ◊	Huevo de oca
Huevo entero de gallina ◊	Huevo de codorniz
Hueva de pez vela	
Hueva de salmón	

Lácteos

Tamaño de la ración: Leche: 170 gramos; queso: 55-110 gramos
Frecuencia: quesos: 3 veces por semana; mantequilla al gusto

Superalimentos en que debes insistir	Toxinas que debes limitar o evitar
Mantequilla	Queso americano
Ghee (mantequilla clarificada) ◊	Queso azul
Queso kefalotyri	Queso brie
Queso manchego	Queso camembert
Queso parmesano	Caseína
Queso pecorino	Queso cheddar
Queso romano	Queso cheshire
	Queso colby
	Queso fresco
	Queso cremoso
	Queso edam •
	Queso emmental o «suizo» •
	Requesón •
	Queso feta •
	Queso gorgonzola
	Queso gouda
	Queso gruyer
	Queso havarti •
	Queso jarlsberg •
	Queso limburger
	Leche, suero de leche
	Leche de vaca, desnatada o 2%
	Leche de vaca, entera
	Leche de cabra
	Queso monterrey jack
	Queso mozzarella •
	Queso muenster
	Queso neufchâtel

Superalimentos en que debes insistir	Toxinas que debes limitar o evitar
	Queso paneer
	Queso Port du Salut •
	Queso provolone
	Queso quark
	Queso ricotta
	Queso Urdâ rumano •
	Queso roquefort
	Crema agria
	Queso stilton
	Palitos de queso
	Proteína de suero en polvo
	Yogur

Proteínas vegetales

Tamaño de la ración: frutos secos: 1/2 taza; mantequillas: 2 cucharadas
Frecuencia: 3-7 veces por semana

Superalimentos en que debes insistir	Toxinas que debes limitar o evitar
Judía adzuki	Nuez de haya
Almendra	Nuez de Brasil
Mantequilla de almendra	Anacardo •
Judía negra	Mantequilla de anacardo •
Caupí	Castaña europea
Haba ◊	Avellana
Calabaza moscada	Nuez de California •
Algarroba ◊	Judía roja
Castaña de la China	Lenteja, todos los tipos •

Superalimentos en que debes insistir	Toxinas que debes limitar o evitar
Semilla de chía	Lenteja germinada •
Semilla de lino ◊	Litchi
Garbanzo	Semilla de loto •
Judía verde ◊	Altramuz •
Alubia	Judía mungo •
Semilla de cáñamo	Natto
Garrafón o judía de Lima ◊	Judía común
Harina de garrafón ◊	Mantequilla de cacahuete
Macadamia	Harina de cacahuete
Guisantes	Cacahuetes
Pacana	Judía pinta •
Piñón	Judía pinta germinada •
Pipa de calabaza ◊	Pistacho •
Semilla de cártamo	Semilla de amapola
Habichuela ◊	Haba de soja
Semilla de sésamo ◊	Soja molida
Pasta de sésamo, tahini ◊	Pasta de soja
Harina de sésamo ◊	Tempeh de soja
Nuez	Tofu de soja
Semillas de sandía	Pipa de girasol
Levadura de panadero	Tamarindo
	Habichuela china •

Grasas y aceites

Tamaño de la ración: 1 cucharada
Frecuencia: 3-9 veces por semana

Superalimentos en que debes insistir	Toxinas que debes limitar o evitar
Mantequilla	Aceite de aguacate
Aceite de camelina	Aceite de colza
Aceite de chía	Aceite de coco ●
Aceite de hígado de bacalao ◊	Aceite de maíz
Aceite de linaza	Aceite de semilla de algodón
Ghee (mantequilla clarificada) ◊	Aceite de semilla de uva
Aceite de semilla de cáñamo ◊	Aceite de avellana ●
Aceite de arenque ◊	Manteca de cerdo
Aceite de oliva	Margarina
Aceite de perilla	Aceite de avena ●
Aceite de pipa de calabaza	Aceite de palma
Aceite de quinoa	Aceite de cacahuete
Aceite de fibra de arroz ◊	Aceite de cártamo
Aceite de salmón	Aceite de karité ●
Aceite de sésamo	Aceite de soja
Aceite de nuez ◊	Aceite de girasol
	Aceite de germen de trigo

Hidratos de carbono

Tamaño de la ración: 1/2 taza de cereales, arroz; 1/2 bollo;
1 rebanada de pan
Frecuencia: 2-3 veces al día

Superalimentos en que debes insistir	Toxinas que debes limitar o evitar
Harina/pasta 100% alcachofa	Bledo •
Trigo negro, trigo sarraceno	Cebada
Pan de lino	Harina de maíz, maíz molido, polenta •
Fonio	Pan esenio, pan de Ezequiel •
Lágrimas de Job	Kuzu •
Mijo	Harina de lenteja, dal, pan indio •
Poi	Avena, fibra de avena, harina de avena •
Quinoa	Centeno
Fibra de arroz	Harina de centeno
Harina de arroz integral	Harina de soja
Arroz basmati	Trigo, 100% germinado •
Arroz integral	Trigo, fibra, germen
Arroz silvestre	Trigo, bulgur
Tef	Trigo duro, sémola de trigo
	Trigo emmer
	Gluten de trigo
	Trigo kamut
	Espelta •
	Harina blanca de trigo
	Trigo integral

Verduras, algas y setas
Tamaño de la ración: 1 taza
Frecuencia: al menos 4-5 raciones al día

Superalimentos en que debes insistir	Toxinas que debes limitar o evitar
Alcachofa ◊	Brotes de alfalfa
Espárrago	Aloe vera
Coliflor verde	Aguacate •
Brécol	Guisante espárrago •
Brécol chino ◊	Brote de bambú •
Colinabo ◊	Hojas de remolacha de azúcar •
Chicoria, raíz de chicoria ◊	Borraja •
Col rizada china	Col de Bruselas
Diente de león	Zanahoria •
Escarola	Mandioca
Fenogreco	Coliflor •
Jengibre ◊	Hojas de berza •
Hoja de parra ◊	Maíz, palomitas de maíz •
Alcachofa de Jerusalén	Pepino
Oreja de Judas ◊	Berenjena •
Col rizada	Kanpyo •
Seta enoki	Puerro •
Hojas de mostaza ◊	Lechuga, hoja verde, iceberg •
Okra	Champiñón moreno, cremini •
Cebolla, todos tipos	Champiñón ostra
Chirivía	Champiñón portobello
Chile en polvo, jalapeño ◊	Seta shiitake
Calabaza	Volvaria •
Algas marinas, kelp ◊	Champiñón blanco
Algas marinas, espirulina	Oliva negra
Algas marinas, wakame ◊	Oliva verde •
Boniato	Conservas en salmuera
Hojas de boniato ◊	Conservas en vinagre

Superalimentos en que debes insistir	Toxinas que debes limitar o evitar
Acelga	Pimiento morrón •
Nabo	Patata, blanca con piel
Grelos	Verdolaga
	Quorn (carne sintética)
	Ruibarbo
	Chucrut •
	Algas marinas, agar
	Algas marinas, musgo irlandés
	Espinaca •
	Tomatillo •
	Tomate •
	Castaña de agua

Frutas
*Tamaño de la ración: 1 taza de fruta o 1 fruta
de tamaño mediano
Frecuencia: al menos 3 raciones al día*

Superalimentos en que debes insistir	Toxinas que debes limitar o evitar
Açaí	Manzana •
Banana	Albaricoque •
Arándano azul	Pera asiática
Canistel ◊	Melón amargo
Arándano ◊	Zarzamora
Melón Crenshaw	Melón cantalupo
Dátil ◊	Cereza •
Parrilla	Carne de coco •
Baya de saúco	Durian

Superalimentos en que debes insistir	Toxinas que debes limitar o evitar
Goji, mora de la vista	Higo •
Grosella	Uva •
Alquejenje	Melón Honeydew
Pomelo ◊	Kiwi
Guayaba	Nectarina •
Frambuesa americana	Naranja
Fruta de Jack	Papaya
Limón	Plátano
Lima	Ciruela •
Arándano rojo ◊	Granada •
Mora de Logan	Ciruela pasa •
Mamey	Uva pasa •
Mango ◊	Tamarillo
Fruta de la pasión ◊	Mandarina
Chirimoya	Fresa
Melocotón	
Pera ◊	
Piña ◊	
Membrillo	
Palmera sagú	
Sandía ◊	

Especias

Tamaño de la ración: 1 cucharadita de té
Frecuencia: al menos 1-2 raciones al día

Superalimentos en que debes insistir	Toxinas que debes limitar o evitar
Anís	Acacia (goma arábica)
Chocolate ◊	Alcaparra
Cilantro fresco ◊	Caramelo
Canela ◊	Cebolleta •
Clavo	Maicena •
Curry ◊	Guaraná
Dulse	Macís
Ajo	Nuez moscada
Romero	Perejil •
Azafrán	Pimienta negra
Salvia	
Estragón	
Cúrcuma ◊	

Bebidas

Tamaño de la ración: 170-225 gramos
Frecuencia: 2-4 raciones diarias

Superalimentos en que debes insistir	Toxinas que debes limitar o evitar
Zumo de arándano	Zumo de manzana •
Zumo de uva	Cerveza
Zumo de pomelo	Zumo de remolacha •
Zumo de pera	Zumo de zarzamora
Zumo de piña	Zumo de zanahoria •
Infusión de manzanilla ◊	Café •

Superalimentos en que debes insistir	Toxinas que debes limitar o evitar
Infusión de jengibre	Bebidas de cola
Té verde, kukicha, bancha ◊	Zumo de pepino
Infusión de melisa ◊	Licor
Té rooibos	Leche de almendra •
Infusión de hierba mate ◊	Leche de coco •
	Leche de arroz •
	Leche de soja
	Zumo de naranja
	Zumo de mandarina
	Té negro
	Té de kombucha
	Vino tinto •
	Vino blanco •

Condimentos y aditivos

Tamaño de la ración: 1 cucharadita de té
Frecuencia: consumir cuando sea necesario

Superalimentos en que debes insistir	Toxinas que debes limitar o evitar
Jarabe de agave	Aspartamo
Arrurruz	BHA, BHT
Goma de algarroba	Carragenano
Melaza	Dextrosa
Melaza final	Fructosa
Mostaza en polvo	Jarabe de maíz alto en fructosa
Ciruela umeboshi	Ketchup
Glicerina vegetal	Konjac
Levadura nutritiva ◊	Goma de guar
Extracto de levadura, Marmite	Almáciga •

Superalimentos en que debes insistir	Toxinas que debes limitar o evitar
	Glutamato monosódico
	Jarabe de arce •
	Mayonesa
	Mayonesa de tofu
	Miso
	Mostaza con vinagre
	Ácido fítico
	Vinagre para conserva
	Bisulfito de potasio
	Metabisulfito de potasio
	Bisulfito de sodio
	Metabisulfito de sodio
	Salsa de soja, tamari sin trigo
	Azúcar moreno y blanco
	Vinagre, todos los tipos
	Salsa Worcestershire

Guía de suplementos para el GenoTipo Cazador

Estos suplementos pueden ayudar a mejorar tus resultados con la Dieta del Cazador. En su mayoría puedes encontrarlos fácilmente en tiendas de alimentación natural, pero hay algunos menos conocidos que te darán más trabajo. Ten en cuenta que estos suplementos se recomiendan sólo como parte del programa de Dieta del GenoTipo Cazador. Para saber si otros suplementos que puedas estar tomando encajan con el GenoTipo Cazador, o para obtener más información sobre la base científica de este protocolo de suplementos, visita el sitio web oficial de la Dieta del GenoTipo en *www.genotypediet.com*. Consulta siempre a tu médico sobre cualquier suplemento nutritivo antes de embarcarte en un programa de suplementos.

Suplementos que atenúan los «genes inflamatorios» del Cazador:
- *Scutellaria baicalensis* (escutelaria china). Dosis diaria típica: 250-500 mg
- Aceites de pescado. Dosis diaria típica: 750-1.000 mg
- Ácido butírico. Dosis diaria típica: 750-1.000 mg

Suplementos que atenúan los «genes de envejecimiento rápido» del Cazador y ayudan a regular el metabolismo:
- Curcumina. Dosis diaria típica: 100-500 mg
- Probióticos. Dosis diaria típica: 25-100 mg EGCG (2-3 tazas de té)
- Ácido fólico. Dosis diaria típica: 800 mcg
- Polinicotinato de cromo. Dosis diaria típica: 50-200 mcg

Suplementos que ayudan al Cazador a controlar su grado de tensión:
- Albahaca morada *(Ocimum sanctum)*. Dosis diaria típica: 200-400 mg
- Ácido pantoténico (vitamina B_5). Dosis diaria típica: 250-500 mg
- *Rhodiola rosea* (rosa polar). Dosis diaria típica: 250-500 mg

Estilo de vida para el GenoTipo Cazador

Planificación de comidas

El Cazador dispone de una amplia variedad de combinaciones de alimentos y formas de cocinar para planificarse las comidas de manera imaginativa. Hemos reunido diversos planes de comidas (incluidos planes para familias con miembros de diferentes GenoTipos) y cientos de sabrosas recetas para cada GenoTipo, que puedes consultar en *www.genotypediet.com*.

Guía de ejercicio

Los GenoTipos Cazador necesitan un ejercicio regular y vigoroso para mantenerse sanos y en forma, reducir la tensión y aumentar su energía. Para lograrlo, necesitarás unos 40 minutos diarios de ejercicio. Asegúrate de calentar durante unos 5-10 minutos con algunos estiramientos ligeros antes de iniciar cualquier actividad aeróbica.

Menos exigente
- Senderismo
- Ejercicios de Pilates u otras formas de fortalecimiento general
- Caminatas vigorosas: en terreno llano, al menos cinco kilómetros
- Deportes de competición moderados (tenis, frontón, voleibol)
- Levantamiento de pesas ligeras con brazos y piernas

Más exigente
- Deportes de competición intensos (artes marciales, baloncesto, fútbol)
- Danza
- Gimnasia
- Entrenamiento moderado de resistencia
- Correr

Para liberar la tensión
Una gran técnica que ayuda a los Cazadores a cambiar su pauta de reacción a la tensión es la antigua técnica de yoga de «respirar alternando la ventana de la nariz». Aunque suene un poco excéntrico, de hecho se ha estudiado y demostrado que ayuda a equilibrar las partes parasimpática (restauradora) y simpática (huir o luchar) de nuestro sistema nervioso.

1. Tápate la ventana derecha de la nariz con el pulgar derecho e inhala prolongada y profundamente por la ventana izquierda.

2. Luego tápate la ventana izquierda con los dedos índice y meñique de la mano derecha, y al mismo tiempo levanta el pulgar y exhala prolongada y profundamente por la ventana derecha de la nariz.

3. Repite el ejercicio cinco veces.

4. Ahora hazlo al revés.

5. Tápate la ventana izquierda con el pulgar izquierdo e inhala prolongada y profundamente por la ventana derecha.

6. Luego tápate la ventana derecha con los dedos índice y meñique de la mano izquierda, y al mismo tiempo levanta el pulgar y exhala prolongada y profundamente por la ventana izquierda de la nariz.

7. Esto es una ronda completa. Empieza realizando tres rondas, y añade una por semana hasta que llegues a las siete rondas.

CAPÍTULO DIECISÉIS

La Dieta del Recolector

¡Bienvenido, Recolector! Este capítulo contiene toda la información que necesitas para iniciar la dieta de tu GenoTipo. Y con sólo un clic del ratón puedes acceder a consejos de amigo para la dieta, nuevos estudios y ayuda con las recetas y planificación de las comidas, en el sitio web oficial de las Dietas del GenoTipo *(www.genotypediet.com)*.

La Dieta del Recolector se divide por categorías de alimentos. Cada categoría (carnes rojas, carnes blancas, etc.) contiene dos listas. La lista de la izquierda contiene los *superalimentos* del Recolector, alimentos que actúan como medicinas en el cuerpo del Recolector, equilibrando las tensiones, regenerando los genes, y reparando el tracto digestivo. Los superalimentos que ayudan al Recolector a mantener el peso ideal, aumentar la masa muscular y reducir la grasa corporal se identifican con un rombo (◊). Para obtener el máximo beneficio de la Dieta del Recolector, deberías consumirlos rutinariamente.

La lista de la derecha contiene los que son *toxinas* para el Recolector, alimentos que es aconsejable que eviten los del Geno-

Tipo Recolector. Algunos alimentos de la lista de toxinas del Recolector debes evitarlos durante un breve período de tiempo para poder empezar a recuperar el equilibrio. Tras 3-6 meses, puedes reintroducir estos alimentos en tu dieta en cantidades modestas. Los he identificado con un punto negro (•). Por supuesto, si estás combatiendo una enfermedad o notas que tu peso vuelve a aumentar poco a poco, tal vez sea preferible hacer más estricto el cumplimiento de la dieta volviendo a evitar estos alimentos durante un tiempo.

Si un alimento no aparece en la lista es que es básicamente neutral, lo que significa que sus nutrientes te beneficiarán, aunque no te ayudarán específicamente a recuperar el equilibrio de tus genes o la salud de tus células. Puedes comerlo libremente, pero sin descuidar los alimentos que yo recomiendo. Tienes a tu disposición en Internet una lista completa de todos los alimentos que he comprobado *(www.genotypediet.com)*.

Carnes rojas
Tamaño de la ración: aprox. el tamaño de tu mano
(110-170 gramos)
Frecuencia: 3-5 veces por semana

Superalimentos en que debes insistir	Toxinas que debes limitar o evitar
Búfalo, bisonte	Corazón de vaca
Caribú	Hígado de vaca
Cabra ◊	Jabalí
Cordero ◊	Jamón
Carnero ◊	Cerdo
Conejo	Cerdo, beicon
	Mollejas
	Venado •

Carnes blancas

Tamaño de la ración: aprox. el tamaño de tu mano
(110-170 gramos)
Frecuencia: 2-5 veces por semana

Superalimentos en que debes insistir	Toxinas que debes limitar o evitar
Emú ◊	Pollo •
Avestruz ◊	Hígado de pollo
Faisán	Gallina de Cornualles •
Pichón	Pato
Pavo ◊	Hígado de pato
	Oca
	Hígado de oca
	Urogallo
	Gallina de Guinea •
	Perdiz •
	Codorniz

Pescado y marisco

Tamaño de la ración: aprox. el tamaño de tu mano
(110-170 gramos)
Frecuencia: al menos 4 veces por semana

Superalimentos en que debes insistir	Toxinas que debes limitar o evitar
Cabeza de toro família Ameiurus	Abulón
Cojonoba manchada ◊	Anchoa •
Schedophilus maculatus	Barracuda
Carpa	Pez sol
Bagre	Lubina, mar, lago
Cacho ◊	Lubina de piscifactoría •

Superalimentos en que debes insistir	Toxinas que debes limitar o evitar
Platija	Anjova
Lenguado gris ◊	Almeja •
Mero	Caracol de mar
Eglefino	Cangrejo
Merluza	Rana
Fletán	Langosta •
Palometa pámpano ◊ *Peprilus alepidotus*	Caballa atlántica
	Caballa española •
Arenque ◊	Lucio *Esox masquinongy*
Llampuga ◊ *Coryphaena hippurus*	Mejillón
Mújol ◊ *Mugil cephalus*	Pulpo
Babosa vivípara	Ostra •
Chopa verde *Girella nigricans*	Abadejo atlántico
Pez emperador	Vieira
Perca	Dorada
Perca oceánica	Sábalo *Alosa sapidissima*
Lucio negro *Esox niger*	Gamba
Lucioperca	Raya
Sardina del Pacífico	Eperlano arco iris
Salmón real ◊	Calamar, chipirón •
Salmón rojo ◊	Trucha de piscifactoría
Sardina ◊	Trucha marina •
Ventosa	Trucha arco iris salvaje
Tilapia	Trucha asalmonada salvaje •
Blanquillo ◊	Tortuga
Atún rojo ◊ *Thunnus thynnus*	Corvinata real •
Atún listado *Katsuwonus pelamis*	
Rabil *Thunnus albacares*	
Rodaballo europeo	
Pescado blanco	
Merlán *Merlangius merlangus*	
Pez lobo del Atlántico *Anarhichas lupus*	
Serviola *Seriola dumerilii*	

Huevos y huevas

Tamaño de la ración: 1 huevo
Frecuencia: 7-9 veces por semana

Superalimentos en que debes insistir	Toxinas que debes limitar o evitar
Huevo entero de gallina	Hueva de carpa
Clara de huevo de gallina ◊	Caviar
Clara de huevo de pato	Huevo entero de pato
Hueva de arenque	Huevo de oca
	Huevo de codorniz
	Hueva de pez vela
	Hueva de salmón

Lácteos

Tamaño de la ración: leche: 170 gramos; queso: 55-110 gramos;
ghee, mantequilla: 1 cucharada
Frecuencia: quesos: 3 veces por semana; ghee:
4 veces por semana

Superalimentos en que debes insistir	Toxinas que debes limitar o evitar
Queso fresco ◊	Queso americano
Requesón ◊	Queso azul
Ghee (mantequilla clarificada)	Queso brie
Queso paneer ◊	Queso camembert
Queso quark	Caseína
Queso Urdâ rumano	Queso cheddar
Queso ricotta ◊	Queso cheshire
	Queso colby
	Queso cremoso

Superalimentos en que debes insistir	Toxinas que debes limitar o evitar
	Queso edam
	Queso emmental «suizo»
	Queso feta •
	Queso noruego gjetost •
	Queso gorgonzola
	Queso gouda
	Queso gruyer •
	Queso havarti
	Queso jarlsberg
	Queso kefalotyri •
	Kéfir
	Queso limburger
	Queso manchego •
	Leche, suero de leche
	Leche de vaca, desnatada o 2%
	Leche de vaca, entera
	Leche de cabra •
	Queso monterrey jack
	Queso mozzarella •
	Queso muenster
	Queso neufchâtel
	Queso parmesano
	Queso pecorino
	Queso Port du Salut •
	Queso provolone
	Queso romano
	Queso roquefort
	Crema agria
	Queso stilton
	Palitos de queso
	Proteína de suero en polvo •
	Yogur

Proteínas vegetales

Tamaño de la ración: frutos secos: 1/2 taza; mantequillas: 2 cucharadas

Frecuencia: 3-7 veces por semana

Superalimentos en que debes insistir	Toxinas que debes limitar o evitar
Almendra ◊	Judía adzuki •
Mantequilla de almendra	Nuez de haya
Judía de lima ◊	Judía negra •
Calabaza moscada	Caupí
Judía canellini	Nuez de Brasil •
Algarroba ◊	Haba
Castaña de la China	Anacardo •
Semilla de chía, pinole ◊	Mantequilla de anacardo •
Semilla de lino ◊	Castaña europea
Judía verde ◊	Judía roja •
Nuez de California	Avellana
Altramuz ◊	Garbanzo
Judía *Phaseolus aconitifolius*	Alubia
Guisantes ◊	Semilla de cáñamo
Pacana ◊	Lenteja, todos los tipos •
Pipa de calabaza ◊	Lenteja germinada •
Nuez	Litchi
Semillas de sandía ◊	Judía mungo
Judía blanca	Natto
Sesquidilla	Judía común
Levadura de panadero ◊	Mantequilla de cacahuete
	Harina de cacahuete
	Cacahuete
	Piñón
	Judía pinta •
	Judía pinta germinada •
	Pistacho •

Superalimentos en que debes insistir	Toxinas que debes limitar o evitar
	Semilla de amapola
	Semilla de cártamo
	Semilla de sésamo •
	Pasta de sésamo, tahini •
	Harina de sésamo •
	Haba de soja
	Soja molida
	Pasta de soja
	Soja germinada
	Tempeh de soja
	Tofu de soja
	Pipa de girasol •
	Tamarindo

Grasas y aceites

Tamaño de la ración: 1 cucharada
Frecuencia: 3-6 veces por semana

Superalimentos en que debes insistir	Toxinas que debes limitar o evitar
Aceite de almendra ◊	Aceite de aguacate
Aceite de hueso de albaricoque	Aceite de colza •
Aceite de camelina ◊	Aceite de coco •
Aceite de chía	Aceite de hígado de bacalao •
Aceite de linaza	Aceite de maíz
Aceite de semilla de uva ◊	Aceite de semilla de algodón
Aceite de avellana	Manteca de cerdo
Aceite de semilla de cáñamo	Margarina
Aceite de macadamia ◊	Aceite de palma

Superalimentos en que debes insistir	Toxinas que debes limitar o evitar
Aceite de avena	Aceite de cacahuete
Aceite de oliva ◊	Aceite de pipa de calabaza •
Aceite de perilla	Aceite de cártamo
Aceite de quinoa	Aceite de sésamo •
Aceite de fibra de arroz ◊	Aceite de soja
Aceite de nuez ◊	Aceite de girasol
	Aceite de germen de trigo

Hidratos de carbono

Tamaño de la ración: 1/2 taza de cereales, arroz; 1/2 bollo;
1 rebanada de pan
Frecuencia: 2-3 veces al día

Superalimentos en que debes insistir	Toxinas que debes limitar o evitar
Harina/pasta 100% alcachofa	Trigo negro, trigo sarraceno •
Bledo ◊	Harina de maíz, maíz molido, polenta
Cebada	Harina de lenteja, dal
Pan esenio, pan de Ezequiel	Pan indio •
Pan de lino ◊	Arroz integral •
Fonio ◊	Arroz blanco •
Lágrimas de Job	Harina de arroz integral •
Mijo ◊	Harina de arroz blanco •
Fibra de avena	Arroz silvestre •
Harina de avena	Centeno •
Quinoa ◊	Harina de centeno •
Fibra de arroz ◊	Sorgo
Arroz basmati	Harina de soja
Tef	

Superalimentos en que debes insistir	Toxinas que debes limitar o evitar
	Tapioca, yuca
	Trigo, fibra, germen
	Trigo, bulgur
	Trigo duro, sémola de trigo
	Trigo inflado
	Harina blanca de trigo
	Trigo integral
	Trigo emmer integral
	Trigo kamut integral
	Espelta integral •
	Trigo 100% germinado •

Verduras, algas y setas

Tamaño de la ración: 1 taza
Frecuencia: al menos 4-5 raciones al día

Superalimentos en que debes insistir	Toxinas que debes limitar o evitar
Espárrago	Brotes de alfalfa
Guisante espárrago ◊	Aloe vera
Brote de bambú	Aguacate •
Apio ◊	Remolacha de azúcar •
Raíz de chicoria ◊	Col china
Diente de león	Coliflor verde •
Escarola	Brécol •
Hinojo	Col de Bruselas •
Fenogreco ◊	Col •
Brotes de helecho	Zanahoria •
Yute	Coliflor

Superalimentos en que debes insistir	Toxinas que debes limitar o evitar
Kanpyo	Chayote
Champiñón ◊	Col rizada china •
Champiñón silvestre, cremini ◊	Maíz, palomitas de maíz
Seta enoki ◊	Pepino •
Seta maitake ◊	Berenjena •
Champiñón ostra ◊	Hoja de parra •
Champiñón portobello ◊	Palmitos
Okra ◊	Col rizada •
Cebolla, todos tipos	Puerro
Chirivía	Seta shiitake
Pimiento de padrón	Oliva negra
Chile en polvo, jalapeño	Oliva verde
Pimiento morrón	Salsifí •
Algas marinas, kelp ◊	Chirivía •
Algas marinas, espirulina ◊	Conservas en salmuera
Chalota	Conservas en vinagre
Espinacas	Patata, blanca con piel
Hojas de boniato	Quorn (carne sintética)
Taro	Rábano •
Tomate ◊	Brotes de rábano •
Grelos	Ruibarbo
Castaña de agua	Chucrut
Ñame	Algas marinas, agar
Calabacín	Calabaza •
	Boniato •
	Berro •

Frutas

Tamaño de la ración: 1 taza de fruta o 1 fruta
de tamaño mediano
Frecuencia: al menos 3 raciones al día

Superalimentos en que debes insistir	Toxinas que debes limitar o evitar
Albaricoque	Manzana •
Fruto del árbol del pan ◊	Pera asiática
Ciruela de natal	Banana •
Chirimoya	Melón amargo
Mora de los pantanos	Zarzamora
Arándano	Arándano azul •
Uva de Corinto	Melón cantalupo •
Parrilla	Cereza •
Baya de saúco ◊	Carne de coco
Feijoa	Dátil
Grosella	Durian
Pomelo ◊	Uva •
Guayaba ◊	Melón Honeydew •
Limón	Frambuesa americana
Lima	Kiwi
Arándano rojo ◊	Kumquat o naranja enana •
Mora de Logan ◊	Níspero del Japón
Mamey	Melón
Mora negra	Naranja •
Nectarina	Pera •
Noni	Melón persa
Papaya	Caqui
Melocotón ◊	Plátano •
Piña ◊	Ciruela
Pomelo chino ◊	Granada
Frambuesa	Higo chumbo
Sandía ◊	Ciruela pasa •

Superalimentos en que debes insistir	Toxinas que debes limitar o evitar
	Uva pasa •
	Serbal de los cazadores
	Melón español
	Carambolo o estrella
	Fresa •
	Mandarina •

Especias

Tamaño de la ración: 1 cucharadita de té
Frecuencia: al menos 1-2 veces al día

Superalimentos en que debes insistir	Toxinas que debes limitar o evitar
Albahaca	Acacia (goma arábica)
Cardamomo	Pimienta de Jamaica •
Chocolate ◊	Anís •
Cilantro fresco ◊	Alcaparra
Canela ◊	Chile en polvo
Curry ◊	Clavo •
Hinojo	Cilantro en polvo •
Ajo	Maicena
Pimentón dulce	Guaraná
Perejil ◊	Macís
Cúrcuma ◊	Pimienta negra
Azafrán	Romero •
	Vainilla •

Bebidas

Tamaño de la ración: 170-225 gramos
Frecuencia: 2-4 raciones diarias

Superalimentos en que debes insistir	Toxinas que debes limitar o evitar
Zumo de arándano	Zumo de manzana
Zumo de baya de saúco	Cerveza
Té de kombucha	Zumo de zarzamora
Limón y agua	Zumo de arándano azul
Zumo de pomelo chino ◊	Zumo de col
Leche de arroz	Zumo de cereza •
Zumo de noni	Café •
Té negro	Bebidas de cola
Infusión de manzanilla	Zumo de pepino
Té verde, kukicha ◊	Licor
Infusión de jengibre	Leche de almendra •
Té de ginseng ◊	Leche de coco
Infusión de melisa	Leche de soja
Infusión de hierba mate ◊	Zumo de naranja
Zumo de sandía	Zumo de pera
	Zumo de granada
	Zumo de mandarina
	Zumo de tomate
	Vino tinto
	Vino blanco •

Condimentos y aditivos

Tamaño de la ración: 1 cucharadita de té
Frecuencia: consumir cuando sea necesario

Superalimentos en que debes insistir	Toxinas que debes limitar o evitar
Epazote	Aspartamo
Pectina de fruta ◊	Malta de cebada
Kelp en polvo	Carragenano
Goma de algarroba	Caramelo, colorante de caramelo
Melaza	Dextrosa
Melaza final	Etil maltol
Albahaca morada	Fructosa
Sal marina	Monofosfato de guanosina
Cola de borrego	Goma de guar
Vinagre de umeboshi	Jarabe de maíz alto en fructosa
Glicerina vegetal	Miel •
Extracto de levadura, Marmite	Ketchup
Levadura nutritiva	Invertasa
	Jarabe de azúcar invertido
	Maltitol
	Jarabe de arce •
	Mayonesa
	Mayonesa de tofu
	Miso
	Vinagre para conservas
	Polisorbato
	Sorbato de potasio
	Jarabe de arroz
	Ácido sórbico
	Sorbitol
	Salsa de soja, tamari sin trigo
	Sucralosa
	Azúcar, moreno y blanco
	Salsa Worcestershire

Guía de suplementos para el GenoTipo Recolector

Estos suplementos pueden ayudar a mejorar tus resultados con la Dieta del Recolector. En su mayoría puedes encontrarlos fácilmente en tiendas de alimentación natural, pero hay algunos menos conocidos que te darán más trabajo. Ten en cuenta que estos suplementos se recomiendan sólo como parte del programa de Dieta del GenoTipo Recolector. Para saber si otros suplementos que puedas estar tomando encajan con el GenoTipo Recolector, o para obtener más información sobre la base científica de este protocolo de suplementos, visita el sitio web oficial de la Dieta del GenoTipo en *www.genotypediet.com*. Consulta siempre a tu médico sobre cualquier suplemento nutritivo antes de embarcarte en un programa de suplementos.

Suplementos que atenúan los «genes de glicación AGE» del Recolector:
- Quercetina. Dosis diaria típica: 250-500 mg
- Carnosina.* Dosis diaria típica: 50-100 mg
- Hierba mate *(Ilex paraguariensis)*. Dosis diaria típica: infusión, 2 tazas; suplemento, 200-400 mg

Suplementos que mejoran el humor del Recolector, aumentan la eficacia de su respuesta hormonal y ayudan a regular el metabolismo y el centro de control del apetito:
- *Magnolia officinalis*. Dosis diaria típica: 250-400 mg
- Melatonina o metilcobalamina. Dosis diaria típica: melatonina, 3 mg antes de acostarse; metilcobalamina 50 mcg antes de acostarse
- *Coleus forskohlii*. Dosis diaria típica: extracto de raíz estandarizado 150-250 mg

* No confundir este suplemento con el aminoácido L-carnitiva, mucho más fácil de conseguir.

Suplementos que ayudan a atenuar la tendencia genética ahorrativa del Recolector:

- Salacia oblonga. Dosis diaria típica: 250-400 mg
- Resveratrol. Dosis diaria típica: 50-100 mg
- Ácido lipoico. Dosis diaria típica: 50-100 mg
- Extracto de té verde. Dosis diaria típica: 2-3 tazas de té; EGCG 150-200 mg

Estilo de vida para el GenoTipo Recolector

Planificación de comidas

El Recolector dispone de una amplia variedad de combinaciones de alimentos y formas de cocinar para planificarse las comidas de manera imaginativa. Hemos reunido diversos planes de comidas (incluidos planes para familias con miembros de diferentes GenoTipos) y cientos de sabrosas recetas para cada GenoTipo, que puedes consultar en *www.genotypediet.com*.

Guía de ejercicio

El protocolo de ejercicio del Recolector está pensado para aumentar el crecimiento muscular, eliminar las toxinas acumuladas en los tejidos de grasa corporal y mejorar la eficacia de la insulina. A los Recolectores les convienen sobre todo ejercicios de estiramiento y alargamiento que también contengan un componente de resistencia. Intenta hacer ejercicio durante unos 30-40 minutos diarios 6 días a la semana. Asegúrate de realizar estiramientos de calentamiento durante 5 minutos antes de comenzar, y relájate con 5 minutos de estiramientos cuando hayas terminado. Según cuál sea tu nivel físico actual, elige de la siguiente lista de ejercicios.

Menos exigente

- Golf: 9 agujeros, sin carrito
- Caminatas vigorosas: en terreno llano, al menos tres kilómetros
- Hatha yoga activo
- Natación
- Senderismo: paso moderado, con algo de terreno montañoso
- Pilates

Más exigente

- Entrenamiento de resistencia: circuito ligero de entrenamiento, o llevar pesas ligeras en las manos (450-2.250 gramos) mientras se anda
- Tenis
- Aeróbic
- Artes marciales o deportes de competición

Para aliviar y desintoxicar

Tómate una sauna desintoxicante (preferiblemente una de los nuevos tipos de infrarrojo lejano) al menos dos veces por semana al iniciar el programa. La sauna te ayudará a eliminar los compuestos químicos tóxicos de tus tejidos grasos y a movilizar la eliminación de la grasa acumulada. Se considera que el infrarrojo lejano penetra en los tejidos del cuerpo hasta una profundidad de 2,5-7,5 cm, mucho más hondo que el vapor u otros tipos de calor seco. Este «calentamiento profundo», junto con el sudor, se cree que es el responsable de los beneficios para la salud asociados a estos rayos infrarrojos.

Cómo hacerlo

- Consulta siempre a tu médico de cabecera antes de utilizar cualquier tipo de sauna. Las personas con esclerosis múltiple, lupus, supresión adrenal, hipertiroidismo o hemofilia no deben tomar saunas. Las mujeres embarazadas, los niños menores de cinco años y las personas con articulaciones ortopédicas, clavos de metal o implantes de silicona en los pechos tampoco deben tomarlas.

- Si durante algún momento de la sauna no te encuentras bien, sal de inmediato, sobre todo si te sientes débil, mareado o tienes náuseas. Si los síntomas no desaparecen, solicita atención médica.
- El mejor momento para darse una sauna es a primera hora de la mañana o justo antes de acostarse por la noche.
- Bebe un vaso de agua por cada 15 minutos que pases en la sauna.
- Empieza con 15 minutos al día y ve aumentando gradualmente. Tras pocas semanas, aumenta hasta 30-40 minutos. Si sufres problemas médicos graves, empieza por 10 minutos.
- El número de sesiones y la cantidad de tiempo que hay que pasar en la sauna dependerán de cada caso particular. Consulta a tu médico. Por lo general, 2-3 veces por semana está bien.
- Tras una sesión de sauna, descansa y relájate durante al menos 15 minutos con una ducha o tu técnica de relajación preferida.

CAPÍTULO DIECISIETE

La Dieta del Maestro

¡Bienvenido, Maestro! Este capítulo contiene toda la información que necesitas para iniciar la dieta de tu GenoTipo. Y con sólo un clic del ratón puedes acceder a consejos de amigo para la dieta, nuevos estudios, y ayuda con las recetas y planificación de las comidas, en el sitio web oficial de las Dietas del GenoTipo (*www.genotypediet.com*).

La Dieta del Maestro se divide por categorías de alimentos. Cada categoría (carnes rojas, carnes blancas, etc.) contiene dos listas. La lista de la izquierda contiene los *superalimentos* del Maestro, alimentos que actúan como medicinas en el cuerpo del Maestro, equilibrando la tensión, regenerando los genes, y reparando el tracto digestivo. Los superalimentos que ayudan al Maestro a mantener el peso ideal, aumentar la masa muscular y reducir la grasa corporal se identifican con un rombo (◊). Para obtener el máximo beneficio de la Dieta del Maestro, deberías consumirlos rutinariamente.

La lista de la derecha contiene lo que son *toxinas* para el Maestro, alimentos que es aconsejable que eviten los del GenoTipo

Maestro. Algunos alimentos de la lista de toxinas del Maestro debes evitarlos durante un breve período de tiempo para poder empezar a recuperar el equilibrio. Tras 3-6 meses, puedes reintroducir estos alimentos en tu dieta en cantidades modestas. Los he identificado con un punto negro (•). Por supuesto, si estás combatiendo una enfermedad o notas que tu peso vuelve a aumentar poco a poco, tal vez sea preferible hacer más estricto el cumplimiento de la dieta volviendo a evitar estos alimentos durante un tiempo.

Si un alimento no aparece en la lista es que es básicamente neutral, lo que significa que sus nutrientes te beneficiarán, aunque no te ayudarán específicamente a recuperar el equilibrio de tus genes ni la salud de tus células. Puedes comerlo libremente, pero sin descuidar los alimentos que yo recomiendo. Tienes a tu disposición en Internet una lista completa de todos los alimentos que he comprobado (*www.genotypediet.com*).

Carnes rojas

Tamaño de la ración: aprox. el tamaño de tu mano
(110-170 gramos)
Frecuencia: 0-2 veces por semana

Superalimentos en que debes insistir	Toxinas que debes limitar o evitar
Cabra Carnero	Vaca Corazón de vaca Hígado de vaca Lengua de vaca Jabalí Caldo de hueso Búfalo, bisonte Caribú •

Superalimentos en que debes insistir	Toxinas que debes limitar o evitar
	Jamón
	Caballo
	Canguro
	Cordero •
	Caldo de tuétano
	Alce
	Zarigüeya
	Cerdo
	Cerdo, beicon
	Conejo
	Mollejas
	Ternera
	Venado

Carnes blancas

*Tamaño de la ración: aprox. el tamaño de tu mano
(110-170 gramos)
Frecuencia: 1-3 veces por semana*

Superalimentos en que debes insistir	Toxinas que debes limitar o evitar
Emú ◊	Pollo •
Avestruz ◊	Hígado de pollo •
Pichón	Gallina de Cornualles •
Pavo ◊	Pato
	Hígado de pato
	Oca
	Hígado de oca
	Urogallo

Superalimentos en que debes insistir	Toxinas que debes limitar o evitar
	Gallina de Guinea
	Perdiz
	Faisán
	Codorniz

Pescado y marisco

Tamaño de la ración: aprox. el tamaño de tu mano
(110-170 gramos)
Frecuencia: 3-4 veces por semana

Superalimentos en que debes insistir	Toxinas que debes limitar o evitar
Abulón	Anchoa
Cabeza de toro ◊	Barracuda
Cojonoba manchada	Pez sol
Carpa	Lubina de mar
Cacho ◊	Lubina estriada
Bacalao ◊	Anjova
Corvina *Micropogonias furnieri*	Bagre
Brosmio *Brosme brosme*	Almeja
Corvinón ocelado *Sciaenops ocellatus*	Cangrejo
Medialuna	Anguila
Llampuga	Platija
Pez monje	Rana
Mújol ◊	Lenguado gris
Lucio ◊	Mero
Babosa vivípara	Eglefino
Pez loro	Merluza
	Fletán

Superalimentos en que debes insistir	Toxinas que debes limitar o evitar
Perca ◊	Palometa pámpano
Lucio negro ◊	Arenque •
Lucioperca ◊	Medusa, seca o salada
Sardina del Pacífico	Langosta
Abadejo atlántico	Caballa atlántica
Palometa ◊	Caballa española •
Pargo	Mejillón
Gallineta nórdica *Sebastes marinus*	Pulpo
Salmón de Alaska ◊	Chopa verde
Salmón real ◊	Pez emperador
Salmón rojo ◊	Ostra
Sardina ◊	Salmón de piscifactoría
Bacalao del Báltico ◊	Vieira
Besugo	Sargo de América del Norte *Stenotomus chrysops*
Eperlano arco iris, caracol de mar ◊	Sábalo
Ventosa	Tiburón
Pez luna	Sargo, chopa *Archosargus probatocephalus*
Tilapia	Gamba
Atún listado	Raya
Rabil	Lenguado
Rodaballo europeo	Calamar, chipirón
Pescado blanco ◊	Pez espada
	Blanquillo
	Trucha de piscifactoría
	Trucha marina
	Trucha arco iris, salvaje •
	Trucha asalmonada •
	Tortuga
	Corvinata real
	Merlán •
	Pez lobo del Atlántico
	Serviola •

Huevos y huevas
Tamaño de la ración: 1 huevo
Frecuencia: 6-9 veces por semana

Superalimentos en que debes insistir	Toxinas que debes limitar o evitar
Huevo entero de gallina ◊	Hueva de carpa ●
Clara de huevo de gallina ◊	Caviar
Yema de huevo de gallina	Huevo de oca
Hueva de pez vela ◊	Clara de huevo de pato
Hueva de salmón ◊	Huevo entero de pato
	Hueva de arenque
	Huevo de codorniz

Lácteos
Tamaño de la ración: leche: 170 gramos; queso: 55-110 gramos; ghee: al gusto
Frecuencia: 4-6 veces por semana

Superalimentos en que debes insistir	Toxinas que debes limitar o evitar
Queso brie	Queso americano
Queso colby	Mantequilla ●
Queso edam	Caseína
Queso emmental «suizo»	Queso cheddar ●
Ghee (mantequilla clarificada)	Queso cheshire
Queso gorgonzola ◊	Queso fresco
Queso gouda ◊	Queso cremoso
Queso gruyer	Requesón
Queso havarti ◊	Queso feta ●
Queso jarlsberg	Queso kefalotyri
Queso manchego ◊	Kéfir

Superalimentos en que debes insistir	Toxinas que debes limitar o evitar
Leche, suero de leche	Queso limburger
Queso monterrey jack	Leche de búfala •
Queso muenster ◊	Leche de vaca, desnatada o 2%
Queso parmesano ◊	Leche de vaca, entera
Queso pecorino ◊	Leche de cabra
Queso provolone ◊	Queso mozzarella
Queso romano ◊	Queso neufchâtel
Queso stilton	Queso paneer
Yogur	Queso Port du Salut •
	Queso quark
	Queso ricotta
	Queso Urdâ rumano
	Crema agria
	Palitos de queso
	Proteína de suero en polvo

Proteínas vegetales

Tamaño de la ración: frutos secos: 1/2 taza; mantequillas: 2 cucharadas
Frecuencia: 7-10 veces por semana

Superalimentos en que debes insistir	Toxinas que debes limitar o evitar
Judía adzuki	Caupí
Almendra ◊	Nuez de Brasil •
Mantequilla de almendra ◊	Anacardo •
Judía negra	Mantequilla de anacardo
Haba ◊	Avellana •

Superalimentos en que debes insistir	Toxinas que debes limitar o evitar
Judía canellini	Garbanzo •
Algarroba ◊	Judía roja
Castaña europea	Judía de lima
Semilla de lino ◊	Litchi
Judía verde	Raíz de loto
Alubia	Semilla de loto
Semilla de cáñamo	Altramuz
Lenteja, todos los tipos	Macadamia •
Natto ◊	Judía mungo
Mantequilla de cacahuete ◊	Judía común
Harina de cacahuete	Pistacho
Cacahuete ◊	Semilla de amapola •
Guisantes ◊	Pipa de calabaza •
Pacana ◊	Sapodilla o chicozapote
Piñón	Pasta de sésamo, tahini •
Judía pinta ◊	Harina de sésamo •
Semilla de cártamo ◊	Semilla de sésamo •
Haba de soja	Pipa de girasol •
Pasta de soja	Tamarindo
Soja germinada	Sesquidilla
Tempeh de soja	
Tofu de soja	
Nuez ◊	
Semillas de sandía	
Levadura de panadero ◊	

Grasas y aceites

Tamaño de la ración: 1 cucharada
Frecuencia: 3-6 veces por semana

Superalimentos en que debes insistir	Toxinas que debes limitar o evitar
Aceite de almendra	Aceite de hueso de albaricoque
Aceite de semilla de grosella negra	Aceite de aguacate •
Aceite de semilla de borraja	Mantequilla •
Aceite de camelina ◊	Aceite de colza
Aceite de chía	Aceite de maíz
Aceite de coco ◊	Aceite de semilla de algodón
Aceite de linaza ◊	Aceite de avellana •
Ghee (mantequilla clarificada)	Manteca de cerdo
Aceite de semilla de uva ◊	Margarina
Aceite de semilla de cáñamo ◊	Aceite de palma
Aceite de arenque	Aceite de cacahuete •
Aceite de avena	Aceite de sésamo •
Aceite de oliva ◊	Aceite de soja •
Aceite de perilla ◊	Aceite de girasol •
Aceite de quinoa ◊	Aceite de nuez •
Aceite de fibra de arroz ◊	
Aceite de cártamo	
Aceite de salmón	

Hidratos de carbono

Tamaño de la ración: 1/2 taza de cereales, arroz; 1/2 bollo;
1 rebanada de pan
Frecuencia: 2-5 veces al día

Superalimentos en que debes insistir	Toxinas que debes limitar o evitar
Pasta 100% alcachofa ◊	Bledo •
Trigo negro, trigo sarraceno	Cebada
Pan de lino ◊	Harina de maíz, maíz molido, polenta •
Kuzu ◊	Pan esenio, pan de Ezequiel •
Harina de lenteja, dal, pan indio	Fonio •
Fibra de avena	Lágrimas de Job •
Harina de avena	Mijo •
Poi	Arroz basmati •
Quinoa ◊	Harina de arroz blanco •
Fibra de arroz	Arroz blanco •
Harina de arroz integral	Centeno
Arroz integral	Harina de centeno
Arroz silvestre	Tapioca, yuca
Sorgo	Trigo duro •
Tef	Harina blanca de trigo •
Trigo emmer	Trigo 100% germinado •
Trigo kamut	
Espelta	

Verduras, algas y setas
Tamaño de la ración: 1 taza
Frecuencia: al menos 4-5 raciones al día

Superalimentos en que debes insistir	Toxinas que debes limitar o evitar
Brotes de alfalfa	Aloe vera •
Alcachofa	Espárrago •
Arugula	Hojas de remolacha
Aguacate ◊	Mandioca
Remolacha de azúcar ◊	Coliflor •
Col china ◊	Apio
Col de Bruselas ◊	Chayote •
Col	Chicoria
Zanahoria ◊	Hojas de berza
Col rizada china ◊	Maíz, palomitas de maíz
Diente de león	Pepino •
Escarola ◊	Rábano silvestre
Brotes de helecho ◊	Berenjena
Jengibre	Endivia •
Hoja de parra ◊	Fenogreco •
Palmitos	Alcachofa de Jerusalén
Col rizada ◊	Jicama
Rábano picante	Colirrábano
Puerro ◊	Lechuga, verde, iceberg
Seta enoki	Champiñón ostra •
Champiñón corriente ◊	Champiñón portobello •
Seta maitake	Seta shiitake
Hoja de mostaza	Volvaria •
Cebolla, todos tipos ◊	Okra •
Calabaza ◊	Oliva negra
Brotes de rábano	Oliva verde •
Colinabo ◊	Chirivía •
Chucrut	Pimiento de padrón •

Superalimentos en que debes insistir	Toxinas que debes limitar o evitar
Cebolleta	Chile en polvo, jalapeño
Algas marinas, musgo irlandés ◊	Conservas en vinagre
Algas marinas, kelp	Patata, blanca con piel
Algas marinas, wakame	Verdolaga
Acelga ◊	Quorn (carne sintética) •
Tomatillo	Rábano •
Grelos ◊	Ruibarbo
Berro ◊	Algas marinas, agar
Calabacín	Espinacas
	Boniato
	Tomate •
	Nabo •
	Castaña de agua •
	Ñame

Frutas
Tamaño de la ración: 1 taza de fruta o 1 fruta de tamaño mediano
Frecuencia: al menos 3 raciones al día

Superalimentos en que debes insistir	Toxinas que debes limitar o evitar
Arándano azul	Manzana •
Chirimoya	Albaricoque •
Mora de los pantanos	Banana
Arándano ◊	Melón amargo
Uva de Corinto ◊	Zarzamora •
Dátil ◊	Cereza •
Parrilla	Carne de coco

Superalimentos en que debes insistir	Toxinas que debes limitar o evitar
Durian ◊	Uva
Baya de saúco	Guayaba •
Goji, mora de la vista	Melón Honeydew
Grosella	Kumquat o naranja enana
Pomelo	Níspero del Japón
Alquejenje	Mango •
Kiwi	Noni
Limón ◊	Naranja
Lima ◊	Melocotón •
Arándano rojo ◊	Pera •
Mora de Logan ◊	Granada
Mamey	Uva pasa
Mora negra	Fresa •
Melón	Mandarina
Nectarina ◊	Sandía •
Papaya	
Fruta de la pasión	
Caqui	
Piña ◊	
Membrillo	
Frambuesa	
Serbal de los cazadores ◊	
Tamarillo	
Frambuesa norteamericana	

Especias

Tamaño de la ración: 1 cucharadita de té
Frecuencia: al menos 1-2 raciones al día

Superalimentos en que debes insistir	Toxinas que debes limitar o evitar
Pimienta de Jamaica	Acacia (goma arábica)
Arrurruz	Anís •
Albahaca ◊	Semilla de apio •
Hoja de laurel	Perifollo •
Alcaparra	Chile en polvo
Cilantro fresco ◊	Cebolleta
Canela ◊	Chocolate
Curry ◊	Maicena
Eneldo	Ácido tartárico
Hinojo	Comino •
Ajo ◊	Regaliz
Nuez moscada	Mejorana •
Orégano ◊	Pimienta negra
Pimentón dulce	Ajedrea •
Menta	Estragón •
Romero ◊	Gaulteria *Gaultheria procumbens*
Salvia	
Tomillo	
Cúrcuma ◊	

Bebidas

Superalimentos en que debes insistir	Toxinas que debes limitar o evitar
Zumo de cereza	Zumo de manzana •
Café	Cerveza
Zumo de arándano	Zumo de zarzamora
Zumo de pepino	Zumo de apio
Zumo de baya de saúco ◊	Bebidas de cola
Zumo de pomelo ◊	Refrescos de dieta
Limón y agua ◊	Licor
Leche de almendra ◊	Leche de coco
Zumo de piña ◊	Leche de arroz •
Té negro	Leche de soja •
Infusión de manzanilla	Zumo de naranja
Infusión de jengibre	Zumo de pera
Té de ginseng ◊	Zumo de ciruela
Té verde, kukicha ◊	Agua mineral con gas •
Té de hibisco	Zumo de mandarina
	Zumo de tomate
	Zumo de sandía •
	Vino blanco

Condimentos y aditivos

Tamaño de la ración: 1 cucharadita de té
Frecuencia: consumir cuando sea necesario

Superalimentos en que debes insistir	Toxinas que debes limitar o evitar
Malta de cebada	Aspartamo
Epazote	Carragenano
Pectina de fruta ◊	Dextrosa
Miel ◊	Fructosa
Goma de algarroba	Gelatina común
Almáciga	Goma de guar
Mayonesa de tofu	Jarabe de maíz alto en fructosa
Mostaza en polvo	Ketchup
Albahaca morada	Konjac
Sal marina	Glutamato monosódico
Salsa de soja, tamari	Jarabe de arce •
Glicerina vegetal ◊	Mayonesa
Extracto de levadura, Marmite	Miso •
Levadura de panadero ◊	Melaza •
Levadura nutritiva ◊	Melaza final •
	Mono y diglicéridos
	Mostaza con vinagre
	Ácido fosfórico
	Condimento para encurtidos
	Pimaricina (natamicina)
	Polisorbato
	Pirolidona de polivinilo
	Bisulfito de potasio
	Metabisulfito de potasio
	Ácido propiónico
	Nitrito de sodio
	Sulfito de sodio
	Azúcar, moreno y blanco
	Dióxido de azufre
	Vinagre, todos los tipos
	Salsa Worcestershire

Guía de suplementos para el GenoTipo Maestro

Estos suplementos pueden ayudar a mejorar tus resultados con la Dieta del Maestro. En su mayoría puedes encontrarlos fácilmente en tiendas de alimentación natural, pero hay algunos menos conocidos que te darán más trabajo. Ten en cuenta que estos suplementos se recomiendan sólo como parte del programa de Dieta del GenoTipo Maestro. Para saber si otros suplementos que puedas estar tomando encajan con el GenoTipo Maestro, o para obtener más información sobre la base científica de este protocolo de suplementos, visita el sitio web oficial de la Dieta del GenoTipo en *www.genotypediet.com*. Consulta siempre a tu médico sobre cualquier suplemento nutritivo antes de embarcarte en un programa de suplementos.

Suplementos que ayudan a los Maestros a controlar el excesivo desarrollo bacteriano y a regular el metabolismo:
- Tiamina (Vitamina B$_1$). Dosis diaria típica: 20-25 mg
- Biotina (Vitamina B$_7$). Dosis diaria típica: 1-4 mg
- Probiótico bifidobacteria. Dosis diaria típica: 1.500 millones CFU
- Levadura de cerveza *(Saccharomyces cerevisiae)*. Dosis diaria típica: una cucharadita

Suplementos que mejoran las funciones epigenéticas del Maestro (metilación del ADN y acetilación de histonas):
- Curcumina (extracto de cúrcuma). Dosis diaria típica: 200-500 mg
- Hidroclorido de betaína. Dosis diaria típica: 1-2 gramos con las comidas
- Selenio. Dosis diaria típica: 25-100 mcg

Suplementos que estabilizan la integridad genética del Maestro y bloquean las mutaciones genéticas:
- Quercetina. Dosis diaria típica: 200-1.000 mg

- Vitamina D (colecalciferol). Dosis diaria típica: 400-800 IU
- Té verde EGCG. Dosis diaria típica: 25-100 mg EGCG
- Ginseng (especie *Panax*), estandarizado para dar al menos un 10% de ginsenosidos. Dosis diaria típica: 100-300 mg

Estilo de vida para el GenoTipo Maestro

Planificación de comidas

El Maestro dispone de una amplia variedad de combinaciones de alimentos y formas de cocinar para planificarse la comida de manera imaginativa. Hemos reunido diversos planes de comidas (incluidos planes para familias con miembros de diferentes GenoTipos) y cientos de sabrosas recetas para cada GenoTipo, que puedes consultar en *www.genotypediet.com*.

Guía de ejercicio

Los del GenoTipo Maestro necesitan un ejercicio regular y vigoroso para mantener el metabolismo equilibrado, aumentar la energía y maximizar la resistencia. Necesitarás una combinación de ejercicios más exigentes y menos exigentes durante un total de 40 minutos diarios, 4-5 veces por semana. Asegúrate de calentar durante un mínimo de 5-10 minutos con algunos estiramientos suaves antes de iniciar cualquier actividad aeróbica.

Menos exigente
- Pilates u otras formas de fortalecimiento general
- *Chi cong* o taichi
- Levantamiento de pesas ligeras, con brazos y piernas
- Yoga

Más exigente

- Senderismo
- Caminatas vigorosas
- Deportes de competición moderados (tenis, frontón, voleibol)
- Entrenamiento moderado de resistencia

Para purificar y tonificar

Conforme las características de este GenoTipo empezaban a tomar forma, pude identificar un elemento casi cultural del Maestro: un estilo de vida o serie de hábitos personales que pueden parecer espartanos, por decirlo suavemente. Uno puede imaginar claramente a los antiguos Maestros realizando *Misogi*, una práctica que conlleva la purificación antes del alba con agua fría, a menudo bajo una cascada. Antes de entrar en la cascada, las personas trataban de aumentar su metabolismo y absorber el máximo de *Chi* posible mediante tipos especiales de respiración profunda. Paradójicamente, aunque podría ser bastante beneficioso para ellos, muchos Maestros, sobre todo si están nerviosos o tensos, no son particularmente partidarios de los baños y duchas frías ni de las bebidas con hielo. Si tú, como la mayoría de nosotros, no tienes ninguna cascada cerca, piensa en la posibilidad de terminar tu ducha matinal con agua fría. Tal vez te cueste acostumbrarte, pero tal vez descubras que crea adicción.

Cómo hacerlo

- Ponte en pie en la ducha con los pies bastante juntos. Empieza con una ducha de agua tibia. Relájate y libera la mente de preocupaciones y distracciones.
- Abre ligeramente la boca.
- Apriétate ligeramente el abdomen hacia dentro con las palmas de las manos. Espira mientras cuentas hasta 6.
- Aguanta así mientras cuentas hasta 2.
- Libera levemente la presión y aspira mientras cuentas hasta 6.
- Aguanta así mientras cuentas hasta 2.
- Repite todo el proceso tres veces.

- Deja caer los brazos a los lados y cierra los ojos si no los tienes ya cerrados.
- Libérate de todo y disfruta del estado de «la nada» durante unos 5 minutos o el tiempo que te parezca correcto.
- Baja la temperatura del agua de la ducha hasta que te resulte un poco desagradable.
- Repite este proceso tres veces.
- Termina frotándote enérgicamente con una toalla áspera de la cabeza a los pies.

CAPÍTULO DIECIOCHO

La Dieta del Explorador

¡Bienvenido, Explorador! Este capítulo contiene toda la información que necesitas para iniciar la dieta de tu GenoTipo. Y con sólo un clic del ratón puedes acceder a consejos de amigo para la dieta, nuevos estudios y ayuda con las recetas y planificación de las comidas, en el sitio web oficial de las Dietas del GenoTipo (*www.genotypediet.com*).

La Dieta del Explorador se divide por categorías de alimentos. Cada categoría (carnes rojas, carnes blancas, etc.) contiene dos listas. La lista de la izquierda contiene los *superalimentos* del Explorador, alimentos que actúan como medicinas en el cuerpo del Explorador, equilibrando la tensión, regenerando los genes, y reparando el tracto digestivo. Los superalimentos que ayudan al Explorador a mantener el peso ideal, aumentar la masa muscular y reducir la grasa corporal se identifican con un rombo (◊). Para obtener el máximo beneficio de la Dieta del Explorador, deberías consumirlos rutinariamente.

La lista de la derecha contiene lo que son *toxinas* para el Explorador, alimentos que es aconsejable que eviten los del Geno-

Tipo Explorador. Algunos alimentos de la lista de toxinas del Explorador debes evitarlos durante un breve período de tiempo para poder empezar a recuperar el equilibrio. Tras 3-6 meses, puedes reintroducir estos alimentos en tu dieta en cantidades modestas. Los he identificado con un punto negro (•). Por supuesto, si estás combatiendo una enfermedad o notas que tu peso vuelve a aumentar poco a poco, tal vez sea preferible hacer más estricto el cumplimiento de la dieta volviendo a evitar estos alimentos durante un tiempo.

Si un alimento no aparece en la lista es que es básicamente neutral, lo que significa que sus nutrientes te beneficiarán, aunque no te ayudarán específicamente a recuperar el equilibrio de tus genes ni la salud de tus células. Puedes comerlo libremente, pero sin descuidar los alimentos que yo recomiendo. Tienes a tu disposición en Internet una lista completa de todos los alimentos que he comprobado (*www.genotypediet.com*).

Carnes rojas
Tamaño de la ración: aprox. el tamaño de tu mano
(110-170 gramos)
Frecuencia: 2-3 veces por semana

Superalimentos en que debes insistir	Toxinas que debes limitar o evitar
Hígado de ternera	Corazón de vaca
Cabra	Lengua de vaca
Cordero ◊	Jabalí
Carnero	Jamón
Conejo	Caballo
Caldo de huesos	Cerdo, beicon
Caldo de tuétano ◊	Mollejas

Carnes blancas

*Tamaño de la ración: aprox. el tamaño de tu mano
(110-170 gramos)
Frecuencia: 1-3 veces por semana*

Superalimentos en que debes insistir	Toxinas que debes limitar o evitar
Emú ◊	Hígado de pollo
Avestruz ◊	Pato
Perdiz ◊	Hígado de pato
Faisán	Hígado de oca •
Codorniz ◊	
Pichón	
Pavo	

Pescado y marisco

*Tamaño de la ración: aprox. el tamaño de tu mano
(110-170 gramos)
Frecuencia: no más de 3 veces por semana durante las tres
primeras semanas del programa; luego 4 veces por semana*

Superalimentos en que debes insistir	Toxinas que debes limitar o evitar
Cabeza de toro ◊	Pez sol
Cojonoba manchada	Lubina de mar, lago
Carpa	Lubina estriada
Bagre ◊	Anjova
Cacho	Almeja
Bacalao	Cangrejo
Corvina	Anguila
Brosmio	Platija
Corvinón ocelado	Arenque •

Superalimentos en que debes insistir	Toxinas que debes limitar o evitar
Lenguado gris	Fletán •
Mero	Langosta •
Medialuna	Caballa atlántica
Palometa pámpano	Caballa española
Pez monje	Mújol •
Babosa vivípara	Mejillón
Chopa verde	Pez emperador
Palometa ◊	Lucioperca
Bacalao del Báltico ◊	Ostra
Sábalo	Salmón real •
Esturión	Salmón rojo •
Ventosa ◊	Salmón atlántico de piscifactoría
Caracol de mar ◊	Salmón atlántico salvaje
Rodaballo ◊	Gamba
Pescado blanco ◊	Pargo rojo o colorado *Lutjanus campechanus*
Pez lobo del Atlántico ◊	Tilapia
	Blanquillo •
	Trucha arco iris, salvaje •
	Trucha marina
	Trucha asalmonada, salvaje •
	Atún rojo
	Atún listado
	Rabil
	Merlán •
	Serviola

Huevos y huevas

Tamaño de la ración: 1 huevo
Frecuencia: 5–7 veces por semana

Superalimentos en que debes insistir	Toxinas que debes limitar o evitar
Huevo de oca ◊	Hueva de carpa
Huevo de codorniz	Clara de huevo de gallina •
Hueva de pez vela	Clara de huevo de pato
	Huevo entero de gallina •
	Huevo entero de pato
	Yema de huevo de gallina •

Lácteos

Tamaño de la ración: leche: 170 gramos; queso: 55–110 gramos
Frecuencia: quesos 3–5 veces por semana; ghee al gusto

Superalimentos en que debes insistir	Toxinas que debe limitar o evitar
Ghee (mantequilla clarificada) ◊	Queso americano
Queso mozzarella	Queso azul
Queso paneer	Queso brie
Queso ricotta	Mantequilla, desnatada •
Queso Urdâ rumano	Queso camembert
Proteína de suero de leche	Caseína
	Queso cheddar
	Queso cheshire
	Queso colby
	Queso fresco •
	Queso edam
	Requesón •

Superalimentos en que debes insistir	Toxinas que debes limitar o evitar
	Queso gorgonzola
	Queso feta •
	Queso gouda
	Queso gruyer
	Queso havarti
	Queso jarlsberg
	Queso kefalotyri •
	Kéfir •
	Queso limburger
	Queso manchego
	Leche de vaca, desnatada o 2%
	Leche de vaca, entera
	Leche de cabra
	Queso monterrey jack
	Queso muenster
	Queso neufchâtel
	Queso parmesano
	Queso pecorino
	Queso Port du Salut
	Queso provolone
	Queso quark •
	Queso romano
	Queso roquefort
	Queso stilton
	Yogur •

Proteínas vegetales

Tamaño de la ración: frutos secos, semillas: 1/2 taza;
mantequillas: 2 cucharadas
Frecuencia: 3-7 veces por semana

Superalimentos en que debes insistir	Toxinas que debes limitar o evitar
Judía adzuki	Almendra ●
Judía de Lima ◊	Mantequilla de almendra ●
Judía canellini	Nuez de haya
Algarroba ◊	Judía negra ●
Castaña china	Caupí ●
Semilla de chía, pinole ◊	Nuez de Brasil ●
Judía verde ◊	Haba
Alubia ◊	Calabaza moscada
Nueces de California	Anacardo
Lenteja, todos los tipos ◊	Mantequilla de anacardo
Lenteja germinada ◊	Castaña europea ●
Litchi	Avellana ●
Raíz de loto	Semilla de lino ●
Semilla de loto	Garbanzo
Macadamia ◊	Semilla de cáñamo
Judía *Phaseolus aconitifolius*	Judía roja ●
Guisante ◊	Harina de judía de lima
Pacana	Judía de lima
Piñón	Altramuz
Judía pinta ◊	Judía mungo
Judía pinta germinada	Natto
Sapodilla o chicozapote	Judía común ●
Habichuela ◊	Mantequilla de cacahuete
Sesquidilla	Harina de cacahuete
	Cacahuete
	Pistacho
	Semilla de amapola ●

Superalimentos en que debes insistir	Toxinas que debes limitar o evitar
	Pipa de calabaza
	Semilla de cártamo
	Pasta de sésamo, tahini •
	Harina de sésamo •
	Semilla de sésamo
	Soja
	Miso de soja •
	Pasta de soja
	Soja germinada
	Tempeh de soja
	Tofu de soja
	Pipa de girasol
	Tamarindo
	Tempeh
	Nuez •
	Semillas de sandía
	Judía blanca
	Levadura nutritiva •

Grasas y aceites

Tamaño de la ración: 1 cucharada
Frecuencia: 3-9 veces por semana

Superalimentos en que debes insistir	Toxinas que debes limitar o evitar
Aceite de babassu	Aceite de almendra •
Aceite de camelina ◊	Aceite de aguacate
Aceite de chía	Aceite de semilla de borraja
Ghee (mantequilla clarificada)	Mantequilla

Superalimentos en que debes insistir	Toxinas que debes limitar o evitar
Aceite de semilla de uva	Aceite de colza
Aceite de semilla de cáñamo	Aceite de coco
Aceite de arenque	Aceite de hígado de bacalao
Aceite de macadamia ◊	Aceite de maíz
Aceite de avena	Aceite de linaza •
Aceite de oliva	Aceite de semilla de algodón
Aceite de perilla ◊	Aceite de avellana
Aceite de quinoa ◊	Manteca de cerdo
Aceite de fibra de arroz ◊	Margarina
Aceite de salmón	Aceite de palma
Aceite de karité ◊	Aceite de cacahuete
Aceite de semilla de té	Aceite de cártamo
	Aceite de sésamo •
	Aceite de soja
	Aceite de girasol
	Aceite de nuez
	Aceite de germen de trigo

Hidratos de carbono

Tamaño de la ración: 1/2 taza de cereales, arroz; 1/2 bollo; 1 rebanada de pan
Frecuencia: 2-3 veces al día

Superalimentos en que debes insistir	Toxinas que debes limitar o evitar
Harina, pasta 100% alcachofa	Cebada
Bledo	Trigo negro, trigo sarraceno •
Pan esenio, pan de Ezequiel	Harina de maíz, maíz molido, polenta •
Fonio ◊	

Superalimentos en que debes insistir	Toxinas que debes limitar o evitar
Lágrimas de Job ◊	Pan de lino •
Kuzu	Fibra de avena •
Mijo ◊	Harina de avena •
Harina de lenteja, dal, pan indio	Poi
Quinoa ◊	Centeno •
Fibra de arroz ◊	Sorgo
Harina de arroz integral ◊	Harina de soja
Harina de arroz blanco	Fibra de germen de trigo
Arroz basmati ◊	Trigo bulgur
Arroz integral ◊	Trigo duro
Arroz blanco	Trigo emmer
Arroz silvestre	Harina blanca de trigo
Tapioca, yuca	Trigo kamut •
Tef	Harina integral de trigo
Trigo 100% germinado	
Espelta	

Verduras, algas y setas
Tamaño de la ración: 1 taza
Frecuencia: al menos 4-5 raciones al día

Superalimentos en que debes insistir	Toxinas que debes limitar o evitar
Alcachofa ◊	Brotes de alfalfa
Arugula	Aloe vera
Espárrago	Aguacate •
Guisante espárrago	Col de Bruselas
Brote de bambú	Col
Remolacha de azúcar	Coliflor

Superalimentos en que debes insistir	Toxinas que debes limitar o evitar
Hojas de remolacha	Maíz, palomitas de maíz •
Col china	Berenjena
Borraja	Fenogreco •
Coliflor verde	Puerro •
Brécol	Champiñón corriente
Hojas de brécol	Champiñón ostra
Nabizas	Champiñón portobello
Zanahoria	Seta shiitake
Chicoria	Volvaria
Raíz de chicoria ◊	Oliva negra
Col rizada china ◊	Oliva verde
Hojas de berza ◊	Pimiento de padrón •
Rábano daikon ◊	Chile en polvo, jalapeño •
Diente de león ◊	Conservas en salmuera
Escarola ◊	Conservas en vinagre
Brotes de helecho	Patata blanca con piel
Ajo ◊	Quorn (carne sintética)
Jengibre ◊	Ruibarbo •
Hoja de parra ◊	Chucrut
Palmitos	Algas marinas, agar
Rábano picante ◊	Espinacas •
Alcachofa de Jerusalén ◊	Boniato •
Yute	Hojas de boniato •
Col rizada	Tomatillo •
Kanpyo ◊	Tomate •
Colirrábano ◊	Castaña de agua
Lechuga, verde, iceberg	Ñame •
Lechuga romana	
Hojas de mostaza	
Okra	
Cebolla, todos los tipos ◊	

Superalimentos en que debes insistir	Toxinas que debes limitar o evitar
Barquillo, salsifí	
Chirivía ◊	
Rábano	
Hoja de rábano ◊	
Brotes de rábano ◊	
Colinabo ◊	
Cebolleta	
Algas marinas, kelp	
Algas marinas, espirulina	
Algas marinas, wakame	
Chalota	
Col fétida	
Acelga ◊	
Taro tahitiano	
Nabo	
Grelos ◊	
Berro	

Frutas

Tamaño de la ración: 1 taza de fruta o 1 fruta de tamaño mediano
Frecuencia: al menos 3 raciones al día

Superalimentos en que debes insistir	Toxinas que debes limitar o evitar
Açaí ◊	Albaricoque •
Manzana	Pera asiática
Fruto del árbol del pan ◊	Banana •
Canistel	Melón amargo

Superalimentos en que debes insistir	Toxinas que debes limitar o evitar
Ciruela de natal	Zarzamora
Chirimoya	Arándano azul •
Mora de los pantanos	Melón cantalupo
Arándano ◊	Melón casaba
Uva de Corinto ◊	Carne de coco
Baya de saúco ◊	Cereza •
Feijoa	Dátil
Goji, mora de la vista	Durian •
Grosella ◊	Higo •
Pomelo	Uva •
Alquejenje	Melón Honeydew
Guayaba ◊	Kiwi
Ciruela de Java	Níspero del Japón
Jujube	Mango •
Kumquat o naranja enana	Melón •
Limón	Nectarina •
Lima	Naranja •
Arándano rojo ◊	Papaya •
Mora de Logan	Melocotón
Mamey	Pera •
Mora negra	Plátano
Fruta de la pasión	Ciruela
Pawpaw ◊	Ciruela pasa
Caqui	Uva pasa
Piña	Fresa
Melón persa ◊	Mandarina •
Higo chumbo	
Granada	
Pomelo ◊	
Membrillo ◊	
Frambuesa ◊	

Superalimentos en que debes insistir	Toxinas que debes limitar o evitar
Serbal de los cazadores ◊	
Zapotes	
Melón español	
Estrella o carambolo	
Sandía	

Especias

Tamaño de la ración: 1 cucharadita de té
Frecuencia: al menos 1-2 raciones al día

Superalimentos en que debes insistir	Toxinas que debes limitar o evitar
Cilantro fresco ◊	Acacia (goma arábica)
Curry	Pimienta de Jamaica
Hinojo	Anís
Ajo ◊	Alcaparra
Tomillo ◊	Alcaravea
Cúrcuma	Chocolate •
	Canela
	Guaraná
	Macís
	Pimienta negra
	Sen
	Vainilla

Bebidas

Tamaño de la ración: 170-225 gramos
Frecuencia: 2-4 raciones diarias

Superalimentos en que debes insistir	Toxinas que debes limitar o evitar
Zumo de manzana ◊	Cerveza
Zumo de arándano	Café
Zumo de goji	Café descafeinado •
Zumo de limón y agua	Bebidas de cola
Zumo de granada	Refrescos de dieta
Infusión de jengibre	Zumo de zarzamora
Té verde, kukicha	Zumo de uva •
Infusión de regaliz ◊	Zumo de naranja •
Infusión de menta	Zumo de pera
Infusión de rosa silvestre ◊	Zumo de ciruela
Té de verbena ◊	Zumo de mandarina •
	Zumo de tomate
	Licor
	Leche de coco
	Leche de arroz
	Leche de soja
	Té negro
	Té negro descafeinado •
	Vino tinto •
	Vino blanco •

Condimentos y aditivos

Tamaño de la ración: 1 cucharadita de té
Frecuencia: consumir cuando sea necesario

Superalimentos en que debes insistir	Toxinas que debes limitar o evitar
Jarabe de agave	Acetaminofeno
Epazote	Aspartamo
Pectina de fruta	Malta de cebada •
Miel	Cafeína
Konjac	Diglutamato de calcio
Goma de algarroba	AEDT de calcio
Jarabe de arce	Carragenano
Melaza ◊	Clonazepam
Melaza final ◊	Ribonucleótido disódico
Albahaca morada	Colorantes alimenticios
Jarabe de arroz	Fructosa
Hibisco	Gelatina común
Sal marina	Ácido glutámico
Glicerina vegetal	Goma de guar
	Jarabe de maíz alto en fructosa
	Ketchup
	Mayonesa
	Mayonesa de tofu
	Glutamato monoamónico
	Glutamato monopotásico
	Glutamato monosódico
	Mostaza con vinagre •
	Mostaza en polvo •
	Condimento para encurtidos
	Polisorbato
	Bisulfito de potasio
	Metabisulfito de potasio
	Sulfito de sodio

Superalimentos en que debes insistir	Toxinas que debes limitar o evitar
	Salsa de soja, tamari
	Cola de borrego •
	Azúcar, moreno y blanco
	Sulfasalazina
	Dióxido de azufre
	Vinagre de ciruela umeboshi •
	Vinagre de vino tinto •
	Vinagre blanco
	Salsa Worcestershire
	Extracto de levadura, Marmite •
	Levadura nutritiva •

Guía de suplementos para el GenoTipo Explorador

Estos suplementos pueden ayudar a mejorar tus resultados con la Dieta del Explorador. En su mayoría puedes encontrarlos fácilmente en tiendas de alimentación natural, pero hay algunos menos conocidos que te darán más trabajo. Ten en cuenta que estos suplementos se recomiendan sólo como parte del programa de Dieta del GenoTipo Explorador. Para saber si otros suplementos que puedas estar tomando encajan con el GenoTipo Explorador, o para obtener más información sobre la base científica de este protocolo de suplementos, visita el sitio web oficial de la Dieta del GenoTipo en *www.genotypediet.com*. Consulta siempre a tu médico sobre cualquier suplemento nutritivo antes de embarcarte en un programa de suplementos.

Suplementos que ayudan a los Exploradores a activar los «genes desintoxicadores»:
- Cardo de leche (silimarin). Dosis diaria típica: 200-500 mg
- N-acetil glucosamina (NAG). Dosis diaria típica: 200-500 mg

- Extracto de hoja de alcachofa (ácido clorogénico 10-20%). Dosis diaria típica: 100-250 mg

Suplementos que atenúan los «genes de sensibilidad química» del Explorador y le ayudan a regular el metabolismo:
- Calcio-d-glucarato. Dosis diaria típica: 200-500 mg
- Esteroles vegetales (esterolinas). Dosis diaria típica: 25-100 mg
- Glutationa reducida. Dosis diaria típica: 100-500 mg

Suplementos que refuerzan la sangre, la médula espinal y el hígado del Explorador:
- Extracto de regaliz. Dosis diaria típica: 100-200- mg*
- Extracto de curcumina. Dosis diaria típica: 200-500 mg
- Raíz de *drynaria*. Dosis diaria típica: 100-500 mg
- Arabinogalactana en polvo. Dosis diaria típica: 100-300 mg.

Estilo de vida para el GenoTipo Explorador

Planificación de comidas

El Explorador dispone de una amplia variedad de combinaciones de alimentos y formas de cocinar para planificarse las comidas de manera imaginativa. Hemos reunido diversos planes de comidas (incluidos planes para familias con miembros de diferentes GenoTipos) y cientos de sabrosas recetas para cada GenoTipo, que puedes encontrar en *www.genotypediet.com*.

---

* Si tienes la presión sanguínea alta o retienes agua, deberías tomar preparados de regaliz sólo con receta médica. Sin embargo, si quieres puedes tomar regaliz DGL (desglicerinada) que encontrarás en tiendas de alimentación natural y farmacias.

Guía de ejercicio

Habría que subrayar que la condición imprescindible de todo ejercicio para los Exploradores es sudar. ¡Si eres Explorador y no sudas cuando haces ejercicio, es que no haces suficiente ejercicio! Para mantenerte sano y en forma, reducir la tensión y aumentar la energía, necesitarás unos 40 minutos de ejercicio 4-5 veces por semana. Asegúrate de calentar al menos 5-10 minutos con estiramientos suaves antes de iniciar cualquier actividad aeróbica.

Menos exigente
- Senderismo
- Pilates u otras formas de fortalecimiento general
- Caminatas vigorosas
- Deportes de competición moderados (tenis, frontón, voleibol)
- Pesas ligeras para fortalecer la mitad inferior y la mitad superior del cuerpo

Más exigente
- Aeróbic
- Deportes de competición intensos (artes marciales, baloncesto, fútbol)
- Danza
- Gimnasia
- Entrenamiento moderado de resistencia
- Correr

Date una «desintoxicación nocturna» cada mes:
A los Exploradores les conviene hacerse regularmente una limpieza suave para desintoxicarse. Una sencilla puesta a punto mensual para el hígado y la vesícula biliar podemos practicarla mediante la antigua y reconocida técnica de la compresa de aceite de ricino, seguida por una buena sudada.

Cómo hacerlo

- El día antes de la desintoxicación nocturna, intenta beberte un vaso de 225 cl de zumo de manzana orgánico cada 3 horas, un máximo de 5 veces.

- A partir del mediodía, come únicamente alimentos ligeros, como ensaladas, zumos y frutas.

- Una hora antes de acostarte, tómate 2 cucharadas de aceite de oliva, seguidas de dos cucharadas de zumo de limón o lima.*

- Ahora prepara la compresa de aceite de ricino. Empapa una toalla pequeña en aceite de ricino, colócala sobre la zona del hígado (la parte derecha de tu abdomen, bajo la última costilla) y pon encima una fuente de calor, como una botella de agua caliente. Puedes hacer que la compresa de aceite de ricino actúe toda la noche utilizando una manta eléctrica o similar a la mínima potencia.

- A la mañana siguiente, tal vez te sorprenda encontrar piedras blandas y verdes en tus defecaciones. Mucha gente cree que son cálculos biliares, pero no lo son. Son un medio del que se sirve el hígado para eliminar toxinas liposolubles.

- Si puedes permitirte una sauna de 20 minutos, adelante.

* Si tienes cálculos biliares o sufres problemas de intestino irritable, puedes saltarte este paso.

CAPÍTULO DIECINUEVE

La Dieta del Guerrero

¡Bienvenido, Guerrero! Este capítulo contiene toda la información que necesitas para iniciar la dieta de tu GenoTipo. Y con sólo un clic del ratón puedes acceder a consejos de amigo para la dieta, nuevos estudios y ayuda con las recetas y planificación de las comidas, en el sitio web oficial de las Dietas del GenoTipo (*www.genotypediet.com*).

La Dieta del Guerrero se divide por categorías de alimentos. Cada categoría (carnes rojas, carnes blancas, etc.) contiene dos listas. La lista de la izquierda contiene los *superalimentos* del Guerrero, alimentos que actúan como medicinas en el cuerpo del Guerrero, equilibrando la tensión, regenerando los genes, y reparando el tracto digestivo. Los superalimentos que ayudan al Guerrero a mantener el peso ideal, aumentar la masa muscular y reducir la grasa corporal se identifican con un rombo (◊). Para obtener el máximo beneficio de la Dieta del Guerrero, deberías consumirlos rutinariamente.

La lista de la derecha contiene lo que son *toxinas* para el Guerrero, alimentos que es aconsejable que eviten los del GenoTipo

Guerrero. Algunos alimentos de la lista de toxinas del Guerrero debes evitarlos durante un breve período de tiempo para poder empezar a recuperar el equilibrio. Tras 3-6 meses, puedes reintroducir estos alimentos en tu dieta en cantidades modestas. Los he identificado con un punto negro (•). Por supuesto, si estás combatiendo una enfermedad o notas que tu peso vuelve a aumentar poco a poco, tal vez sea preferible hacer más estricto el cumplimiento de la dieta volviendo a evitar estos alimentos durante un tiempo.

Si un alimento no aparece en la lista es que es básicamente neutral, lo que significa que sus nutrientes te beneficiarán, aunque no te ayudarán específicamente a recuperar el equilibrio de tus genes ni la salud de tus células. Puedes comerlo libremente, pero sin descuidar los alimentos que yo recomiendo. Tienes a tu disposición en Internet una lista completa de todos los alimentos que he comprobado (*www.genotypediet.com*).

Carnes rojas
Tamaño de la ración: aprox. el tamaño de tu mano
(110-170 gramos)
Frecuencia: 0-1 veces por semana

Superalimentos en que debes insistir	Toxinas que debes limitar o evitar
No se recomienda ninguna carne roja	Caldos y sopas de túetano de vaca
	Corazón de vaca
	Hígado de vaca
	Jabalí
	Búfalo, bisonte
	Cabra
	Jamón
	Cordero
	Carnero

Superalimentos en que debes insistir	Toxinas que debes limitar o evitar
	Cerdo
	Cerdo, beicon
	Mollejas
	Venado

Carnes blancas

Tamaño de la ración: aprox. el tamaño de tu mano (110-170 gramos)
Frecuencia: 0-2 veces por semana

Superalimentos en que debes insistir	Toxinas que debes limitar o evitar
No se recomienda ninguna carne blanca	Pollo
	Hígado de pollo
	Gallina de Cornualles
	Pato
	Hígado de pato
	Oca
	Hígado de oca
	Urogallo
	Gallina de Guinea
	Perdiz
	Faisán
	Codorniz
	Pichón

Pescado y marisco

Tamaño de la ración: aprox. el tamaño de tu mano
(110-170 gramos)
Frecuencia: 3-4 veces por semana

Superalimentos en que debes insistir	Toxinas que debes limitar o evitar
Anchoa ◊	Barracuda
Cabeza de toro	Lubina mar, lago
Bacalao ◊	Lubina estriada
Mero ◊	Anjova
Eglefino	Bagre
Merluza	Cacho
Medialuna	Almeja
Fletán	Cangrejo
Palometa pámpano	Anguila
Llampuga ◊	Platija
Pez monje	Arenque
Mújol	Langosta
Mejillón	Caballa atlántica
Babosa vivípara	Caballa española
Pulpo	Pez emperador
Chopa verde	Ostra
Perca	Palometa
Lucio negro ◊	Salmón atlántico de piscifactoría
Lucioperca	Salmón atlántico salvaje
Sardina del Pacífico	Sardina •
Pargo	Tiburón
Pargo rojo o colorado ◊	Gamba
Salmón de Alaska ◊	Raya
Salmón rojo ◊	Eperlano arco iris •
Bacalao del Báltico ◊	Lenguado
Sargo de América del Norte	Calamar, chipirón
Sábalo	Pez espada

Superalimentos en que debes insistir	Toxinas que debes limitar o evitar
Sargo chopa	Trucha de piscifactoría
Caracol de mar ◊	Trucha marina
Esturión	Corvinata real *Cynoscion regalis*
Ventosa	
Tilapia	
Blanquillo ◊	
Trucha arco iris, salvaje	
Trucha asalmonada, salvaje	
Atún listado	
Rabil	
Rodaballo	
Pescado blanco	
Merlán ◊	
Pez lobo del Atlántico	
Serviola ◊	

Huevos y huevas
Tamaño de la ración: 1 huevo
Frecuencia: 5-7 porciones por semana

Superalimentos en que debes insistir	Toxinas que debes limitar o evitar
Clara de huevo de gallina ◊	Hueva de carpa
Huevo entero de gallina	Caviar
	Huevo entero de pato
	Huevo de oca
	Huevo de codorniz
	Hueva de pez vela

Lácteos

Tamaño de la ración: leche: 170 gramos; queso: 55-110 gramos;
ghee, mantequilla: 1 cucharadita
Frecuencia: quesos: 4 veces por semana

Superalimentos en que debes insistir	Toxinas que debes limitar o evitar
Queso fresco	Queso americano
Requesón	Queso azul
Kéfir	Queso brie
Queso paneer	Queso camembert
Queso quark	Caseína
Yogur proteína de suero de leche	Queso cheddar
	Queso cheshire
	Queso colby
	Queso cremoso
	Queso edam
	Queso emmental «suizo»
	Queso feta •
	Queso gorgonzola
	Queso gouda
	Queso gruyer
	Queso havarti
	Queso jarlsberg
	Queso kefalotyri
	Queso limburger
	Queso manchego
	Leche de vaca, desnatada o 2%
	Leche de vaca, entera
	Leche de cabra
	Leche de búfala
	Queso monterrey jack
	Queso mozzarella
	Queso muenster

Superalimentos en que debes insistir	Toxinas que debes limitar o evitar
	Queso neufchâtel
	Queso parmesano
	Queso pecorino
	Queso Port du Salut
	Queso provolone
	Queso ricotta •
	Queso Urdâ rumano •
	Queso romano
	Queso roquefort
	Crema agria
	Queso stilton
	Palitos de queso

Proteínas vegetales

Tamaño de la ración: frutos secos, semillas: 1/2 taza;
mantequillas: 2 cucharadas
Frecuencia: al menos dos veces al día

Superalimentos en que debes insistir	Toxinas que debes limitar o evitar
Judía adzuki ◊	Nuez de Brasil
Almendra ◊	Anacardo •
Mantequilla de almendra ◊	Mantequilla de anacardo •
Nuez de haya	Avellana •
Haba ◊	Garbanzo
Calabaza moscada	Judía roja •
Judía canellini	Harina de judía de lima
Semilla de lino ◊	Judía de lima
Judía verde ◊	Macadamia •

Superalimentos en que debes insistir	Toxinas que debes limitar o evitar
Alubia	Pistacho
Semilla de cáñamo ◊	Semilla de cártamo
Lenteja, todos los tipos	Pasta de sésamo, tahini •
Lenteja germinada	Harina de sésamo •
Semilla de loto	Semilla de sésamo •
Altramuz	Pipa de girasol
Natto ◊	Tamarindo
Judía común	
Mantequilla de cacahuete ◊	
Harina de cacahuete ◊	
Cacahuete ◊	
Guisante ◊	
Pacana ◊	
Piñón ◊	
Judía pinta	
Judía pinta germinada	
Semilla de amapola	
Pipa de calabaza	
Soja	
Edamame de soja ◊	
Miso de soja ◊	
Soja germinada ◊	
Tempeh de soja ◊	
Tofu de soja	
Nuez ◊	
Semillas de sandía	
Judía blanca ◊	

Grasas y aceites

Tamaño de la ración: 1 cucharada
Frecuencia: 3-6 veces por semana

Superalimentos en que debes insistir	Toxinas que debes limitar o evitar
Aceite de almendra ◊	Aceite de aguacate
Aceite de hueso de albaricoque	Aceite de babassu
Aceite de semilla de corinto negro	Mantequilla
Aceite de semilla de borraja	Aceite de coco
Aceite de camelina ◊	Aceite de maíz
Aceite de chía	Aceite de semilla de algodón
Aceite de hígado de bacalao	Aceite de semilla de uva
Aceite de onagra ◊	Aceite de avellana
Aceite de linaza ◊	Aceite de arenque
Ghee (mantequilla clarificada)	Manteca de cerdo
Aceite de semilla de cáñamo ◊	Aceite de macadamia •
Aceite de oliva	Margarina
Aceite de perilla ◊	Aceite de avena •
Aceite de pipa de calabaza	Aceite de palma
Aceite de quinoa ◊	Aceite de cacahuete •
Aceite de salmón	Aceite de fibra de arroz •
Aceite de nuez ◊	Aceite de cártamo
Aceite de germen de trigo ◊	Aceite de sésamo •
	Aceite de karité
	Aceite de soja •
	Aceite de girasol
	Aceite de semilla de té

Hidratos de carbono

Tamaño de la ración: 1/2 taza de cereales, arroz; 1/2 bollo;
1 rebanada de pan
Frecuencia: 2-3 veces al día

Superalimentos en que debes insistir	Toxinas que debes limitar o evitar
Bledo	Harina, pasta 100% alcachofa •
Cebada ◊	Pan germinado 100% •
Pan de lino ◊	Trigo negro, trigo sarraceno •
Kuzu ◊	Harina de maíz, maíz molido, polenta
Harina de lenteja, dal, pan indio	Pan esenio, pan de Ezequiel •
Fibra de avena	Fonio
Harina de avena	Lágrimas de Job
Poi	Mijo
Pan indio	Fibra de arroz •
Quinoa	Harina blanca de arroz
Arroz basmati	Arroz blanco
Arroz integral ◊	Arroz silvestre
Harina de arroz integral ◊	Sorgo
Centeno ◊	Tapioca, yuca
Harina de centeno ◊	Tef •
Harina de soja	Trigo duro, sémola
Fibra de trigo	Harina blanca de trigo
Trigo emmer ◊	
Trigo kamut	
Espelta	
Trigo germinado	
Trigo integral	

Verduras, algas y setas
Tamaño de la ración: 1 taza
Frecuencia: al menos 4-5 raciones al día

Superalimentos en que debes insistir	Toxinas que debes limitar o evitar
Brotes de alfalfa	Aloe vera
Alcachofa ◊	Espárrago
Guisante espárrago	Aguacate •
Hojas de remolacha ◊	Brécol •
Col china	Col •
Borraja	Chayote
Coliflor verde ◊	Maíz, palomitas de maíz
Hojas de brécol	Berenjena •
Brécol chino	Fenogreco
Col de Bruselas ◊	Alcachofa de Jerusalén
Coliflor ◊	Seta shiitake
Apio	Champiñón blanco
Lechuga espárrago	Oliva negra
Chicoria	Barquillo, salsifí
Col rizada china ◊	Chirivía •
Hojas de berza	Pimiento de padrón •
Pepino	Chile en polvo, jalapeño
Diente de león	Conservas en salmuera
Endivia ◊	Conservas en vinagre
Escarola ◊	Patata blanca con piel
Brotes de helecho	Rábano •
Jengibre	Brotes de rábano •
Hoja de parra ◊	Ruibarbo
Yute	Chucrut
Col rizada ◊	Algas marinas, agar
Kanpyo	Calabacín •
Puerro	Boniato
Lechuga, verde, iceberg	Tomatillo •

Superalimentos en que debes insistir	Toxinas que debes limitar o evitar
Lechuga romana	Tomate •
Seta maitake	Ñame
Hojas de mostaza	
Okra ◊	
Oliva verde ◊	
Cebolla, todos los tipos ◊	
Calabaza	
Verdolaga ◊	
Quorn (carne sintética)	
Colinabo ◊	
Cebolleta	
Algas marinas, espirulina	
Espinacas	
Col fétida	
Hojas de boniato	
Acelga	
Grelos	
Berro	

Frutas
*Tamaño de la ración: 1 taza de fruta o 1 fruta
de tamaño mediano
Frecuencia: al menos 3 raciones al día*

Superalimentos en que debes insistir	Toxinas que debes limitar o evitar
Manzana	Banana
Albaricoque ◊	Melón amargo
Zarzamora	Arándano azul •

Superalimentos en que debes insistir	Toxinas que debes limitar o evitar
Fruto del árbol del pan	Canistel
Melón cantalupo	Cereza •
Arándano ◊	Carne de coco
Uva de Corinto	Dátil •
Durian ◊	Parrilla
Baya de saúco ◊	Guayaba
Higo	Melón Honeydew
Goji, mora de la vista	Frambuesa norteamericana
Grosella	Kiwi •
Uva ◊	Mora de Logan
Pomelo ◊	Níspero del Japón
Kumquat o naranja enana	Mango
Limón	Melón •
Lima ◊	Nectarina •
Arándano rojo ◊	Naranja
Noni	Pera •
Chirimoya	Melón persa
Melocotón ◊	Caqui
Ciruela	Piña •
Pomelo	Plátano
Fresa	Granada
Tamarillo	Higo chumbo
	Ciruela pasa •
	Membrillo
	Uva pasa •
	Palmera sagú
	Melón español •
	Carambolo •
	Mandarina

Especias

Tamaño de la ración: 1 cucharadita de té
Frecuencia: al menos 1-2 veces al día

Superalimentos en que debes insistir	Toxinas que debes limitar o evitar
Hoja de laurel	Pimienta de Jamaica
Chocolate ◊	Anís •
Cilantro fresco	Alcaparra
Canela ◊	Chile en polvo
Curry	Clavo
Ajo ◊	Guaraná
Orégano ◊	Macís •
Perejil ◊	Nuez moscada •
Romero	Pimentón dulce
Cúrcuma	Pimienta negra
	Pimienta roja
	Salvia •
	Gaulteria

Bebidas

Tamaño de la ración: 170-225 gramos
Frecuencia: 2-4 raciones diarias

Superalimentos en que debes insistir	Toxinas que debes limitar o evitar
Zumo de zarzamora ◊	Cerveza
Zumo de apio	Zumo de arándano azul
Café	Zumo de col
Zumo de arándano ◊	Zumo de cereza •
Zumo de baya de saúco ◊	Bebidas de cola

Superalimentos en que debes insistir	Toxinas que debes limitar o evitar
Zumo de goji	Refrescos de dieta
Zumo de uva ◊	Licor
Zumo de pomelo	Leche de coco
Limón y agua	Zumo de naranja
Leche de almendra	Zumo de pera •
Leche de arroz	Zumo de granada
Zumo de piña	Agua mineral con gas
Té negro ◊	Zumo de mandarina
Infusión de jengibre	Zumo de tomate •
Té verde, kukicha, bancha ◊	Zumo de sandía
Infusión de hierba mate ◊	Vino blanco
Vino tinto	

Condimentos y aditivos

Tamaño de la ración: entre 1 cucharadita y 1 cucharada
Frecuencia: consumir cuando sea necesario

Superalimentos en que debes insistir	Toxinas que debes limitar o evitar
Malta de cebada ◊	Acacia (goma arábiga)
Pectina de fruta	Aspartamo
Jarabe de arce	BHA, BHT
Almáciga	AEDT de calcio
Mayonesa de tofu	Carragenano
Mostaza en polvo ◊	Gelatina común
Sal marina	Goma de guar
Salsa de soja, tamari	Jarabe de maíz alto en fructosa
Glicerina vegetal	Miel •
Levadura nutritiva	Ketchup
	Mayonesa

Superalimentos en que debes insistir	Toxinas que debes limitar o evitar
	Melaza •
	Melaza final •
	Mono y diglicéridos
	Mostaza con vinagre y trigo
	Condimento para encurtidos
	Nitrito de sodio
	Sulfito de sodio
	Vinagre, todos los tipos
	Salsa Worcestershire

Guía de suplementos para el GenoTipo Guerrero

Estos suplementos pueden ayudar a mejorar tus resultados con la Dieta del Guerrero. En su mayoría puedes encontrarlos fácilmente en tiendas de alimentación natural, pero hay algunos menos conocidos que te darán más trabajo. Ten en cuenta que estos suplementos se recomiendan sólo como parte del programa de Dieta del GenoTipo Guerrero. Para saber si otros suplementos que puedas estar tomando encajan con el GenoTipo Guerrero, o para obtener más información sobre la base científica de este protocolo de suplementos, visita el sitio web oficial de la Dieta del GenoTipo en *www.genotypediet.com*. Consulta siempre a tu médico sobre cualquier suplemento nutritivo antes de embarcarte en un programa de suplementos.

Suplementos que atenúan el rápido envejecimiento del Guerrero por culpa de los «cromosomas derrochadores»:
- Resveratrol. Dosis diaria típica: 250-500 mg
- Suplementos de germinados. Dosis diaria típica: 200-500 mg
- Dan Shen (*Salvia miltiorrhiza*). Dosis diaria típica: 50-250 mg

Suplementos que calman el sistema cardiovascular del Guerrero, reduciendo la inflamación y protegiendo el corazón y las arterias:

- Gynostemma. Dosis diaria típica: 100-400 mg
- Selenio. Dosis diaria típica: 50-100 mcg
- Matricaria (partenolida). Dosis diaria típica: 100-400 mg

Suplementos que ayudan a atenuar la tendencia genética ahorrativa del Guerrero y ayudan a regular el metabolismo y el centro de control del apetito:

- Ácido lipoico. Dosis diaria típica: 50-100 mg
- Vitamina B_6 (fosfato de piridoxal). Dosis diaria típica: 50-100 mg
- Punarnava (*Boerhaavia diffusa*). Dosis diaria típica: 50-250 mg

Estilo de vida para el GenoTipo Guerrero

Planificación de comidas

El Guerrero dispone de una amplia variedad de combinaciones de alimentos y formas de cocinar para planificarse las cominas de manera imaginativa. Hemos reunido diversos planes de comidas (incluidos planes para familias con miembros de diferentes GenoTipos) y cientos de sabrosas recetas para cada GenoTipo, que puedes consultar en *www.genotypediet.com*.

Guía de ejercicio

El protocolo de ejercicio para el Guerrero tiene como objetivo aumentar el desarrollo muscular, desarrollar y reforzar el sistema cardiovascular, y contrarrestar la tendencia del Guerrero a envejecer rápidamente. A los del GenoTipo Guerrero les convienen sobre todo los ejercicios de estiramientos que tengan también un componente de resistencia. Intenta hacer unos 30-40 minutos de ejercicio al menos cuatro días a la semana. Asegúrate de realizar estiramientos de calentamiento durante 5 minutos antes de empezar y de terminar con 5 minutos de estiramientos de relajación. Según cuál sea tu estado físico actual, elige entre los ejercicios de estas dos listas:

Menos exigente
- Golf: nueve agujeros sin carrito
- Hatha yoga activo
- Taichi, *Chi cong*
- Natación

Más exigente
- Caminatas vigorosas: en terreno llano, al menos tres kilómetros
- Senderismo: paso moderado, en terreno accidentado
- Entrenamiento de resistencia: circuito ligero de resistencia, o cargar pesas ligeras (1-2,5 kg) en las caminatas
- Pilates
- Tenis

Medítalo bien

Se ha demostrado que la meditación tiene un efecto beneficioso sobre el cortisol, una de las principales hormonas del estrés del Guerrero. El exceso de cortisol es un importante enemigo metabólico del Guerrero, pues aumenta la grasa abdominal e interfiere en el funcionamiento adecuado de la memoria. Mucha gente asocia la meditación con prácticas religiosas concretas, pero en realidad sólo es un estado de atención concentrada. Para meditar, basta centrar la atención en algún objeto o pensamiento.

Cómo hacerlo

Hay a la venta libros excelentes sobre técnicas de meditación, pero aquí tienes un rápido anticipo:
- Busca un lugar tranquilo.
- Ponte ropa holgada, cómoda.

- Mucha gente considera que sentarse con las piernas cruzadas comporta una relajación natural. Tal vez prefieras sentarte en un cojín o una toalla. También puedes utilizar una silla, pero procura sentarte sólo en la mitad delantera de la silla. Hay personas que prefieren meditar con una manta o chal sobre los hombros para evitar un resfriado.
- Deberías relajar los hombros, y puedes dejar descansar las manos en el regazo.
- Mantén los ojos «entreabiertos» pero sin mirar nada en concreto.
- No trates de cambiar tu manera de respirar, deja simplemente que tu atención se fije en el movimiento de la respiración. El objetivo es apagar gradualmente la «cháchara» de la mente.
- Relaja todos los músculos del cuerpo. No tengas prisa, ya que se tarda un rato en lograr la relajación total; relájate poco a poco, empezando por los dedos de los pies y terminando por la cabeza.
- Visualiza algún lugar que te relaje. Puede ser real o imaginario.

La meditación es una habilidad adquirida, y los Guerreros saldrán muy beneficiados de una sesión diaria de meditación. Empieza con 5 minutos cada día y aumenta gradualmente hasta los 20 o 30 minutos. Si eres como muchos otros Guerreros, te vestirás con la meditación diaria como si fuera una especie de armadura, y pronto te negarás a salir de casa sin haber hecho tu sesión diaria.

CAPÍTULO VEINTE

La Dieta del Nómada

¡Bienvenido, Nómada! Este capítulo contiene toda la información que necesitas para iniciar la dieta de tu GenoTipo. Y con sólo un clic del ratón puedes acceder a consejos de amigo para la dieta, nuevos estudios y ayuda con las recetas y planificación de las comidas, en el sitio web oficial de las Dietas del GenoTipo (*www.genotypediet.com*).

La Dieta del Nómada se divide por categorías de alimentos. Cada categoría (carnes rojas, carnes blancas, etc.) contiene dos listas. La lista de la izquierda contiene los *superalimentos* del Nómada, alimentos que actúan como medicinas en el cuerpo del Nómada, equilibrando la tensión, regenerando los genes, y reparando el tracto digestivo. Los superalimentos que ayudan al Nómada a mantener el peso ideal, aumentar la masa muscular y reducir la grasa corporal se identifican con un rombo (◊). **Para obtener el máximo beneficio de la Dieta del Nómada, deberías consumirlos rutinariamente.**

La lista de la derecha contiene lo que son *toxinas* para el Nómada, alimentos que es aconsejable que eviten los del GenoTipo

Nómada. Algunos alimentos de la lista de toxinas del Nómada debes evitarlos durante un breve período de tiempo para poder empezar a recuperar el equilibrio. Tras 3-6 meses, puedes reintroducir estos alimentos en tu dieta en cantidades modestas. Los he identificado con un punto negro (•). Por supuesto, si estás combatiendo una enfermedad o notas que tu peso vuelve a aumentar poco a poco, tal vez sea preferible hacer más estricto el cumplimiento de la dieta volviendo a evitar estos alimentos durante un tiempo.

Si un alimento no aparece en la lista es que es básicamente neutral, lo que significa que sus nutrientes te beneficiarán, aunque no te ayudarán específicamente a recuperar el equilibrio de tus genes o la salud de tus células. Puedes comerlo libremente, pero sin descuidar los alimentos que yo recomiendo. Tienes a tu disposición en Internet una lista completa de todos los alimentos que he comprobado (*www.genotypediet.com*).

Carnes rojas

Tamaño de la ración: aprox. el tamaño de tu mano
(110-170 gramos)
Frecuencia: 2-3 veces por semana; hígado sólo 1 vez

Superalimentos en que debes insistir	Toxinas que debes limitar o evitar
Hígado de vaca ◊	Oso
Hígado de ternera ◊	Corazón de vaca
Caribú	Jabalí
Cabra	Jamón
Canguro	Caballo
Cordero	Cerdo
Alce	Cerdo, beicon
Carnero ◊	Mollejas
Conejo	

Carnes blancas

Tamaño de la ración: aprox. el tamaño de tu mano
(110-170 gramos)
Frecuencia: 2-4 veces a la semana; hígado sólo 1 vez

Superalimentos en que debes insistir	Toxinas que debes limitar o evitar
Emú ◊	Pollo •
Hígado de oca	Hígado de pollo
Avestruz ◊	Gallina de Cornualles •
Faisán	Pato
Pavo ◊	Hígado de pato
	Oca •
	Urogallo
	Gallina de Guinea
	Perdiz
	Codorniz
	Pichón

Pescado y marisco

Tamaño de la ración: aprox. el tamaño de tu mano
(110-170 gramos)
Frecuencia: 4-5 veces por semana

Superalimentos en que debes insistir	Toxinas que debes limitar o evitar
Cabeza de toro	Anchoa •
Bagre	Barracuda
Cacho ◊	Pez sol
Bacalao ◊	Lubina, mar, lago
Corvina	Lubina estriada
Brosmio	Cojonoba manchada

Superalimentos en que debes insistir	Toxinas que debes limitar o evitar
Corvinón ocelado	Almeja
Mero ◊	Caracol de mar
Merluza ◊	Cangrejo
Medialuna	Anguila
Fletán ◊	Rana
Palometa pámpano	Lenguado gris ●
Arenque ◊	Medusa
Caballa atlántica ◊	Langosta
Caballa española ◊	Mejillón
Llampuga	Pulpo
Pez monje	Ostra
Mújol ◊	Abadejo atlántico
Lucio	Salmón de piscifactoría
Babosa vivípara	Dorada
Chopa verde ◊	Gamba
Pez emperador ◊	Raya
Pez loro	Lenguado
Perca ◊	Trucha de piscifactoría
Lucio negro	Trucha arco iris salvaje ●
Lucioperca	Trucha marina ●
Sardina del Pacífico	Trucha asalmonada salvaje ●
Palometa	Tortuga
Pargo rojo o colorado ◊	Serviola
Gallineta nórdica ◊	
Salmón de Alaska ◊	
Salmón atlántico, salvaje	
Salmón real ◊	
Salmón rojo ◊	
Sardina ◊	
Vieira	
Bacalao del Báltico ◊	

Superalimentos en que debes insistir	Toxinas que debes limitar o evitar
Sargo de América del Norte	
Sábalo	
Tiburón	
Sargo chopa	
Eperlano arco iris ◊	
Calamar, chipirón	
Esturión	
Ventosa	
Pez luna	
Pez espada	
Tilapia	
Blanquillo ◊	
Atún rojo ◊	
Atún listado	
Rabil	
Pescado blanco ◊	
Merlán ◊	

Huevos y huevas
Tamaño de la ración: 1 huevo
Frecuencia: 5-7 porciones por semana

Superalimentos en que debes insistir	Toxinas que debes limitar o evitar
Hueva de carpa ◊	Huevo entero de pato
Caviar ◊	Huevo de oca •
Clara de huevo de gallina	Huevo de codorniz
Clara de huevo de pato	Hueva de salmón
Huevo entero de gallina ◊	
Hueva de pez vela ◊	

Lácteos

Tamaño de la ración: leche: 170 gramos; queso: 55-110 gramos;
ghee, mantequilla: 1 cucharadita
Frecuencia: quesos: 4 veces por semana

Superalimentos en que debes insistir	Toxinas que debes limitar o evitar
Queso brie ◊	Queso americano
Queso camembert ◊	Queso azul
Queso cheddar ◊	Caseína
Queso colby ◊	Queso cheshire •
Queso edam ◊	Queso fresco •
Queso emmental «suizo» ◊	Queso cremoso
Queso gouda ◊	Requesón •
Queso gruyer ◊	Queso feta •
Queso havart ◊	Queso gorgonzola
Queso jarlsberg ◊	Queso kefalotyri
Kéfir	Queso limburger
Queso manchego ◊	Leche de vaca, mantequilla, desnatadas •
Queso muenster	Leche de vaca, desnatada o 2%
Queso neufchâtel	Leche de vaca, entera
Queso parmesano ◊	Leche de cabra •
Queso pecorino ◊	Queso mozzarella •
Queso provolone	Queso paneer •
Queso Urdâ rumano	Queso Port du Salut •
Queso romano	Queso quark •
Queso stilton ◊	Queso ricotta •
Yogur	Queso roquefort
	Palitos de queso
	Proteína de suero de leche

Proteínas vegetales

Tamaño de la ración: frutos secos, semillas: 1/2 taza;
mantequillas: 1 cucharada
Frecuencia: al menos 5 veces por semana

Superalimentos en que debes insistir	Toxinas que debes limitar o evitar
Almendra ◊	Judía adzuki
Mantequilla de almendra ◊	Judía negra
Nuez de haya	Caupí
Nuez de Brasil	Haba
Calabaza moscada ◊	Judía canellini •
Castaña china	Algarroba •
Castaña europea	Anacardo •
Semilla de chía, pinole	Mantequilla de anacardo •
Semilla de lino ◊	Judía roja •
Judía verde	Avellana
Semilla de cáñamo ◊	Garbanzo
Nuez de California	Alubia
Macadamia ◊	Judía roja •
Judía común ◊	Judía de lima
Guisante	Lenteja, todos los tipos •
Pacana ◊	Lenteja germinada •
Habichuela	Harina de judía de lima
Soja germinada	Semilla de loto
Tamarindo	Altramuz
Nuez ◊	Judía *Phaseolus acontifolius*
Semilla de sandía ◊	Judía mungo
Levadura nutritiva ◊	Natto
	Mantequilla de cacahuete •
	Harina de cacahuete •
	Cacahuete •
	Piñón •

Superalimentos en que debes insistir	Toxinas que debes limitar o evitar
	Pistacho
	Semilla de amapola
	Pipa de calabaza
	Semilla de cártamo
	Sapodilla o chicozapote
	Pasta de sésamo, tahini
	Harina de sésamo
	Semilla de sésamo
	Soja
	Harina de soja
	Pasta de soja
	Tempeh de soja
	Tofu de soja
	Pipa de girasol
	Tempeh
	Judía blanca •
	Sesquidilla
	Judía espárrago

Grasas y aceites
Tamaño de la ración: 1 cucharada
Frecuencia: 3-6 veces por semana

Superalimentos en que debes insistir	Toxinas que debes limitar o evitar
Aceite de almendra	Aceite de aguacate
Aceite de babassu, virgen extra	Aceite de semilla de borraja
Mantequilla	Aceite de colza
Aceite de camelina ◊	Aceite de coco, comercial

Superalimentos en que debes insistir	Toxinas que debes limitar o evitar
Aceite de coco, virgen extra ◊	Aceite de maíz
Aceite de hígado de bacalao ◊	Aceite de semilla de algodón
Aceite de onagra	Manteca de cerdo
Aceite de linaza ◊	Margarina
Ghee (mantequilla clarificada)	Aceite de palma
Aceite de avellana	Aceite de cacahuete
Aceite de semilla de cáñamo ◊	Aceite de pipa de calabaza
Aceite de arenque ◊	Aceite de cártamo
Aceite de macadamia ◊	Aceite de sésamo
Aceite de oliva ◊	Aceite de soja
Aceite de perilla ◊	Aceite de girasol
Aceite de fibra de arroz	Aceite de germen de trigo
Aceite de salmón ◊	
Aceite de nuez	

Hidratos de carbono

Tamaño de la ración: 1/2 taza de cereales, arroz; 1/2 bollo;
1 rebanada de pan
Frecuencia: 2-3 veces al día

Superalimentos en que debes insistir	Toxinas que debes limitar o evitar
Pan de lino	Bledo
Fonio	Harina, pasta de alcachofa
Panes sin gluten y sin maíz	Cebada
Lágrimas de Job	Trigo negro, trigo sarraceno
Kuzu	Harina de maíz, maíz molido, polenta
Fibra de alerce	Pan esenio, pan de Ezequiel •
Mijo	

Superalimentos en que debes insistir	Toxinas que debes limitar o evitar
Fibra de avena	Harina de lenteja, dal
Harina de avena	Almáciga
Poi	Pan indio •
Quinoa	Arroz silvestre •
Fibra de arroz	Centeno •
Harina de arroz integral	Harina de centeno •
Arroz basmati	Sorgo
Arroz integral	Tapioca, yuca
Arroz blanco	Tef
	Fibra, germen de trigo
	Trigo bulgur
	Trigo duro, sémola
	Trigo emmer •
	Trigo kamut
	Espelta de trigo •
	Harina blanca de trigo
	Trigo integral
	Trigo 100% germinado •

Verduras, algas y setas
Tamaño de la ración: 1 taza
Frecuencia: al menos 4-5 raciones al día

Superalimentos en que debes insistir	Toxinas que debes limitar o evitar
Brotes de alfalfa	Aloe vera
Espárrago ◊	Alcachofa
Guisante espárrago	Aguacate
Remolacha ◊	Chicoria •

Superalimentos en que debes insistir	Toxinas que debes limitar o evitar
Hojas de remolacha	Hojas de berza ●
Col china	Rábano daikon ●
Coliflor verde	Fenogreco
Brécol	Alcachofa de Jerusalén
Hojas de brécol	Jícama ●
Nabizas	Colirrábano ●
Col de Bruselas	Maíz, palomitas de maíz
Col ◊	Okra ●
Zanahoria ◊	Oliva negra
Coliflor	Oliva verde ●
Apio ◊	Chirivía ●
Chayote	Conservas en salmuera
Col rizada china	Conservas en vinagre
Pepino ◊	Patata blanca con piel ●
Berenjena ◊	Calabaza
Jengibre ◊	Quorn (carne sintética)
Hoja de parra	Rábano ●
Palmitos	Brotes de rábano ●
Rábano picante	Ruibarbo
Yute	Cebolleta ●
Col rizada	Tomatillo
Puerro	Tomate
Lechuga, verde, iceberg	Nabo ●
Lechuga romana	Castaña de agua
Champiñón corriente ◊	
Champiñón cremini ◊	
Seta enoki ◊	
Seta maitake ◊	
Champiñón ostra ◊	
Champiñón portobello ◊	
Seta shiitake	

Superalimentos en que debes insistir	Toxinas que debes limitar o evitar
Volvaria ◊	
Hojas de mostaza	
Cebolla, todos los tipos ◊	
Pimiento de padrón	
Chile en polvo, jalapeño	
Colinabo ◊	
Chucrut ◊	
Pepino de mar	
Algas marinas, kelp	
Algas marinas, espirulina	
Algas marinas, wakame	
Espinacas ◊	
Calabacín	
Boniato ◊	
Acelga	
Grelos	
Berro	
Ñame	

Frutas

Tamaño de la ración: 1 taza de fruta o 1 fruta de tamaño mediano
Frecuencia: al menos 3 raciones al día

Superalimentos en que debes insistir	Toxinas que debes limitar o evitar
Manzana	Banana •
Albaricoque	Melón amargo
Arándano azul ◊	Chirimoya •

Superalimentos en que debes insistir	Toxinas que debes limitar o evitar
Fruto del árbol del pan	Carne de coco •
Canistel	Uva de Corinto •
Melón cantalupo ◊	Parrilla
Cereza ◊	Guayaba
Arándano ◊	Frambuesa norteamericana •
Dátil	Kumquat o naranja enana •
Durian	Níspero del Japón
Baya de saúco	Mango
Higo	Noni •
Uva ◊	Naranja
Pomelo	Caqui
Kiwi ◊	Plátano •
Limón	Granada
Lima ◊	Higo chumbo
Arándano rojo	Membrillo
Mora de Logan	Palmera sagú
Mamey	Carambolo
Melón cantalupo ◊	Tamarillo •
Nectarina ◊	
Papaya	
Fruta de la pasión	
Melocotón ◊	
Pera ◊	
Melón persa	
Piña	
Ciruela	
Ciruela pasa	
Uva pasa	
Frambuesa ◊	
Melón español	
Fresa ◊	
Mandarina	
Sandía ◊	

Especias

Tamaño de la ración: 1 cucharadita de té
Frecuencia: al menos 1-2 raciones al día

Superalimentos en que debes insistir	Toxinas que debes limitar o evitar
Albahaca ◊	Pimienta de Jamaica •
Hoja de laurel	Anís •
Cebollino	Alcaparra •
Cilantro fresco ◊	Alcaravea •
Curry	Semilla de apio •
Ajo	Chocolate •
Citronela	Canela •
Raíz de regaliz	Guaraná
Nuez moscada	Mostaza, seca •
Orégano	Pimienta negra •
Pimentón dulce	Pimienta roja •
Perejil ◊	
Menta	
Romero	
Salvia	
Tomillo ◊	
Cúrcuma	

Bebidas

Tamaño de la ración: 170-225 gramos
Frecuencia: 2-4 raciones diarias

Superalimentos en que debes insistir	Toxinas que debes limitar o evitar
Cerveza ◊	Zumo de remolacha
Zumo de zarzamora	Café •

Superalimentos en que debes insistir	Toxinas que debes limitar o evitar
Zumo de zanahoria	Bebidas de cola
Zumo de apio ◊	Refrescos de dieta
Zumo de cereza	Té de kombucha •
Zumo de arándano	Licor
Zumo de baya de saúco	Leche de almendra •
Zumo de uva	Leche de coco
Zumo de pomelo	Leche de soja
Limón y agua	Zumo de naranja
Leche de arroz	Zumo de granada
Zumo de piña	Té negro
Infusión de jengibre	Zumo de tomate
Infusión de ginseng ◊	Vino blanco •
Té verde, kukicha, bancha ◊	
Infusión de regaliz ◊	
Infusión de verbena ◊	
Zumo de sandía ◊	
Vino tinto	

Condimentos y aditivos

Tamaño de la ración: entre 1 cucharadita y 1 cucharada
Frecuencia: consumir cuando sea necesario

Superalimentos en que debes insistir	Toxinas que debes limitar o evitar
Jarabe de agave ◊	Acacia (goma arábiga)
Epazote	Arrurruz •
Pectina de fruta	Aspartamo
Miel ◊	Malta de cebada
Jarabe de arce	Diglutamato de calcio
Melaza ◊	Carragenano

Superalimentos en que debes insistir	Toxinas que debes limitar o evitar
Melaza final ◊	Maicena
Jarabe de arroz	Ácido tartárico
Karkadé	Gelatina común
Sal marina	Goma de guar
Glicerina vegetal ◊	Jarabe de maíz alto en fructosa
Extracto de levadura, Marmite	Ketchup
Levadura nutritiva ◊	Glutamato monoamónico
	Glutamato monopotásico
	Glutamato monosódico
	Mayonesa •
	Mayonesa de tofu
	Miso
	Mostaza con vinagre •
	Vinagre para conservas
	Algas marinas, agar
	Algas marinas, musgo irlandés
	Salsa de soja, tamari
	Azúcar, moreno, blanco
	Cola de borrego
	Vinagre de umeboshi •
	Vinagre blanco
	Vinagre de vino •
	Salsa Worcestershire

Guía de suplementos para el GenoTipo Nómada

Estos suplementos pueden ayudar a mejorar tus resultados con la Dieta del Nómada. En su mayoría puedes encontrarlos fácilmente en tiendas de alimentación natural, pero hay algunos menos conocidos que te darán más trabajo. Ten en cuenta que estos suplementos se recomiendan sólo como parte del programa de Dieta del GenoTipo Nómada. Para saber si otros suplementos que puedas estar tomando encajan con el GenoTipo Nómada, o para obtener más información sobre la base científica de este protocolo de suplementos, visita el sitio web oficial de la Dieta del GenoTipo en *www.genotypediet.com*. Consulta siempre a tu médico sobre cualquier suplemento nutritivo antes de embarcarte en un programa de suplementos.

Suplementos que equilibran la producción de óxido nítrico del Nómada, mejorando con ello sus funciones cardiovasculares, neurológicas y desintoxicantes:
- l-Arginina. Dosis diaria típica: 250-500 mg
- *Cordyceps sinensis*. Dosis diaria típica: 200-500 mg
- Ginseng (especie *Panax*). Dosis diaria típica: 50-250 mg

Suplementos que mejoran el ecosistema interno del Nómada, ralentizando el envejecimiento prematuro y mejorando la función inmune:
- Arabinogalactana de alerce (especie *Larix*). Dosis diaria típica: 250-400 mg
- Vitamina B$_7$ (Biotina). Dosis diaria típica: 1-4 mg
- Vitamina B$_9$ (ácido fólico). Dosis diaria típica: 400-800 mcg
- Magnolia china *(Schizandra chinensis)*. Dosis diaria típica: 300-500 mg

Suplementos que mejoran la sensibilidad receptora de los Nómadas, mejorando así su respuesta al estrés, aumentando la sensibilidad a las propias hormonas corporales y mejorando las funciones metabólicas:
- Extracto de forskolina (especie *Coleus*). Dosis diaria típica: 150-250 mg
- l-Lisina. Dosis diaria típica: 250-500 mg
- Creatina en polvo. Dosis diaria típica: 1-3 gramos

Estilo de vida para el GenoTipo Nómada

Planificación de comidas

El Nómada dispone de una amplia variedad de combinaciones de alimentos y formas de cocinar para planificarse las comidas de manera imaginativa. Hemos reunido diversos planes de comidas (incluidos planes para familias con miembros de diferentes GenoTipos) y cientos de sabrosas recetas para cada GenoTipo, que puedes consultar en *www.genotypediet.com*.

Guía de ejercicio

El protocolo de ejercicio para el Nómada tiene como objetivo aumentar el desarrollo muscular, mejorar las funciones metabólicas y reducir el estrés. A los del GenoTipo Nómada les convienen sobre todo los ejercicios de estiramientos que tengan también un componente de resistencia. Intenta hacer unos 30-40 minutos de ejercicio al menos cinco días a la semana, combinando ejercicios más y menos exigentes, según cuál sea tu nivel de forma física actual. Asegúrate de realizar estiramientos de calentamiento durante 5 minutos antes de empezar y de terminar con 5 minutos de estiramientos de relajación. Elige entre los ejercicios siguientes:

Menos exigente
- Golf: nueve agujeros sin carrito
- Hatha yoga activo
- Taichi, *Chi cong*
- Natación
- Pilates
- Caminatas vigorosas: en terreno llano, al menos tres kilómetros
- Senderismo: paso moderado, en terreno accidentado

Más exigente

- Entrenamiento de resistencia: circuito ligero de resistencia, o cargar pesas ligeras (1-2,5 kg) en las caminatas
- Deportes de competición intensos (artes marciales, baloncesto, fútbol)
- *Footing*
- Tenis

Date una buena friega

La piel tiene más tejido de los sistemas inmune y nervioso que ningún otro órgano del cuerpo. Una buena friega en seco tiene un maravilloso efecto equilibrante en los Nómadas. Lleva la sangre hacia la piel, tonifica el sistema nervioso y ayuda a mejorar las defensas antivirales. ¡Intenta realizar este ejercicio dos veces por semana durante un mes y pronto y verás cómo engancha!

Cómo hacerlo

- Para darte una friega en seco, utiliza un cepillo de fibra natural suave con mango largo para poder llegar a todas las zonas de tu cuerpo. También puedes utilizar un estropajo natural desecado o una toalla áspera.
- Ponte en pie bajo la ducha con el grifo cerrado.
- Partiendo de los pies, empieza a restregarte la piel en pequeños círculos en dirección al corazón. Aplica una presión muy suave a aquellas zonas donde la piel es delgada y una presión más fuerte en lugares como las plantas de los pies.
- Evita las heridas y sarpullidos que puedas tener y las zonas donde la piel sea muy fina, como la cara y la parte interior de los muslos.
- Cuando hayas terminado con ambas piernas, pasa a los brazos. Restriega siempre desde las puntas de los dedos hacia el corazón.
- En el tronco, friega desde la espalda hacia el estómago.
- Cuando hayas terminado, empieza a ducharte con agua ca-

liente durante unos 5 minutos más, y luego termina con agua fría.

- Para acabar, aplícate un poco de aceite (son una buena opción el aceite de babassu, el aceite de coco virgen extra o el aceite de almendra) y date un buen masaje.

El futuro más allá de mañana

Hace más de tres décadas, yo era el típico adolescente confundido que asistía a un instituto católico muy bien considerado. Cuando hacía segundo, tuve la gran suerte de tener como profesor de religión al apergaminado padre Kenney. Sus clases siempre contaban con una numerosa asistencia, tal vez como consecuencia de su política de permitir que los alumnos fumasen en clase.

Entre sus largas caladas, seguidas por erupciones de humo gris azulado, el padre Kenney solía filosofar sobre el Universo.

—Padre Kenney, ¿por qué le pasan cosas malas a la buena gente?

—Pues porque Dios valora tanto la libre elección que quiere que los acontecimientos, buenos y malos, ocurran libremente.

—¿Cómo se puede aceptar la ciencia y la evolución y seguir creyendo en Dios?

Larga inhalación. Lenta exhalación.

—Porque no hay nada tan pequeño, ni tan elemental, que no puedas ver en ello la mano de Dios.

Hoy día, muchos científicos evolucionistas son ateos. Yo no

me cuento entre ellos. Sin embargo, el problema de mezclar religión y ciencia es que intentas reconciliar certeza e incertidumbre, y si estás seguro de algo, tus pensamientos acerca de ese algo no pueden desarrollarse demasiado.

La genética tiene una estrecha relación con la evolución y la selección natural. Cuando los genes se reproducen, el proceso a veces falla y ocurre un error o mutación. En su mayoría las mutaciones son malas, pero muy de vez en cuando se produce una mutación que aumenta las probabilidades de supervivencia de esa especie. Si es una mejora lo bastante grande, entra en el patrimonio génico y tal vez nace una nueva especie. Teóricamente, todo esto ocurre de un modo aleatorio (quizá cruel) y durante un larguísimo período de tiempo. Hablar de los genes siempre es un poco arriesgado: mucha gente admite estar preocupada o asustada por todo el asunto y tal vez desearía que los genetistas dejasen las cosas como están. Sin embargo, la genética es rica en posibilidades, a pesar del hecho de que lo que nos revela a menudo cuestiona ideas y nociones largamente aceptadas.

Cuando tenía cinco años, sufrí un grave sarampión. Para ayudarme a levantar el ánimo, mis padres me trajeron un juguete nuevo. Era una caja tipo terrario a la que le echabas agua y unos polvos especiales. En los días que siguieron, mi desgana y apatía se transformaron en asombro conforme se iban materializando estalagmitas de colores brillantes, que se volvían cada vez más altas. Cada mañana, al despertarme, corría al escritorio de la habitación contigua para maravillarme con la magia que se había producido mientras yo dormía.

Pero ¿cuál habría sido mi respuesta si mis padres me hubieran regalado directamente un terrario de estalagmitas prefabricado? Ya te lo digo yo. Unos dos minutos de interés, y luego relegado al fondo del armario. Lo fascinante del juguete era el proceso, no su resultado. Si suponemos que los hechos que fascinan a Dios son similares al tipo de cosas que fascinan a un niño pequeño, entonces resulta posible tener fe y también vivir en un mundo basado en los hechos.

La epigenética lleva el debate de la evolución a otro nivel. Más que preocuparte por si vienes de una ameba o algún pequeño mamífero que dio un giro equivocado, puedes preocuparte por cosas mucho más relevantes, como si los puntos débiles introducidos en tu herencia por tus abuelos y padres van a acabar pasándote factura.

Lo que es más importante es que puedes hacer algo más que simplemente preocuparte; puedes hacer algo al respecto. Si pones en marcha tu Dieta del GenoTipo, no sólo tomarás una decisión que cambie tu destino, sino que si se dan las condiciones apropiadas cambiará también el destino de tus descendientes.

Existe una famosa historia sobre un rabino y su hijo. El rabino estaba plantando un pimpollo de ciruelo. Como la mayoría de los niños, éste era directo e iba al grano. «¿No es un poco estúpido plantar un pimpollo tan diminuto cuando a tu edad no hay ninguna posibilidad de que llegues vivo a comerte las ciruelas?», preguntó el niño. El rabino se paró a pensar y respondió a su hijo con otra pregunta.

«¿A ti te gustan las ciruelas?»

Supongo que entiendes la moraleja. El futuro está ahí afuera. Si queremos, podemos vivir el presente y dejar que el futuro se cuide solo. Sin embargo, para aquellos de nosotros que tenemos la ambición y estamos dispuestos a esforzarnos, la epigenética promete un futuro mejorable de salud para nosotros y quienes vendrán detrás de nosotros.

¿Qué pasaría si te dijese que en cuatro generaciones tus descendientes inmediatos y tú podéis cambiar las pautas epigenéticas de herencia de tu linaje y eliminar la diabetes, las enfermedades cardíacas y algunas formas de cáncer? Todos conocemos alguna familia de personas longevas o alguna familia donde parece que nadie contrae ningún cáncer pero todo el mundo teme poder sufrir de Alzheimer, que parece afectar a la mitad de los miembros de la familia. Son características epigenéticas dentro de esas familias. Transferidas durante varias generaciones, estas características dejan huella en el epigenoma de una familia. Los fármacos, las toxinas y una dieta inadecuada también se hacen hueco en el epigenoma de una familia. Por ello vemos tanto Trastorno por Déficit de Atención (TDA), obesidad, hipertensión, cáncer y diabetes en la población moderna.

Tenemos mucho que aprender del ratón Agouti dorado. Piénsalo bien. Si podemos dejar una mala huella por falta de atención o ignorancia, ¿podemos igualmente, con conocimiento y comprensión, dejar también una buena huella?

Tus nietos podrían ser los primeros en dar a luz a esta nueva generación de niños epigenéticamente sanos. Es cuestión de tener empeño, visión y un plan.

Y en eso consiste la Dieta del GenoTipo.

Las tablas de la Calculadora Avanzada GenoTipo

Este apéndice contiene las cuatro tablas que sirven para calcular el GenoTipo con el biomarcador avanzado del estado secretor. Consulta el apartado «La Calculadora Avanzada de GenoTipo» en el capítulo 6 para más información.

Y...	Grup. sang.	Rh	Estado secretor	GenoTipo
Tu dedo índice es más largo que tu dedo anular en ambas manos	A	+	Secretor	GT3 MAESTRO
			No secretor	GT3 MAESTRO *(mujeres)* GT4 EXPLORADOR *(hombres)*
		−	Secretor	GT3 MAESTRO *(mujeres)* GT4 EXPLORADOR *(hombres)*
			No secretor	GT4 EXPLORADOR
	AB	+	Secretor	GT6 NÓMADA
			No secretor	GT4 EXPLORADOR
		−	Secretor	GT4 EXPLORADOR *(hombres)* GT6 NÓMADA *(mujeres)*
			No secretor	GT4 EXPLORADOR
	B	+	Secretor	GT6 NÓMADA
			No secretor	GT6 NÓMADA
		−	Secretor	GT4 EXPLORADOR *(hombres)* GT6 NÓMADA *(mujeres)*
			No secretor	GT4 EXPLORADOR
	O	+	Secretor	GT2 RECOLECTOR
			No secretor	GT2 RECOLECTOR
		−	Secretor	GT2 RECOLECTOR
			No secretor	GT2 RECOLECTOR *(mujeres)* GT4 EXPLORADOR *(hombres)*

Calculadora Avanzada de GenoTipo: Tabla 1 (continuación)

Utiliza esta tabla si:

• Tu TORSO es MÁS LARGO o igual que tus PIERNAS
• La PARTE SUPERIOR DE TU PIERNA es MÁS LARGA que la PARTE INFERIOR

Y...	Grup. sang.	Rh	Estado secretor	GenoTipo
Tu dedo anular es más largo en ambas manos	A	+	Secretor	GT3 MAESTRO
			No secretor	GT3 MAESTRO *(hombres)* GT4 EXPLORADOR *(mujeres)*
		−	Secretor	GT3 MAESTRO
			No secretor	GT4 EXPLORADOR
	AB	+	Secretor	GT6 NÓMADA
			No secretor	GT6 NÓMADA
		−	Secretor	GT6 NÓMADA *(hombres)* GT4 EXPLORADOR *(mujeres)*
			No secretor	GT4 EXPLORADOR
	B	+	Secretor	GT6 NÓMADA
			No secretor	GT6 NÓMADA
		−	Secretor	GT4 EXPLORADOR *(mujeres)* GT6 NÓMADA *(hombres)*
			No secretor	GT4 EXPLORADOR
	O	+	Secretor	GT1 CAZADOR
			No secretor	GT1 CAZADOR *(hombres)* GT4 EXPLORADOR *(mujeres)*
		−	Secretor	GT1 CAZADOR
			No secretor	GT1 CAZADOR *(hombres)* GT4 EXPLORADOR *(mujeres)*

Y...	Grup. sang.	Rh	Estado secretor	GenoTipo
El dedo índice es más largo en una mano y el dedo anular es más largo en la otra	A	+	Secretor	GT3 MAESTRO
			No secretor	GT3 MAESTRO
		−	Secretor	GT3 MAESTRO
			No secretor	GT3 MAESTRO
	AB	+	Secretor	GT5 GUERRERO
			No secretor	GT5 GUERRERO
		−	Secretor	GT4 EXPLORADOR
			No secretor	GT4 EXPLORADOR
	B	+	Secretor	GT2 RECOLECTOR
			No secretor	GT2 RECOLECTOR
		−	Secretor	GT4 EXPLORADOR
			No secretor	GT4 EXPLORADOR
	O	+	Secretor	GT2 RECOLECTOR
			No secretor	GT2 RECOLECTOR *(mujeres)* GT4 EXPLORADOR *(hombres)*
		−	Secretor	GT2 RECOLECTOR *(mujeres)* GT4 EXPLORADOR *(hombres)*
			No secretor	GT4 EXPLORADOR

Calculadora Avanzada de GenoTipo: Tabla 2

Utiliza esta tabla si:

- Tu TORSO es MÁS LARGO o igual que tus PIERNAS
- La PARTE INFERIOR DE TU PIERNA es MÁS LARGA que la PARTE SUPERIOR

Y...	Grup. sang.	Rh	Estado secretor	GenoTipo
Tu dedo índice es más largo que tu dedo anular en ambas manos	A	+	Secretor	GT5 GUERRERO
		+	No secretor	GT5 GUERRERO
		−	Secretor	GT5 GUERRERO
		−	No secretor	GT4 EXPLORADOR
	AB	+	Secretor	GT5 GUERRERO *(hombres)* GT6 NÓMADA *(mujeres)*
		+	No secretor	GT5 GUERRERO *(hombres)* GT6 NÓMADA *(mujeres)*
		−	Secretor	GT5 GUERRERO *(hombres)* GT6 NÓMADA *(mujeres)*
		−	No secretor	GT5 GUERRERO *(hombres)* GT6 NÓMADA *(mujeres)*
	B	+	Secretor	GT6 NÓMADA
		+	No secretor	GT2 RECOLECTOR
		−	Secretor	GT2 RECOLECTOR
		−	No secretor	GT2 RECOLECTOR
	O	+	Secretor	GT2 RECOLECTOR
		+	No secretor	GT2 RECOLECTOR
		−	Secretor	GT2 RECOLECTOR
		−	No secretor	GT2 RECOLECTOR *(mujeres)* GT4 EXPLORADOR *(hombres)*

• Tu TORSO es MÁS LARGO o igual que tus PIERNAS
• La PARTE INFERIOR DE TU PIERNA es MÁS LARGA que la PARTE SUPERIOR

Y...	Grup. sang.	Rh	Estado secretor	GenoTipo
Tu dedo anular es más largo que tu dedo índice en ambas manos	A	+	Secretor	GT3 MAESTRO
		+	No secretor	GT3 MAESTRO
		−	Secretor	GT3 MAESTRO *(hombres)* GT4 EXPLORADOR *(mujeres)*
		−	No secretor	GT3 MAESTRO *(hombres)* GT4 EXPLORADOR *(mujeres)*
	AB	+	Secretor	GT3 MAESTRO
		+	No secretor	GT3 MAESTRO
		−	Secretor	GT3 MAESTRO
		−	No secretor	GT4 EXPLORADOR
	B	+	Secretor	GT6 NÓMADA
		+	No secretor	GT6 NÓMADA *(hombres)* GT4 EXPLORADOR *(mujeres)*
		−	Secretor	GT4 EXPLORADOR
		−	No secretor	GT4 EXPLORADOR
	O	+	Secretor	GT1 CAZADOR
		+	No secretor	GT1 CAZADOR
		−	Secretor	GT4 EXPLORADOR
		−	No secretor	GT1 CAZADOR *(hombres)* GT4 EXPLORADOR *(mujeres)*

Utiliza esta tabla si:

- Tu TORSO es MÁS LARGO o igual que tus PIERNAS
- La PARTE INFERIOR DE TU PIERNA es MÁS LARGA que la PARTE SUPERIOR

Y...	Grup. sang.	Rh	Estado secretor	GenoTipo
El dedo índice es más largo en una mano y el dedo anular es más largo en la otra	A	+	Secretor	GT3 MAESTRO
		+	No secretor	GT3 MAESTRO
		−	Secretor	GT3 MAESTRO
		−	No secretor	GT3 MAESTRO
	AB	+	Secretor	GT3 MAESTRO
		+	No secretor	GT3 MAESTRO
		−	Secretor	GT3 MAESTRO
		−	No secretor	GT4 EXPLORADOR
	B	+	Secretor	GT6 NÓMADA
		+	No secretor	GT2 RECOLECTOR
		−	Secretor	GT4 EXPLORADOR
		−	No secretor	GT4 EXPLORADOR
	O	+	Secretor	GT2 RECOLECTOR
		+	No secretor	GT2 RECOLECTOR
		−	Secretor	GT2 RECOLECTOR
		−	No secretor	GT4 EXPLORADOR

Calculadora Avanzada de GenoTipo: Tabla 3
Utiliza esta tabla si:
• Las PIERNAS son MÁS LARGAS o igual que tu TORSO
• La PARTE SUPERIOR DE TU PIERNA es MÁS LARGA que la PARTE INFERIOR

Y...	Grup. sang.	Rh	Estado secretor	GenoTipo
Tu dedo índice es más largo que tu dedo anular en ambas manos	A	+	Secretor	GT5 GUERRERO
			No secretor	GT5 GUERRERO
		−	Secretor	GT4 EXPLORADOR
			No secretor	GT4 EXPLORADOR
	AB	+	Secretor	GT5 GUERRERO *(hombres)* GT6 NÓMADA *(mujeres)*
			No secretor	GT5 GUERRERO *(hombres)* GT6 NÓMADA *(mujeres)*
		−	Secretor	GT5 GUERRERO
			No secretor	GT5 GUERRERO
	B	+	Secretor	GT2 RECOLECTOR *(hombres)* GT6 NÓMADA *(mujeres)*
			No secretor	GT2 RECOLECTOR
		−	Secretor	GT4 EXPLORADOR *(hombres)* GT6 NÓMADA *(mujeres)*
			No secretor	GT4 EXPLORADOR
	O	+	Secretor	GT2 RECOLECTOR
			No secretor	GT2 RECOLECTOR *(mujeres)* GT4 EXPLORADOR *(hombres)*
		−	Secretor	GT2 RECOLECTOR
			No secretor	GT2 RECOLECTOR *(mujeres)* GT4 EXPLORADOR *(hombres)*

Utiliza esta tabla si:

• Las PIERNAS son MÁS LARGAS o igual que tu TORSO
• La PARTE SUPERIOR DE TU PIERNA es MÁS LARGA que la PARTE INFERIOR

Y...	Grup. sang.	Rh	Estado secretor	GenoTipo
Tu dedo anular es más largo que tu dedo índice en ambas manos	A	+	Secretor	GT5 GUERRERO
		+	No secretor	GT4 EXPLORADOR *(hombres)* GT5 GUERRERO *(mujeres)*
		–	Secretor	GT5 GUERRERO
		–	No secretor	GT4 EXPLORADOR
	AB	+	Secretor	GT5 GUERRERO
		+	No secretor	GT5 GUERRERO
		–	Secretor	GT5 GUERRERO
		–	No secretor	GT4 EXPLORADOR
	B	+	Secretor	GT6 NÓMADA
		+	No secretor	GT6 NÓMADA
		–	Secretor	GT4 EXPLORADOR *(mujeres)* GT6 NÓMADA *(hombres)*
		–	No secretor	GT4 EXPLORADOR
	O	+	Secretor	GT1 CAZADOR
		+	No secretor	GT1 CAZADOR
		–	Secretor	GT1 CAZADOR *(hombres)* GT4 EXPLORADOR *(mujeres)*
		–	No secretor	GT1 CAZADOR *(hombres)* GT4 EXPLORADOR *(mujeres)*

Y...	Grup. sang.	Rh	Estado secretor	GenoTipo
El dedo índice es más largo en una mano y el dedo anular es más largo en la otra	A	+	Secretor	GT3 MAESTRO
			No secretor	GT3 MAESTRO
		−	Secretor	GT3 MAESTRO
			No secretor	GT4 EXPLORADOR
	AB	+	Secretor	GT3 MAESTRO
			No secretor	GT4 EXPLORADOR
		−	Secretor	GT3 MAESTRO
			No secretor	GT4 EXPLORADOR
	B	+	Secretor	GT2 RECOLECTOR
			No secretor	GT2 RECOLECTOR
		−	Secretor	GT4 EXPLORADOR
			No secretor	GT4 EXPLORADOR
	O	+	Secretor	GT1 CAZADOR
			No secretor	GT2 RECOLECTOR
		−	Secretor	GT1 CAZADOR
			No secretor	GT2 RECOLECTOR

- Las PIERNAS son MÁS LARGAS que tu TORSO
- La PARTE INFERIOR DE TU PIERNA es MÁS LARGA o igual que la PARTE SUPERIOR

Y...	Grup. sang.	Rh	Estado secretor	GenoTipo
Tu dedo índice es más largo que tu dedo anular en ambas manos	A	+	Secretor	GT5 GUERRERO
		+	No secretor	GT5 GUERRERO
		–	Secretor	GT5 GUERRERO
		–	No secretor	GT4 EXPLORADOR *(hombres)* GT5 GUERRERO *(mujeres)*
	AB	+	Secretor	GT5 GUERRERO *(hombres)* GT6 NÓMADA *(mujeres)*
		+	No secretor	GT5 GUERRERO *(hombres)* GT6 NÓMADA *(mujeres)*
		–	Secretor	GT5 GUERRERO
		–	No secretor	GT5 GUERRERO
	B	+	Secretor	GT6 NÓMADA
		+	No secretor	GT2 RECOLECTOR *(hombres)* GT6 NÓMADA *(mujeres)*
		–	Secretor	GT2 RECOLECTOR
		–	No secretor	GT2 RECOLECTOR
	O	+	Secretor	GT2 RECOLECTOR
		+	No secretor	GT2 RECOLECTOR *(mujeres)* GT4 EXPLORADOR *(hombres)*
		–	Secretor	GT2 RECOLECTOR *(mujeres)* GT4 EXPLORADOR *(hombres)*
		–	No secretor	GT4 EXPLORADOR

- Las PIERNAS son MÁS LARGAS que tu TORSO
- La PARTE INFERIOR DE TU PIERNA es MÁS LARGA o igual que la PARTE SUPERIOR

Y...	Grup. sang.	Rh	Estado secretor	GenoTipo
Tu dedo anular es más largo que tu dedo índice en ambas manos	A	+	Secretor	GT3 MAESTRO (hombres) GT5 GUERRERO (mujeres)
			No secretor	GT3 MAESTRO (hombres) GT5 GUERRERO (mujeres)
		–	Secretor	GT3 MAESTRO (hombres) GT5 GUERRERO (mujeres)
			No secretor	GT3 MAESTRO (hombres) GT4 EXPLORADOR (mujeres)
	AB	+	Secretor	GT5 GUERRERO (mujeres) GT6 NÓMADA (hombres)
			No secretor	GT5 GUERRERO (mujeres) GT6 NÓMADA (hombres)
		–	Secretor	GT5 GUERRERO
			No secretor	GT5 GUERRERO
	B	+	Secretor	GT6 NÓMADA
			No secretor	GT6 NÓMADA (hombres) GT4 EXPLORADOR (mujeres)
		–	Secretor	GT6 NÓMADA (hombres) GT4 EXPLORADOR (mujeres)
			No secretor	GT6 NÓMADA (hombres) GT4 EXPLORADOR (mujeres)

Y...	Grup. sang.	Rh	Estado secretor	GenoTipo
Tu dedo anular es más largo que tu dedo índice en ambas manos	O	+	Secretor	GT1 CAZADOR
			No secretor	GT1 CAZADOR
		−	Secretor	GT1 CAZADOR
			No secretor	GT1 CAZADOR
El dedo índice es más largo en una mano y el dedo anular es más largo en la otra	A	+	Secretor	GT3 MAESTRO
			No secretor	GT5 GUERRERO
		−	Secretor	GT3 MAESTRO
			No secretor	GT5 GUERRERO
	AB	+	Secretor	GT5 GUERRERO *(hombres)* GT6 NÓMADA *(mujeres)*
			No secretor	GT5 GUERRERO *(hombres)* GT6 NÓMADA *(mujeres)*
		−	Secretor	GT5 GUERRERO
			No secretor	GT5 GUERRERO
	B	+	Secretor	GT6 NÓMADA
			No secretor	GT6 NÓMADA *(mujeres)* GT4 EXPLORADOR *(hombres)*
		−	Secretor	GT4 EXPLORADOR
			No secretor	GT4 EXPLORADOR

Calculadora Avanzada de GenoTipo: Tabla 4 (continuación)				
Utiliza esta tabla si:				
• Las PIERNAS son MÁS LARGAS que tu TORSO				
• La PARTE INFERIOR DE TU PIERNA es MÁS LARGA o igual que la PARTE SUPERIOR				
Y...	*Grup. sang.*	*Rh*	*Estado secretor*	*GenoTipo*
El dedo índice es más largo en una mano y el dedo anular es más largo en la otra	O	+	Secretor	GT1 CAZADOR
		+	No secretor	GT1 CAZADOR
		−	Secretor	GT1 CAZADOR
		−	No secretor	GT4 EXPLORADOR

Términos de la Dieta del GenoTipo

Acetilador: Polimorfismo genético (*véase* pág. 400) que determina la velocidad con la que un individuo puede eliminar la toxicidad de muchas sustancias, incluyendo la cafeína. Los acetiladores lentos, como el GenoTipo Explorador, suelen ser sensibles a los fármacos, mientras que los acetiladores rápidos, como el GenoTipo Guerrero, suelen tener problemas para eliminar ciertos carcinógenos.

Alelos: La serie (o par) «alterna» de genes recibidos tanto del padre como de la madre. En la mayoría de las circunstancias, un alelo de un rasgo particular será dominante o recesivo frente al otro.

Ándrico: Con perfil masculino por la presencia de más estimulación de hormonas andrógenas (masculinas) en el útero, sin tener en cuenta si el individuo es hombre o mujer. El perfil es más largo, delgado y muscular. Una característica del tipo de cuerpo ándrico es una gran separación entre piernas por encima de las rodillas.

Arquetipo: Modelo genérico e idealizado de persona a partir del cual se derivan, copian, moldean o emulan casos similares. El concepto de GenoTipo tal como se define en este libro (*véase* más adelante) está formado por la combinación de las palabras «Arquetipo Genético».

Biometría: La biometría es literalmente «la medición de los seres vivos». Es una forma de medir la longitud de tus huesos y otros elementos clave de tu físico. El análisis de las huellas dactilares, también llamado análisis dermatoglífico, es otro subconjunto de la biometría.

Epigenética: Hace referencia a la interacción entre tus genes y el entorno, lo que tiene como consecuencia un cambio en la expresión del material genético, aunque el ADN no haya sido alterado. A la epigenética se la llama a veces «herencia posgenómica». Es el estudio de cómo responden nuestros genes al entorno, y crean diferencias que podemos transmitir a nuestros hijos.

Genes: Un gen es una sección diferenciada de ADN que contiene toda la información necesaria para transmitir un rasgo concreto. Hay aproximadamente entre 25.000 y 30.000 genes en un ser humano.

GenoTipo: En genética convencional, un genotipo es la base genética de un rasgo, comparado con el fenotipo, que es el aspecto físico que produce el rasgo del genotipo. En este libro, el término GenoTipo procede de la combinación de las palabras «Arquetipo Genético», una serie de puntos fuertes y débiles derivados de la interacción de las influencias genéticas, epigenéticas y ambientales de una persona, especialmente durante las etapas prenatal y de primera infancia, y cómo dichos puntos se organizan entre sí en perfiles bioquímicos reconocibles durante el curso de la vida del individuo.

Gínico: Con perfil femenino debido a la presencia de más hormonas femeninas en el útero, independientemente de si el individuo es hombre o mujer. El perfil es más redondeado y suave. Una característica del tipo de cuerpo gínico es la escasa separación entre las piernas por encima de las rodillas.

Glicación: La glicación se produce cuando una molécula de azúcar, como la fructosa de la fruta o la glucosa de los cereales refinados, se pega a una proteína y la daña. La proteína dañada interfiere en el funcionamiento de los órganos, la profusión de la sangre, la receptividad hormonal y las funciones hepáticas, y también puede llegar a causar cataratas y daños neuronales. *Véase* también Producto final de glicación avanzada.

Histonas: Moléculas en forma de bobina alrededor de las cuales se enrolla el ADN formando espirales densas. Que el ADN se enrolle silencia a los genes. Que el ADN se desenrolle de las histonas hace que quede disponible para ser leído y de este modo se activen los genes.

Lectinas: Las lectinas son proteínas presentes en los alimentos que interactúan con muchos de los azúcares presentes en el exterior de las células de nuestro cuerpo. Muchas lectinas son específicas para un grupo sanguíneo concreto; si ingieres un alimento que contenga lectinas incompatibles, esto puede interferir en la digestión, el metabolismo y el funcionamiento adecuado del sistema inmune.

Líneas blancas: Si aparecen atravesando el dibujo de una huella dactilar entintada, las líneas blancas son señal de que la altura de las cordilleras de la huella dactilar es baja, hasta tal punto que se ven los pliegues de la piel de debajo. Estas líneas blancas en la huella dactilar son un indicador de que el individuo podría tener intolerancia al gluten y/o la lectina.

Metilación: Es uno de los principales mecanismos de regulación epigenética de los genes. Hace referencia a la unión de un grupo metilo con la molécula de ADN de tal modo que impide que el gen sea «leído», por lo que, a tales genes metilados se los considera «silenciados».

Polimorfismo: Literalmente «muchas formas». Los polimorfismos son alelos múltiples de un gen dentro de una población, que suelen expresar distintos fenotipos. *Véase* GenoTipo.

Producto final de glicación avanzada: Los productos finales de glicación avanzada (AGE) son moléculas formadas por hidratos de carbono ligados a una proteína (glicoproteína). Al contrario que la mayoría de glicoproteínas generadas por el cuerpo, que son el resultado de la actividad de las enzimas, los AGE son el resultado de una desgracia metabólica, una especie de «reacción de dorado» que básicamente es irreversible. Muchas de las manifestaciones del envejecimiento son consecuencia del depósito de los AGE en órganos y tejidos.

Somatotipo: Clasificación básica de los tipos de cuerpo desarrollada en los años cuarenta por el psicólogo americano William Sheldon, según la importancia de diferentes tipos de tejido básicos. A grandes rasgos, éstos se traducen en el más redondo *endomorfo*, el larguirucho *ectomorfo* y el musculoso *mesomorfo*.

Simetría: La simetría es la similitud medible entre ambos lados del cuerpo. Se considera un indicador sutil de buena forma física, ya que las asimetrías entre los lados izquierdo y derecho del cuerpo indican a menudo inestabilidad del entorno durante el crecimiento del feto.

Visión del mundo: Se refiere a la estructura de acciones y reacciones a través de las cuales un GenoTipo individual interpreta el mundo e interactúa con él. Los seis GenoTipos comparten tres visiones básicas del mundo: la visión del mundo Reactiva (Cazadores y Exploradores); la visión del mundo Tolerante (Maestros y Nómadas); y la visión del mundo Ahorrativa (Recolectores y Guerreros).

Lista de recursos, lecturas recomendadas y otras referencias

Recursos

Los kits de prueba para determinar el GenoTipo, que incluyen tiras de prueba de PROP y el kit de huellas dactilares, se pueden adquirir a través de los sitios web:

www.genotypediet.com

www.northamericanpharmacal.com/hispanica.

Para saber más acerca de tu GenoTipo

Para quienes deseen saber más sobre muchos de los temas y conceptos subyacentes a la Dieta del GenoTipo, hemos preparado una lista de lecturas especiales.

Grupos sanguíneos

El mejor recurso para conocer más acerca de los grupos sanguíneos, su papel en las enfermedades y su utilización para determinar una dieta óptima es la extensa bibliografía de Dietas del Grupo Sanguíneo del doctor D'Adamo, en particular *Los grupos sanguíneos y la alimentación* (Vergara y Zeta-Bolsillo) y la *Complete Blood Type Encyclopedia* (ambos publicados por G. P. Putnam Sons, Nueva York). También puedes visitar nuestro sitio web *www.dadamo.com*.

Estado secretor

El único libro editado que habla acerca del papel del estado secretor en la salud y la enfermedad es *Live Right for Your Type* (publicado por G. P. Putnam Sons, Nueva York).

Proporción índice-anular (proporción D2:D4)

El mejor libro sobre el tema de las proporciones de los dedos es *Digit Ratio: A Pointer to Fertility, Behavior and Health* (Rutgers University Press, 2002), de John T. Manning, un destacado investigador en este campo.

Somatotipos

El campo de los somatotipos no ha visto demasiadas obras nuevas en los últimos años. *Varieties of Human Physique*, de William Sheldon, escrita en 1940, sigue siendo la publicación de referencia; puede encontrarse en algunas bibliotecas y está a la venta en páginas de subastas por Internet como *www.ebay.com*. El voluminoso tomo de Sheldon *The Atlas of Man*, publicado en 1954, contiene miles de fotografías de cada somatotipo. Un libro más reciente, *Somatotyping – Development and Applications*, de J. E. Carter y Barbara H. Heath, es un poco técnico, aunque explica perfectamente modos objetivos de determinar el somatotipo.

Genética

Existen muchos libros buenos de introducción a la genética. Los de Matt Ridley en concreto, como *The Agile Gene* y *Genome*, son muy recomendables. Ambos han sido publicados por Harper Perennial. Puede encontrarse un examen para la reflexión sobre el papel de la religión en la genética en *The Language of God*, de Francis S. Collins, publicado por Free Press. Del otro lado de la moneda, prueba la obra maestra de Richard Dawkin, *The Selfish Gene* (Oxford University Press). Desde una perspectiva totalmente diferente, el libro de Tara Rodden Robinson *Genetics for Dummies* (Wiley) es simple y conciso.

Otros libros que pueden parecerte interesantes son: *The Triple Helix*, de Richard Lewontin (Harvard University Press), *The Dependent Gene*, de David S. Moore (Henry Holt and Co.), *The Elegant Universe*, de Brian Greene (Vintage Books), y *Genes in Conflict*, de Austin Burt y Robert Trivers (Harvard University Press).

Dermatoglífica (Análisis de las huellas dactilares)

Se han publicado muy pocos libros sobre la importancia científica del análisis de las huellas dactilares. *Fingerprints, Palms and Soles*, de Harold Cummins, es la obra principal sobre el tema, aunque hace tiempo que está agotada. Puede encontrarse en algunas bibliotecas o en páginas de subastas por Internet como *www.ebay.com*. Otra obra interesante es *Dermatoglyphics in Medical Practice*, de Blanka Schaumann y Milton Alter, publicada en 1976 por Springer-Verlag.

Haplogrupos y ADN ancestral

Dos libros muy buenos sobre el tema del ADN mitocondrial y del cromosoma Y son *The Journey of Man*, de Spencer Wells (Random House Trade Paperbacks), y *The Seven Daughters of Eve* de Brian Sykes (W. W. Norton & Company). Otras dos obras importantes sobre el tema son *The Great Human Diasporas*, de Luigi Luca Cavalli-Sforza y Francesco Cavalli-Sforza (Basic Books), y *History and Geography of Human Genes*, de Luigi Luca Cavalli-Sforza, Paulo Menozzi y Alberto Piazza (Princeton). Existe una buena información sobre el ADN ancestral y los equipos de prueba en el sitio web del Proyecto Genográfico de National Geographic: *www.nationalgeographic.com/genographic/*.

Genómica nutricional (nutrigenómica)

El campo de la genómica nutricional se halla todavía en un estado embrionario y aún está por verse la publicación de alguna obra convincente, erudita y al mismo tiempo accesible sobre el tema. Para quienes estéis interesados en este campo, recomiendo *Nutritional Genomics*, editado por Jim Kaput y Raymond L. Rodriguez (Wiley-Interscience), y *Nutritional Genomics*, editado por Regina Brigelius-Flohe y Hans Georg Joost (Wiley-VCH).

Biometría (mediciones corporales)

Una buena guía para saber más acerca de la realización de mediciones físicas es *Handbook of Physical Measurements*, de Judith Hall, Judith Allanson, Karen Gripp y Anne Slavotinek, publicado por Oxford University Press, EE.UU. Este libro contiene incluso información sobre mediciones de las huellas dactilares y las palmas de las manos. Sin embargo, sólo podrás encontrar referencias sobre las mediciones del ángulo gonial (mandíbula) y del interespacio entre los muslos y su significado clínico en la ultra rara *Human Constitution in Clinical Medicine* de George Draper, C. W. Dupertuis y J. L. Caughey Jr. (publicado por Paul B. Hoeber, Inc. Nueva York, 1944).

La epigenética y las influencias prenatales en la vida posterior

La epigenética es una ciencia nueva y en rápida evolución, y sin duda los mejores libros sobre el tema todavía están por escribirse. Sin embargo, *Evolution in Four Dimensions: Genetic, Epigenetic, Behavioral, and Symbolic Variation in the History of Life*, de Eva Jablonka y Marion J. Lamb (MIT Press), es muy bueno. *The Fetal Matrix: Evolution, Development and Disease*, de Peter Gluckman y Mark Hanson (Cambridge University Press), ofrece una excelente visión general de los efectos del desarrollo fetal en la salud, la enfermedad y la mortalidad.

Apoyo al estilo de vida del GenoTipo

Cuando te embarques en la exploración de tu GenoTipo, hay muchos recursos útiles que te facilitarán el viaje y te pondrán en contacto con una comunidad de individuos de ideas similares.

www.genotypediet.com

En el sitio web oficial de la Dieta del GenoTipo (disponible en inglés) en *www.genotypediet.com* encontrarás recetas, planes de comidas, tablones de anuncios, calculadoras del GenoTipo, y herramientas especialmente diseñadas para darte apoyo en tu viaje del GenoTipo.

Apoyo a los practicantes del GenoTipo

Para los profesionales de la salud que estén interesados en utilizar el concepto de la Dieta del GenoTipo y la Dieta del Grupo Sanguíneo en su práctica clínica, existen numerosos recursos para productos, kits de pruebas, educación y certificación.

Epigenetic Research

Epigenetic Research es el departamento de productos profesionales de North American Pharmacal, Inc. Epigenetic Research se dedica a proporcionar herramientas esenciales para la práctica clínica, que incluyen productos nutricionales, kits de pruebas, y enseñanza y apoyo para médicos clínicos. Los datos de contacto de Epigenetic Research son los siguientes:

Epigenetic Research
213 Danbury Road
Wilton, CT 06897
(203) 761-0042
www.epigenicresearch.com

Institute for Human Individuality (IfHI)

El Institute for Human Individuality (Instituto por la Individualidad Humana), una organización no lucrativa dependiente del Southwest College of Naturopathic Medicine, tiene como objetivo principal fomentar la enseñanza y la investigación en los campos en expansión de la epigenética y la individualidad bioquímica.

IfHI Educational Services, LLC
213 Danbury Road
Wilton, CT 06897
(203) 761-0042
www.ifhi-online.org

Clínica D'Adamo, LLC

Bajo la supervisión del doctor Peter D'Adamo, la clínica D'Adamo emplea los principios de la Dieta del GenoTipo y la Dieta del Grupo Sanguíneo como parte de una visión de la salud de la persona completa. Para obtener información sobre visitas, ponte en contacto con:

The D'Adamo Clinic, LLC
213 Danbury Road
Wilton, CT 06897
(203) 834-7500
www.dadamo.com/clinic

Recursos para la Dieta del Grupo Sanguíneo

Para saber más acerca de las obras anteriores del doctor D'Adamo sobre los grupos sanguíneos y productos relacionados, ponte en contacto con:

North American Pharmacal, Inc.
213 Danbury Road
Wilton, CT 06840
203-761-0042
1-877-226-8973
www.rightforyourtype.com

Índice temático

OTROS TÍTULOS DE LA COLECCIÓN

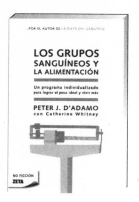

Los grupos sanguíneos y la alimentación

PETER J. D'ADAMO

Si alguna vez se ha preguntado por qué una dieta funciona para algunas personas y no para usted, quizá se le haya ocurrido la respuesta correcta: porque no se adapta a su organismo. Tras décadas de investigación, el doctor Peter J. D'Adamo descubrió el papel que desempeña el grupo sanguíneo en relación con los alimentos. El grupo determina qué tipo de alimentación, ejercicio y estilo de vida es la mejor en cada caso.

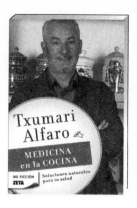

Medicina en la cocina

TXUMARI ALFARO

Medicina en la cocina reproduce la última parte de *Un cuerpo para toda una vida.*

En el libro, el autor da solución a los principales problemas de salud en fichas alfabéticas y repasa todas las dolencias que se ha encontrado a lo largo de su carrera. Consejos prácticos para solucionar dolencias, pero también para vivir saludablemente. Un libro de consulta obligada para todo aquel que quiera encontrar respuestas a las quejas de nuestro cuerpo.

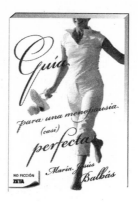

Guía para una menopausia (casi) perfecta

MARÍA JESÚS BALBÁS

La menopausia ha sido siempre entendida como una capitulación de la mujer ante el paso de los años. María Jesús Balbás, ginecóloga y médico homeópata, cree que es una etapa de la vida de toda mujer cuyas molestias pueden salvarse con facilidad para celebrarla con plenitud. Este libro te explica cómo hacerlo.

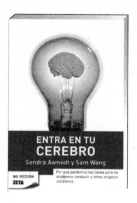

Entra en tu cerebro

SANDRA AAMODT Y SAM WANG

Gracias a los avances científicos, hoy sabemos que gran parte de los mitos sobre el cerebro —«sólo lo usamos en un diez por ciento», «el alcohol mata neuronas», «la música de Mozart hace inteligente a los bebés»...— son falsos. También se conoce cómo funciona realmente, y qué se puede hacer para mantenerlo inmune al paso de los años. Este libro, un modelo de ensayo divulgativo, desvela todas las claves sobre nuestro órgano más complejo y apasionante.